U0267152

医学免疫学

（第2版）

（供护理学类专业用）

主　编　阳大庆　冯书营

副主编　陈丽丽　周　骁　刘厚丽　王　佳

编　者　（以姓氏笔画为序）

王　佳（长治医学院）

冯书营（河南中医药大学）

刘厚丽（滨州医学院烟台附属医院）

阳大庆（湖南医药学院）

李爱芳（河南中医药大学）

张　霞（湖南师范大学医学院）

陈丽丽（南华大学）

林　梅（湖南医药学院）

金　燕（浙江中医药大学）

周　骁（中南大学）

谢　群（湘南学院）

熊　俊（江西中医药大学）

编写秘书　邹朝霞（湖南医药学院）

中国健康传媒集团

中国医药科技出版社

内 容 提 要

本教材是"普通高等医学院校护理学类专业第二轮教材"之一，按照本套教材的基本原则和要求编写而成，突出护理专业的人才培养需求。本教材包括绪论、抗原、免疫球蛋白、补体系统、主要组织相容性复合物及其编码分子、细胞因子、免疫细胞、固有免疫系统及其介导的免疫应答、适应性免疫应答、感染免疫、超敏反应、免疫耐受与自身免疫病、免疫缺陷病、肿瘤免疫、移植免疫和免疫学防治。每章包括学习目标、案例引导、知识链接、目标检测、本章小结等内容；本教材为书网融合教材，配套有 PPT、题库、知识点体系及微课视频等，使教学资源更多样化、立体化。本书突出专业性和实用性，注重实践能力和思辨能力的培养。

本教材供本科护理学类专业教学使用。

图书在版编目（CIP）数据

医学免疫学/阳大庆，冯书营主编. —2 版. —北京：中国医药科技出版社，2022.8
普通高等医学院校护理学类专业第二轮教材
ISBN 978 – 7 – 5214 – 3202 – 2

Ⅰ.①医…　Ⅱ.①阳…　②冯…　Ⅲ.①医学 – 免疫学 – 医学院校 – 教材　Ⅳ.①R392

中国版本图书馆 CIP 数据核字（2022）第 081587 号

美术编辑　陈君杞
版式设计　友全图文

出版　**中国健康传媒集团** | 中国医药科技出版社
地址　北京市海淀区文慧园北路甲 22 号
邮编　100082
电话　发行：010 – 62227427　邮购：010 – 62236938
网址　www.cmstp.com
规格　889mm × 1194mm $\frac{1}{16}$
印张　11 $\frac{1}{2}$
字数　364 千字
初版　2016 年 8 月第 1 版
版次　2022 年 8 月第 2 版
印次　2022 年 8 月第 1 次印刷
印刷　三河市万龙印装有限公司
经销　全国各地新华书店
书号　ISBN 978 – 7 – 5214 – 3202 – 2
定价　**49.00 元**

版权所有　盗版必究
举报电话：010 – 62228771
本社图书如存在印装质量问题请与本社联系调换

获取新书信息、投稿、为图书纠错，请扫码联系我们。

出版说明

为了贯彻《中共中央、国务院中国教育现代化2035》"加强创新型、应用型、技能型人才培养规模"的战略任务要求，落实《国务院办公厅关于加快医学教育创新发展的指导意见》，紧密对接新医科建设对医学教育改革的新要求，满足新时代医疗卫生事业对人才培养的新需求，中国医药科技出版社在教育部、国家药品监督管理局的领导下，通过走访主要院校对2016年出版的全国普通高等医学院校护理学类专业"十三五"规划教材进行了广泛征求意见，有针对性地制定了第2版教材的出版方案，旨在赋予再版教材以下特点。

1.立德树人，融入课程思政

把立德树人贯穿、落实到教材建设全过程的各方面、各环节。课程思政建设应体现在知识技能传授中厚植爱国主义情怀，加强品德修养、增长知识见识、培养奋斗精神灌输，不断提高学生思想水平、政治觉悟、道德品质、文化素养等。医学教材着重体现加强救死扶伤的道术、心中有爱的仁术、知识扎实的学术、本领过硬的技术、方法科学的艺术的教育，培养医德高尚、医术精湛的人民健康守护者。

2.精准定位，培养应用人才

体现《国务院办公厅关于加快医学教育创新发展的指导意见》"立足基本国情，以服务需求为导向，以新医科建设为抓手，着力创新体制机制，分类培养研究型、复合型和应用型人才"的医学教育目标，结合医学教育发展"大国计、大民生、大学科、大专业"的新定位，注重人才培养应从疾病诊疗提升拓展为预防、诊疗和康养，以健康促进为中心，服务生命全周期、健康全过程的转变，精准定位教材内容和体系。教材编写应体现以医疗卫生事业需求为导向，以岗位胜任力为核心，以培养医工、医理、医文学科交叉融合的高素质、强能力、精专业、重实践的本科护理人才培养目标。

3.适应发展，优化教材内容

教材内容必须符合行业发展要求：体现医疗机构对护理人才在临床实践能力、沟通交流能力、服务意识和敬业精神等方面的要求；体现临床程序贯穿于教学的全过程，培养学生的整体临床意识；体现国家相关执业资格考试的有关新精神、新动向和新要求；注重吸收行业发展的新知识、新技术、新方法，体现学科发展前沿，并适当拓展知识面，为学生后续发展奠定必要的基础；满足以学生为中心而开展的各种教学方法的需要，充分发挥学生的主观能动性。

4.遵循规律，注重"三基""五性"

教材内容应注重"三基"（基本知识、基础理论、基本技能）、"五性"（思想性、科学性、先进性、启发性、适用性）；"内容成熟、术语规范、文字精炼、逻辑清晰、图文并茂、易教易学"；注意"适用性"，即以普通高等学校医学教育实际和学生接受能力为基准编写教材，满足多数院校的教学需要。

5.创新模式，提升学生能力

在不影响教材主体内容的基础上要保留"案例引导""学习目标""知识链接""目标检测"模块，去掉"知识拓展"模块。进一步优化各模块的内容，培养学生理论联系实践的实际操作能力、创新思维能力和综合分析能力；增强教材的可读性和实用性，培养学生学习的自觉性和主动性。

6.丰富资源，优化增值服务内容

搭建与教材配套的中国医药科技出版社在线学习平台"医药大学堂"（数字教材、教学课件、图片、视频、动画及练习题等），实现教学信息发布、师生答疑交流、学生在线测试、教学资源拓展等功能，促进学生自主学习。

本套教材凝聚了省属院校高等教育工作者的集体智慧，体现了凝心聚力、精益求精的工作作风，谨此向有关单位和个人致以衷心的感谢！

尽管所有参与者尽心竭力、字斟句酌，教材仍然有进一步提升的空间，敬请广大师生提出宝贵意见，以便不断修订完善！

普通高等医学院校护理学类专业第二轮教材

建设指导委员会

主 任 委 员　姜小鹰

常务副主任委员 （以姓氏笔画为序）

王金胜（长治医学院）　　　　　　　　朱卫丰（江西中医药大学）

何清湖（湖南医药学院）　　　　　　　唐世英（承德医学院）

副 主 任 委 员 （以姓氏笔画为序）

于景科（济宁医学院）　　　　　　　　田维毅（贵州中医药大学）

吕雄文（安徽医科大学）　　　　　　　何　涛（西南医科大学）

曾　芳（成都中医药大学）　　　　　　熊　辉（湖南中医药大学）

委 　 　 员 （以姓氏笔画为序）

王　蕊（长治医学院）　　　　　　　　王传功（济宁医学院）

王春平（潍坊医学院）　　　　　　　　王垣芳（滨州医学院）

邓科穗（江西中医药大学）　　　　　　卢咏梅（广州中医药大学）

田玉梅（湖南医药学院）　　　　　　　田建丽（承德医学院）

田淑霞（天津中医药大学）　　　　　　冯书营（河南中医药大学）

朱大诚（江西中医药大学）　　　　　　朱天民（成都中医药大学）

乔安花（海军军医大学第二附属医院）　任立群（吉林大学）

伊淑莹（山东第一医科大学）　　　　　刘建军（江西中医药大学）

齐洁敏（承德医学院）　　　　　　　　孙贵香（湖南中医药大学）

阳大庆（湖南医药学院）　　　　　　　苏衍萍（山东第一医科大学）

杜娈英（承德医学院）　　　　　　　　李　颖（广东医科大学）

李天禹（遵义医科大学）　　　　　　　李玉红（安徽医科大学）

李惠萍（安徽医科大学）　　　　杨　渊（湖南医药学院）

肖洪玲（天津中医药大学）　　　　宋维芳（山西医科大学汾阳学院）

张　瑛（长治医学院）　　　　　　张凤英（承德医学院）

张春玲（贵州中医药大学）　　　　张银华（湖南中医药大学）

陈　廷（济宁医学院）　　　　　　武志兵（长治医学院）

罗　玲（重庆医科大学）　　　　　金荣疆（成都中医药大学）

周谊霞（贵州中医药大学）　　　　单伟颖（承德护理职业学院）

居氏芩（三峡大学第一临床医学院）　孟笑国（山东第一医科大学）

赵　娟（承德医学院）　　　　　　赵秀芳（四川大学华西第二医院）

赵春玲（西南医科大学）　　　　　柳韦华（山东第一医科大学）

钟志兵（江西中医药大学）　　　　钟清玲（南昌大学）

洪静芳（安徽医科大学）　　　　　徐　刚（江西中医药大学）

徐旭东（济宁医学院）　　　　　　徐富翠（西南医科大学）

郭先菊（长治医学院）　　　　　　黄文杰（湖南医药学院）

龚明玉（承德医学院）　　　　　　章新琼（安徽医科大学）

梁　莉（承德医学院）　　　　　　彭德忠（成都中医药大学）

董志恒（北华大学基础医学院）　　蒋谷芬（湖南中医药大学）

雷芬芳（邵阳学院）　　　　　　　潘晓彦（湖南中医药大学）

魏秀红（潍坊医学院）

数字化教材编委会

主　　编　阳大庆　冯书营
副 主 编　陈丽丽　周　骁　刘厚丽　王　佳
编　　者　（以姓氏笔画为序）

冯书营（河南中医药大学）

刘厚丽（滨州医学院烟台附属医院）

阳大庆（湖南医药学院）

李秀平（湖南医药学院）

李爱芳（河南中医药大学）

邹朝霞（湖南医药学院）

辛灵恩（长治医学院）

张　霞（湖南师范大学医学院）

陈丽丽（南华大学）

林　梅（湖南医药学院）

金　燕（浙江中医药大学）

周　骁（中南大学）

曾　灿（湘南学院）

谢　群（湘南学院）

熊　俊（江西中医药大学）

PREFACE 前　言

医学免疫学是生命科学领域中重要的基础性和前沿性学科，它与临床医学、预防医学、口腔医学以及生命科学等多学科广泛交叉、渗透，并形成了多个分支学科。无论是过去还是现在，医学免疫学的理论与实践为人类疾病诊断与防治都做出了巨大贡献。可以预见，医学免疫学理论和技术的不断突破，除了带动免疫学学科本身发展之外，也必将为人类健康与疾病救治提供更多的理论指导与技术支撑。

医学免疫学是研究人体免疫系统的组织结构、生理功能、免疫功能异常所致的病理过程机制，以及免疫学理论、方法和技术应用的学科，已成为医学类本科生的一门必修课程。本教材基于医学免疫学在生物医学领域中的重要性及其学科本身迅猛发展的现状，同时考虑了护理学类专业培养目标和临床工作需求，根据全国普通高等医学院校护理学类专业"十四五"规划教材的编写原则和要求编写而成，对本科护理学类专业教学具有广泛的适用性和针对性。

本教材针对本科教学的特点，在第一版的基础上对内容作了一定幅度的精简，写作时力求言简意赅，同时也保持了基本内容上的延续性。全书共设十六章，内容涵盖基础免疫学核心理论、临床免疫学和免疫学应用等。编者在编写过程中，在坚持"三基五性"原则基础上，结合了应用型护理人才培养的要求，力求突出以下特点：①突出"三特定"（特定的对象、特定的要求、特定的限制）的原则，根据教材的使用对象——护理类本科生，编写过程中特别强调对于初学者的因材施教，对于医学免疫学基本原理和基本理论的描述尽量做到深入浅出，让初学者能够循序渐进地系统接受医学免疫学知识；②教材在坚持系统性和完整性的基础上，结合临床护理工作需求和执业考试要求，加大了临床应用的编写篇幅；③为了使教材内容更具可读性并利于教学，本版教材在每章内容后面列出"本章小结"（二维码），提纲挈领地对重点内容进行归纳总结和强化训练；④为了突出体现免疫学理论的系统性，本版教材增加了"感染免疫"章节；⑤除纸质教材之外，配套有在线学习平台，包含数字教材、知识点体系、PPT、教学视频和题库等，资源十分丰富，利于对教材内容的理解，便于学生自主学习和师生互动。

全体编者在编写过程中付出了大量心血。中南大学张文玲教授、湖南师范大学医学院张冉教授对本教材的编写给予了指导和帮助。湖南医药学院邹朝霞、肖品老师参与了编务工作。在此向上述人员表示衷心感谢。

尽管全体编者对教材编写工作不遗余力，但限于学识水平和编写能力，书中难免存在不妥之处，恳请使用本教材的广大师生提出宝贵意见，以利于今后不断完善。

编　者
2022 年 7 月

目 录 CONTENTS

第一章 绪 论

PPT

📖 **学习目标**

知识要求：

1. 掌握 免疫和免疫应答的概念；免疫的功能。

2. 熟悉 免疫应答的类型；固有免疫及适应性免疫应答的主要特征。

3. 了解 免疫学的发展简史及各时期主要科学成就。

技能要求：

结合医学免疫学专业知识，具备诊断免疫相关性疾病的能力。

素质要求：

提高护理人员在临床相关疾病中的运用和分析鉴别能力，提升护理职业素养。

⇨ **案例引导**

案例：患儿，男，11岁，因高热、头痛，右侧腹股沟疼痛，行走不便而入院。患儿于6天前参加夏令营活动时，不慎右足底被刺伤，因伤口小，不以为然，未做任何处理。3天后伤口有轻度肿痛，第5天半夜开始高热、无抽搐，右侧腹股沟疼痛，行走明显不便，未进行任何治疗，第6天就诊入院。体格检查发现右足底伤口及右侧腹股沟皮肤红肿、触之微热，腹股沟淋巴结肿大，生理反射存在，病理反射未引出。血常规：WBC 12×10^9/L，中性杆状核粒细胞12%，中性分叶核粒细胞76%、淋巴细胞10%、单核细胞2%。临床诊断：右足底外伤性感染并发右侧腹股沟淋巴结炎及菌血症。

讨论：从免疫学的角度考虑，患儿右足底被刺伤后，局部感染，为什么右侧腹股沟淋巴结会出现肿大、疼痛及高热？

第一节 免疫学概述 ⓔ微课

一、免疫系统的组成及其功能

（一）免疫的概念

免疫（immunity）一词是由拉丁文"immunitas"衍生而来，其原意是免除赋税或差役，在医学上引申为免除瘟疫，即抗御传染病的能力。从抗感染免疫范畴来说，免疫是指机体接触病原体后，免疫系统所产生的一种特异性生理反应，以防御和清除感染，借以维持机体的生理平衡和稳定。然而，这种生理反应并不只针对病原体，某些外来大分子物质和组织细胞也可以引起。随着免疫学研究的发展，人们对免疫的概念有了新的认识。现代"免疫"的概念是指机体免疫系统识别和区分"自己"（self）和"非己"（nonself），对自身成分产生天然免疫耐受，对非己抗原性异物产生排除作用的一种生理反应。

（二）医学免疫学的定义

医学免疫学（medical immunology）是研究人体免疫系统的组成和功能、免疫应答的规律和效应、免疫功能异常所致疾病及其发生机制，以及免疫学诊断与防治的一门基础医学课程。医学免疫学起始于医学微生物学，以研究抗感染免疫为主；现已广泛渗透到医学科学的各个领域，发展成为一门具有多个分支、与其他众多学科交叉融合的医学主干课程。免疫学作为生命科学和现代医学的前沿学科，在重大疾病发生机制的研究和防治，以及生物高科技产品的开发和应用等方面正在发挥着越来越大的作用。

（三）免疫系统的组成

免疫系统是人体内一个复杂而完善的生理系统，是执行免疫功能的物质基础，由免疫组织和器官、免疫细胞、免疫分子三部分组成（表 1-1）。

表 1-1　免疫系统的组成

免疫组织和器官		免疫细胞	免疫分子	
中枢	外周		膜型分子	分泌型分子
胸腺	脾	固有免疫应答细胞	T 细胞受体（TCR）	抗体
骨髓	淋巴结	单核 - 巨噬细胞	B 细胞受体（BCR）	补体
	黏膜相关淋巴组织	树突状细胞	模式识别受体	细胞因子
	皮肤相关淋巴组织	NK 细胞、NKT 细胞	CD 分子	溶菌酶
		γδ 细胞、B1 细胞	黏附分子	抗菌肽
		肥大细胞	MHC 分子	
		中性粒细胞	细胞因子受体	
		嗜酸性粒细胞	补体受体	
		嗜碱性粒细胞		
		适应性免疫应答细胞		
		αβ 细胞		
		B2 细胞		

（四）免疫的主要功能

正常情况下，机体免疫系统不仅能够识别并清除病原体等外来入侵的抗原性异物，还能及时识别并清除体内发生突变的肿瘤细胞和衰老死亡的组织细胞，从而产生对机体有益的保护作用。在有些情况下，免疫力过强或低下也能产生对机体有害的结果，如引发超敏反应、自身免疫病、免疫缺陷病或肿瘤等（表 1-2）。根据清除抗原性异物种类的不同，可将机体的免疫功能概括为以下三方面。

1. 免疫防御（immune defense）　是机体防御病原微生物和外来抗原性异物侵袭的一种免疫保护功能，即通常所指的抗感染免疫。在异常情况下，若免疫防御功能过低或缺失，则表现为易受感染或免疫缺陷病；若免疫防御功能过强或持续时间过长，则可引发超敏反应。

2. 免疫监视（immune surveillance）　是机体免疫系统及时识别、清除体内基因突变产生的肿瘤细胞和病毒感染细胞以及衰老、死亡细胞等的一种生理性保护功能。若免疫监视功能失调，则可引发肿瘤或持续性病毒感染。

3. 免疫内环境稳定（immune homeostasis） 是机体免疫系统通过自身免疫耐受和免疫调节机制，对自身成分产生免疫耐受，对非己抗原性异物刺激产生适度免疫应答的一种生理功能。正常情况下，免疫系统对自身组织细胞不产生免疫应答，称为免疫耐受；若免疫内环境稳定功能失调，免疫耐受被打破，则可引发自身免疫病或超敏反应。

表 1 - 2　免疫的主要功能及其生理和病理表现

功能	生理表现	病理表现
免疫防御	抵御病原体和外来抗原的侵袭	免疫缺陷病、超敏反应
免疫监视	清除突变细胞或病毒感染细胞	肿瘤、持续性病毒感染
免疫内环境稳定	维持自身免疫耐受性	自身免疫病

二、免疫应答的类型与特点

免疫应答（immune response）是指机体对抗原刺激的应答过程，即免疫细胞识别、摄取、处理抗原，继而活化并增殖分化、产生免疫效应的过程。根据生物体在种系进化发育过程中免疫系统形成和作用的特点，可将高等动物的免疫应答分为固有免疫和适应性免疫（表 1 - 3）。

表 1 - 3　固有免疫和适应性免疫的比较

项目	固有免疫	适应性免疫
获得方式	先天遗传获得（固有性），无需抗原刺激	出生后受抗原刺激产生（获得性），依赖抗原刺激
特异性	非特异性	特异性
抗原物质	病原体相关分子模式	病原体特定抗原或"非己"蛋白质
识别受体	模式识别受体	TCR，BCR
效应时相	感染早期（即刻至96小时）	96小时后
免疫记忆	无	有
参与应答细胞	单核 - 巨噬细胞、DC 细胞、中性粒细胞、NK 细胞、NKT 细胞、$\gamma\delta$T 细胞、B1 细胞等	$\alpha\beta$T 细胞、B2 细胞、APC 等
其他参与成分	皮肤、黏膜上皮、补体、抗微生物分子等	抗体

（一）固有免疫

固有免疫（innate immunity）又称天然免疫（natural immunity），是生物体在长期种系进化过程中形成的一系列能够非特异性抵御各种病原体入侵，并将体内侵入病原体或体内衰老损伤和突变细胞及时清除的防御体系，又称为非特异性免疫（non - specific immunity）。参与固有免疫的细胞有：单核 - 巨噬细胞、树突状细胞、粒细胞、NK 细胞、NKT 细胞、$\gamma\delta$T 细胞、B1 细胞和肥大细胞等。这些细胞不表达特异性抗原识别受体，可通过模式识别受体（pattern recognition receptor，PRR）直接识别病原体及其感染细胞、肿瘤细胞和衰老损伤细胞表面某些共有的特定分子结构——病原体相关分子模式（pathogen associated molecular pattern，PAMP），如革兰阴性菌脂多糖（LPS）、革兰阳性菌磷壁酸（LTA）、肽聚糖（PGN）、热休克蛋白（HSP）等，产生非特异性抗感染、抗肿瘤等免疫保护作用，同时参与适应性免疫应答的启动和效应过程（图 1 - 1）。

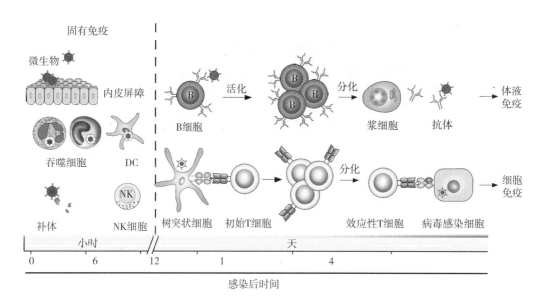

图 1-1 固有免疫和适应性免疫的基本机制

（二）适应性免疫

适应性免疫（adaptive immunity）是个体在生活过程中通过接触某些抗原性异物而获得的，又称为获得性免疫（acquired immunity）。其主要特征是针对某一特定抗原物质而产生的免疫应答，应答过程比较缓慢，但清除抗原的效率高，特异性强，故又称特异性免疫（specific immunity）。执行适应性免疫应答的细胞是表面具有特异性抗原识别受体的 T、B 淋巴细胞。T 细胞及 B 细胞识别病原体等抗原性异物后，经活化、增殖和分化过程，产生效应性细胞及效应分子，最终清除抗原性异物。

1. 类型 根据介导和参与适应性免疫应答的免疫细胞和免疫应答产物的不同，将适应性免疫分为以下两种类型。

（1）**体液免疫（humoral immunity）** 由 B 细胞介导产生。当病原体等外来抗原进入体内时，B 细胞可直接识别和结合抗原，在 T 细胞及其产生的细胞因子协助下，活化、增殖并分化为浆细胞，后者产生和分泌抗体。抗体能特异性结合相应抗原，具有中和细菌外毒素、阻止病原体侵入细胞等免疫防御功能，但抗体本身并不能直接清除病原体（图 1-2）。

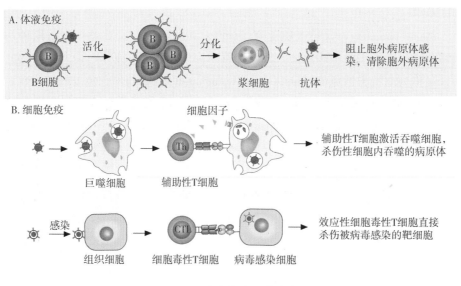

图 1-2 适应性免疫应答的类型

（2）细胞免疫（cellular immunity） 由 T 淋巴细胞介导。病原体等外来抗原进入体内后，首先被巨噬细胞等抗原提呈细胞（antigen presenting cell，APC）吞噬或摄取，经加工处理后将有效抗原成分（抗原肽）提呈给 T 细胞，使 T 细胞活化、增殖并分化为效应性 T 细胞。当再次遇到相同抗原时，效应性 T 细胞通过合成分泌细胞因子激活巨噬细胞增强机体抗感染免疫作用，或通过合成分泌细胞毒性介质直接杀伤病毒感染和肿瘤等靶细胞（图 1－2）。

2. 基本过程和主要特征

（1）基本过程 无论是 T 细胞介导的细胞免疫应答，还是 B 细胞介导的体液免疫应答，均可分为三个阶段，即抗原识别阶段（抗原提呈细胞摄取、处理、提呈抗原，抗原特异性 T、B 细胞识别抗原并启动活化），淋巴细胞活化、增殖、分化阶段（抗原特异性 T、B 细胞识别抗原后，活化、增殖、分化为效应性 T 细胞或浆细胞）和效应阶段（效应性 T 细胞或浆细胞分泌的抗体执行清除抗原的免疫效应功能）。

（2）主要特征 体液免疫和细胞免疫具有下列 5 个重要特性（图 1－3）。

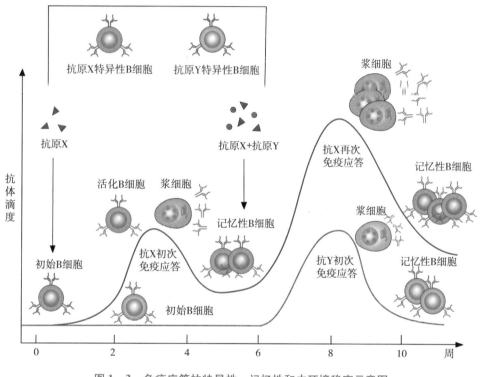

图 1－3 免疫应答的特异性、记忆性和内环境稳定示意图

1）特异性（specificity） 是适应性免疫应答的基本特征。T 细胞和 B 细胞能区分不同抗原和大分子抗原的不同结构成分（抗原表位），并针对每一特定抗原表位产生特异性免疫应答。这种高度特异性是由淋巴细胞表面的特异性抗原识别受体决定的。

2）多样性（diversity） 机体内有众多带有不同特异性抗原识别受体的 T、B 细胞克隆，可识别环境中各种各样的抗原，分别产生不同的特异性免疫应答。免疫应答的多样性是由淋巴细胞抗原识别受体的抗原结合位点结构的多样性决定的。

3）记忆性（memory） 免疫系统初次接触某种抗原性异物所产生的免疫应答称为初次免疫应答（primary immune response）。当免疫系统再次接触同一抗原时，会产生更迅速、更强烈的免疫应答，称为再次免疫应答（secondary immune response）。这种免疫记忆现象的发生，主要是由于初次应答后产生的记忆性 T 细胞和记忆性 B 细胞再次接触相同抗原后能够迅速活化、增殖，并形成大量效应细胞或效应分子所致。

4）内环境稳定（homeostasis） 免疫系统对外来抗原所产生的正常免疫应答会随着时间的推移和抗原的清除而逐渐减弱，并恢复至应答前的初始静止状态。内环境稳定的维持一方面是由于免疫应答使抗原逐渐被清除，不能有效地活化淋巴细胞；另一方面是抗原或免疫应答启动了免疫系统的负调节机制所致。

5）自身耐受性（self tolerance） 机体免疫系统最显著的特征之一就是能够识别和清除众多外来的（非己）抗原，而通常对宿主自身正常组织细胞及成分（自身抗原）不产生免疫应答，这种对自身抗原的免疫不应答称为自身耐受。自身耐受的维持对机体正常的组织细胞具有重要保护作用。

三、免疫应答异常及其所致疾病

适度的免疫应答可产生对机体有利的抗感染、抗肿瘤等免疫保护作用。当机体免疫功能发生紊乱时（免疫应答过高、过低或对自身组织成分产生应答），则会导致免疫病理损伤，甚至发展为免疫性疾病。常见的免疫性疾病包括超敏反应、免疫缺陷病和自身免疫病。其他免疫相关疾病还包括肿瘤、感染性疾病以及移植排斥反应等，将在第十章至第十五章重点介绍。

四、免疫学的发展简史

免疫学是人类在与传染病斗争过程中逐渐发展起来的，从其萌芽到成为一门独立的学科经历了数百年的发展过程，该发展过程是连续、渐进的。我们人为地将此过程划分为四个时期，即经验免疫学时期、科学免疫学时期、近代免疫学时期和现代免疫学时期。

（一）经验免疫学时期

在这一时期（17 ~ 19 世纪），人们通过对患过某种传染病而康复的人一般不再患同样疾病的观察，对"免疫"有了感性认识，并发明了人痘和牛痘接种法预防天花（图 1 - 4），由此开创了一个医学新领域——免疫学。我国早在宋朝（11 世纪）就有吸入天花痂粉预防天花的传说。到明代（17 世纪 70 年代左右），我国史书已有通过接种人痘疫苗预防天花的记载。其方法是将沾有疱浆的患者衣服给正常儿童穿戴，或将愈合患者的局部痂皮磨碎成粉末，经鼻给健康儿童吸入，可预防天花。人痘接种预防天花的方法不仅在我国古代广泛应用，还经陆上丝绸之路西传至欧亚各国，经海上丝绸之路东传至朝鲜、日本及东南亚的一些国家。人痘疫苗的发明是我国对世界医学的一大贡献，为后续牛痘疫苗和减毒疫苗的发明奠定了基础。

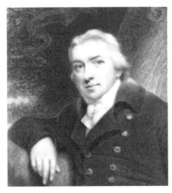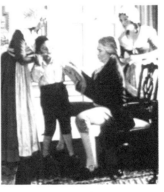

图 1 - 4 通过接种人痘或牛痘等措施预防天花

18 世纪后叶，英国医生 Edward Jenner 观察到挤牛奶女工接触患有牛痘的牛后，可被传染却不会再得天花。他意识到人工接种"牛痘"可能会预防天花。于是，他用 2 年时间在 24 名志愿者身上进行了接种"牛痘"预防天花的试验，取得了成功。1798 年 Jenner 出版了相关专著，提出了"vaccination"的概念（vacca 在拉丁语中是牛的意思，意为接种牛痘），开创了人工自动免疫的先河。经过人类将近 180 年的努力，世界卫生组织（WHO）于 1980 年庄严宣布，全球已经消灭了天花，这是一个具有划时代意义的人类医学历史的伟大事件，彰显了免疫学对于人类健康的巨大贡献。

（二）科学免疫学时期

科学免疫学时期主要取得的标志性工作如下。

1. 人工自动免疫和人工被动免疫方法的建立　免疫学作为一门实验科学诞生于法国著名微生物学家巴斯德（Louis Pasteur）的实验室。巴斯德成功研制炭疽杆菌、鸡霍乱弧菌和狂犬病毒的减毒疫苗，开创了科学的疫苗接种预防传染病的新篇章。巴斯德被认为是科学免疫学的开创者和奠基人。德国学者 Emil von Behring 和他的同事 Kitasato Shibasaburo 于 1890 年发现，接种过白喉外毒素的动物血清中产生了一种能中和外毒素的物质，称为抗毒素（antitoxin）。之后他们用白喉抗毒素血清成功地救治了一名白喉患儿。白喉抗毒素的问世，挽救了成千上万白喉患儿，也由此开创了免疫血清疗法即人工被动免疫。

2. 原始细胞免疫和体液免疫学说的提出　俄国学者 Elie Ilya Metchnikoff 于 1883 年提出原始的细胞免疫学说，认为吞噬细胞是执行抗感染免疫的细胞。德国学者 Paul Ehrlich 于 1890 年通过对抗毒素的研究，认为机体的免疫系统以体液免疫为主，保护机体的免疫力主要是由抗体介导的，并提出了著名的侧链学说（side chain theory），解释抗体产生的基本原理。Metchnikoff 与 Ehrlich 所提出的学说，后来被证实分别是固有免疫和适应性免疫的重要环节之一，他们两人由此获得了 1908 年的诺贝尔生理学或医学奖。比利时医生 Jules Bordet 于 1894 年发现在能够溶解细菌的新鲜免疫血清中，含有一种对热不稳定的物质（56℃、30 分钟即可被灭活），其在溶菌素（即抗体）存在的条件下，具有溶菌或溶细胞的作用。这种非特异性、能补充和加强抗体溶菌、溶细胞作用的物质被称为补体（complement）。

3. 免疫病理概念的建立　Riohet 和 Portiter 于 1902 年发现，接受海葵提取液注射后幸免于难的狗，数周后再次接受极小量海葵提取液可立即死亡，据此提出了过敏反应。

4. 经典血清学技术的建立　Durham 等于 1896 年发现特异性凝集反应，同年 Widal 建立了诊断伤寒的肥达试验。Kraus 于 1898 年建立了沉淀试验；Bordet 和 Gengou 于 1900 年建立了补体结合试验；Landsteiner 于 1900 年发现了 ABO 血型抗原，建立了检测血型的玻片凝集试验。

（三）近代免疫学时期

1. 细胞转移迟发型超敏反应实验的成功　Chase 和 Landsteiner 于 1942 年用结核分枝杆菌感染豚鼠，然后将豚鼠的血清和淋巴细胞分别被动转移给两组正常豚鼠。再用结核分枝杆菌抗原（结核菌素）给豚鼠做皮内注射，结果发现：前者局部皮肤无反应，即结核菌素反应阴性；后者局部组织坏死，即出现阳性反应。上述结果表明，结核菌素反应不是由抗体介导，而是由结核分枝杆菌抗原致敏的淋巴细胞介导的。

2. 天然免疫耐受和人工诱导免疫耐受的发现　Ray Owen 于 1945 年发现在异卵双生、胎盘融合的小牛个体内，两种不同血型的红细胞共存而不引起免疫反应，在体内形成了血型嵌合体。随后，Peter Medawar 等于 1953 年应用小鼠皮肤移植实验模型，成功地进行了人工诱导免疫耐受实验，即新生鼠或胚胎期小鼠如接受另一品系小鼠的组织抗原刺激（如注射脾细胞），成年后对脾细胞来源品系小鼠移植的皮肤不产生排斥反应，而对其他无关品系移植的皮肤则仍然发生强烈的排斥反应。由此，Medawar 等得出结论，动物在胚胎期或新生期接触某种抗原，可使动物免疫系统对该抗原发生特异性的不应答，即对该抗原产生免疫耐受。

3. 克隆选择学说的建立　1957 年，澳大利亚免疫学家 MacFarlane Burnet 基于细胞生物学发现克隆选择学说，其主要内容为：机体的免疫细胞是由众多识别不同抗原的细胞克隆所组成，每一种克隆的细胞只表达一种特异性受体。淋巴细胞识别抗原的多样性是机体接触抗原以前就预先形成的，是生物在长期进化中获得的。胚胎期自身反应性淋巴细胞克隆与自身组织成分接触，导致自身抗原特异性淋巴细胞克隆被清除或处于禁闭状态，使成年个体丧失对自身抗原的反应性，产生自身免疫耐受。实际上在胚胎期任何进入机体的抗原都将被视为自身成分而产生免疫耐受。出生后，外来抗原（包括胚胎期未与淋巴细胞接触过的自身抗原释放）进入机体，选择性地与具有相应受体的淋巴细胞克隆结合，并使其活化、增殖，形成大量具有相同特异性受体的子代细胞，产生大量相同特异性的抗体。

克隆选择学说的提出使以抗体为中心的免疫化学发展为以细胞应答为中心的细胞生物学。该学说被视为免疫学发展史上一个里程碑式的成就，不仅阐明了抗体形成的机制，还科学地解释了抗原的特异性识别、自身免疫耐受、免疫记忆及免疫应答等重要免疫生物学现象。Burnet 因此于 1960 年获得诺贝尔生理学或医学奖。

4. 免疫球蛋白基本结构的阐明　Tiselius 和 Kabat 于 1937 年利用电泳方法，将血清蛋白分为白蛋白以及 α1 -、α2 -、β - 和 γ - 球蛋白等不同组分，发现动物在免疫后，血清中 γ - 球蛋白水平显著升高，且具有明显的抗体活性。据此，他们提出抗体就是 γ - 球蛋白，并通过从血清中分离 γ - 球蛋白而分离纯化抗体。Porter 和 Edelman 于 1959 年分别对抗体结构进行了研究，证明抗体的单体是由两条相同轻链和两条相同重链借二硫键连接在一起的四条多肽链结构。此发现使科学家们对抗体的重链和轻链的氨基酸组成特点进行深入研究，发现了抗体的可变区和恒定区，为以后抗体多样性形成机制的研究奠定了基础。

（四）现代免疫学时期

1. 免疫系统的确立　克隆选择学说提出后，T、B 淋巴细胞迅速被发现。1957 年，Glick 发现切除鸡的富含淋巴细胞的腔上囊（bursa），导致抗体产生缺陷，由此提出鸡的腔上囊是抗体生成细胞的中心，他将这类细胞称为 B 淋巴细胞。Warner 和 Szenberg 于 1962 及 1964 年发现切除鸡腔上囊，只影响抗体产生，不影响移植排斥反应，提出 B 细胞主要负责体液免疫，而 T 细胞主要负责细胞免疫。

Miller 及 Good 等于 1961 年发现小鼠新生期切除胸腺或新生儿先天性胸腺缺陷，其外周血和淋巴器官中淋巴细胞数量明显减少，出现免疫功能缺陷。由此确定胸腺是 T 淋巴细胞发育成熟的器官，并将依赖于胸腺发育的淋巴细胞称为 T 淋巴细胞。Claman 和 Mitchell 等于 1967 年发现 T 细胞与 B 细胞之间有协同作用，T 细胞可辅助 B 细胞产生 IgG 类抗体。Cooper 等发现，T 细胞和 B 细胞主要分布于脾和淋巴结等外周淋巴组织，提出了外周免疫器官的概念。

2. 特异性免疫应答及其相关免疫细胞表面膜分子的研究　Mitchison 于 1970 年应用载体效应过继转移试验证实，在抗体形成过程中有载体特异性淋巴细胞和半抗原特异性淋巴细胞参与。Raff 于 1970 年通过载体效应阻断试验证明：T 细胞是载体特异性淋巴细胞，对抗体的产生起辅助作用；B 细胞是半抗原特异性淋巴细胞，是产生抗体的淋巴细胞。70 年代 Unanue 等证明巨噬细胞在抗体形成中的重要作用，确认巨噬细胞是参与机体免疫应答的第三类细胞。Steinman 于 1973 年发现树突状细胞（DC），后来证实 DC 是抗原提呈能力最强的抗原提呈细胞，可有效激活初始 T 细胞。Benacerraf 等于 1963 年在主要组织相容性复合体（MHC）中发现免疫应答相关基因后，Zinkernagal 和 Doherty 于 1974 年发现在免疫应答过程中，免疫细胞间的相互作用受 MHC 限制，并提出 T 细胞双识别模式和 MHC 限制性学说。Nathensen 和 Stominger 于 1978 年阐明了 MHC 的分子结构；并证实 MHC 分子在抗原提呈和淋巴细胞识别抗原过程中起重要作用。Toncgawa 等于 1978 年应用分子杂交技术揭示了免疫球蛋白的基因结构；提出免疫球蛋白基因重排理论，阐明了抗体多样性的遗传学基础。Haskius 等于 1983 年证实 T 细胞表面存在抗原受体分子；Davis 和 Saito 等于 1984 年成功克隆出 T 细胞受体（TCR）；Owen 和 Collins 于 1985 年阐明了 TCR 的分子结构等。

3. 免疫技术和其他相关技术的发展　Kohler 和 Milstein 等于 1975 年创建了杂交瘤技术，这是一项突破性的生物技术，可用来大量制备单克隆抗体，对基础医学和临床医学的研究及应用起到了巨大的推动作用。Morgan 等于 1976 年创建了 T 细胞克隆技术，应用这项技术建立了一系列抗原特异性 T 细胞克隆，对细胞免疫学研究起到了巨大的促进作用。Gordon 等于 1980 年应用转基因技术获得转基因小鼠，这项技术也是一项突破性的生物技术，可使动物不必通过有性杂交就能获得新的基因，表达新的性状和功能性物质。基因打靶和各类反义技术可用于分析特定免疫分子或胞内信息分子的生物学功能。蛋白分析技术也得到了显著的发展，利用噬菌体文库、酵母双杂交、计算机分子模拟等技术可用于分析抗原表位与免疫分子间的相互作用。

五、免疫学的应用

现代免疫学基础理论的深入研究，对阐明严重感染性疾病、超敏反应、自身免疫病、免疫缺陷病、肿瘤和移植排斥反应等疾病的发生机制起到了重要促进作用，并为许多疾病的诊断、预防及治疗提供了新的策略和方法。

1. 免疫诊断　是采用基于免疫学理论和原理所建立的用于诊断疾病或检测机体免疫状况的免疫学检测方法和技术。鉴于抗原－抗体反应的高度特异性，可用已知抗原检测未知抗体；也可用已知抗体检测未知抗原。免疫诊断已成为临床诊断疾病的重要手段之一，广泛应用于感染性疾病、超敏反应、免疫缺陷、自身免疫病、移植排斥反应和肿瘤等疾病的诊断、鉴别诊断及疗效评估。随着分子生物学和计算机科学的不断渗透，各种新的免疫诊断技术和方法不断涌现，并向微量、快速和自动化方向发展，其特异性、敏感性及稳定性越来越高，使某些疾病的诊断准确率得到显著提高和有效控制。

2. 免疫预防　主要措施是接种疫苗（vaccine）。通过对人群的广泛疫苗接种可达到预防、控制乃至消灭某些传染病的目的。例如通过接种牛痘疫苗已使天花这一烈性传染病在世界上绝迹；通过接种脊髓灰质炎病毒减毒活疫苗使消灭脊髓灰质炎指日可待；通过计划免疫已使许多危害儿童健康的多发性传染病得到有效控制。

3. 免疫治疗　是根据免疫学理论和疾病发生机制，通过人为增强或抑制机体免疫功能以达到治疗疾病为目的的策略和手段。常用的免疫治疗方法包括以单克隆抗体为基础的靶向治疗、细胞因子治疗、免疫细胞过继治疗、免疫相关分子的基因治疗及治疗性疫苗等。

第二节　免疫器官

免疫器官按其功能不同，可分为中枢免疫器官和外周免疫器官，两者通过血液循环和（或）淋巴循环相互联系。人体的免疫器官和免疫组织见图 1－5。

一、中枢免疫器官

中枢免疫器官（central immune organ）又称初级淋巴器官（primary lymphoid organ），是免疫细胞发生、分化、发育和成熟的主要场所，并对外周免疫器官的发育起主导作用。人类及其他哺乳动物的中枢免疫器官包括骨髓和胸腺。

（一）骨髓

骨髓（bone marrow）作为造血器官，不仅是各种血细胞和免疫细胞的发源地，还是人和哺乳动物 B 细胞分化成熟的

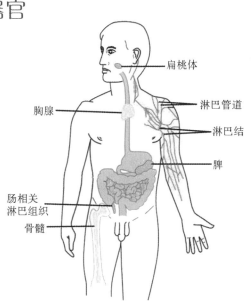

扁桃体
胸腺
淋巴管道
淋巴结
脾
肠相关
淋巴组织
骨髓

图 1－5　人体的免疫器官

场所。

1. 骨髓的结构和细胞组成 骨髓占人体体重的4%~6%，位于骨髓腔中，分为红骨髓和黄骨髓。红骨髓具有活跃的造血功能，主要由基质细胞、造血细胞和血窦构成。基质细胞包括网状细胞、成纤维细胞、血窦内皮细胞和巨噬细胞等。骨髓基质细胞可产生白细胞介素-3（IL-3）、白细胞介素-4（IL-4）、白细胞介素-6（IL-6）、白细胞介素-7（IL-7）、集落刺激因子（CSF）、粒细胞-巨噬细胞集落刺激因子（GM-CSF）等多种细胞因子，与细胞外基质共同构成造血细胞赖以分化发育的微环境，称为造血诱导微环境（hematopoietic inductive microenvironment，HIM）。黄骨髓含大量脂肪组织，没有直接造血的功能。6岁前后，长骨骨髓腔内的红骨髓逐渐转化为黄骨髓，只存在于成人长骨骨干的骨髓腔内。在患某种贫血症时，黄骨髓可重新转化为具有造血功能的红骨髓。

2. 骨髓的功能

（1）各类血细胞和免疫细胞发生的场所 骨髓造血干细胞具有分化不同血细胞的能力，故被称为多能造血干细胞（multipie hematopoietic stem cell）。多能造血干细胞在HIM作用下分化为形态和功能不同的髓样干细胞（myeloid stem cell）和淋巴样干细胞（lymphoid stem cell）。髓样干细胞最终分化为粒细胞、单核细胞、红细胞和血小板；淋巴样干细胞分化为自然杀伤细胞（NK细胞）、T淋巴细胞和B淋巴细胞；树突状细胞可来自于髓样干细胞和淋巴样干细胞（图1-6）。

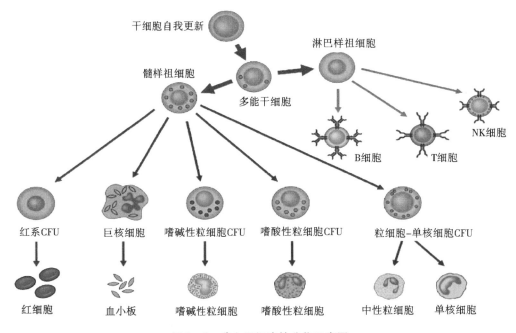

图1-6 造血干细胞的分化示意图

（2）B细胞和NK细胞分化成熟的场所 在骨髓造血微环境中，人和哺乳动物的B细胞经历了始祖B细胞、前B细胞、未成熟B细胞和成熟B细胞四个阶段。成熟B细胞即通常所说的B细胞，进入血循环，并定居于外周免疫器官。部分淋巴样干细胞在骨髓中发育为成熟NK细胞。

（3）再次体液免疫应答抗体产生的主要部位 外周免疫器官生发中心的记忆性B细胞在特异性抗原刺激下被活化，可经淋巴液和血液返回骨髓分化成熟为浆细胞，并持续产生和分泌大量抗体（主要是IgG，其次为IgA），释放入血液发挥免疫功能。因此，骨髓既是中枢免疫器官，又是发生再次体液免疫应答的主要场所之一。骨髓是人体极为重要的造血器官和免疫器官，骨髓功能障碍不仅严重损伤机体的造血功能，还会严重影响机体的细胞和体液免疫功能。

（二）胸腺

胸腺（thymus）是T细胞分化、发育、成熟的场所。胸腺出现于胚胎第9周，在胚胎第20周发育成熟，新生期胸腺重 15～20g，幼年期后迅速增大，青春期达到高峰（30～40g）。青春期以后，胸腺随年龄增长而逐渐萎缩退化，老年期胸腺组织被脂肪组织取代，功能衰退导致细胞免疫功能下降。

1. 胸腺的结构和胸腺微环境 胸腺位于胸骨后方、胸腔纵隔上部，分为左右两叶，外包被膜伸入胸腺实质内，将胸腺分成许多小叶。小叶的外周部分被称为皮质（cortex），皮质分为浅皮质区和深皮质区；中央部分称为髓质（medulla）（图 1-7），相邻的小叶髓质彼此相连；皮-髓质交界处含有大量血管。胸腺主要由胸腺细胞（thymocyte cell）和胸腺基质细胞（thymus stromal cell，TSC）组成。胸腺细胞绝大多数为处于不同分化阶段的未成熟 T 细胞，胸腺基质细胞则以胸腺上皮细胞（thymus epithelial cell，TEC）为主，TSC 还包括巨噬细胞（Mφ）、树突状细胞及成纤维细胞等。胸腺皮质的毛细血管内皮细胞连接紧密，与网状细胞共同形成血-胸屏障，使循环中的大分子物质不能进入胸腺。

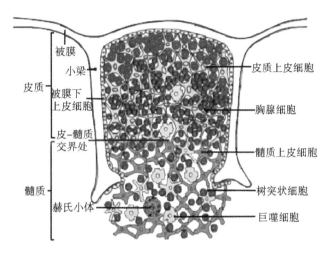

图 1-7 胸腺的结构

胸腺微环境（thymus microenvironment）主要由胸腺基质细胞、细胞外基质及局部活性因子组成，是决定 T 细胞分化、增殖和选择性发育的重要条件。胸腺基质细胞是胸腺微环境最重要的组分，其以两种方式参与胸腺细胞的分化发育。

（1）分泌细胞因子和胸腺肽类分子 胸腺基质细胞能产生多种细胞因子，如 SCF、IL-1、IL-2、IL-6、IL-7、TNF-a、GM-CSF 和趋化因子等。这些细胞因子通过与胸腺细胞表面相应受体结合，调节胸腺细胞的发育和细胞间相互作用。胸腺上皮细胞分泌的胸腺肽类分子包括胸腺素、胸腺生成素等，它们分别具有促进胸腺细胞增殖、分化和发育等功能。

（2）细胞-细胞间相互接触 胸腺上皮细胞与胸腺细胞可通过细胞表面黏附分子及其配体、细胞因子及其受体、抗原肽-MHC 分子复合物与 TCR 等的相互作用，诱导和促进胸腺细胞的分化、发育和成熟。

细胞外基质也是胸腺微环境的重要组成部分，可促进上皮细胞与胸腺细胞接触，并促进胸腺细胞在胸腺内由皮质向髓质移行和成熟。

2. 胸腺的功能

（1）细胞发育、分化、成熟的场所 骨髓淋巴样干细胞随血液进入胸腺后依次经被膜下—皮质—髓质顺序移行。在胸腺微环境的作用下，经过复杂的选择性发育（阳性选择和阴性选择）过程，95%以上的胸腺细胞发生凋亡，仅有不足 5% 的胸腺细胞最终分化发育成为成熟的功能性 CD4$^+$T 细胞或 CD8$^+$T 细胞，并获得自身免疫耐受和 MHC 限制性抗原识别能力。发育成熟的初始 T 细胞（naïve T cell）进入血循环，定居于外周淋巴器官（图 1-8）。

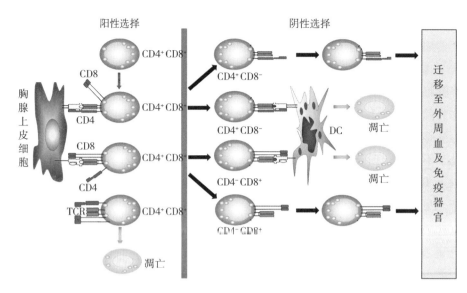

图1-8　T细胞在胸腺内阳性和阴性选择过程示意图

（2）自身耐受的建立与维持　T细胞在胸腺微环境发育过程中，自身反应性T细胞通过其抗原受体（TCR）与胸腺树突状细胞表面表达的自身抗原肽–MHC复合物高亲和力结合，可启动细胞程序性死亡，导致自身反应性T细胞克隆消除或被抑制（即阴性选择），形成自身耐受。

二、外周免疫器官

外周免疫器官（peripheral immune organs）又称次级淋巴器官（secondary lymphoid organ），是成熟T、B淋巴细胞定居和接受抗原刺激后产生免疫应答的主要场所，主要包括淋巴结、脾和黏膜相关淋巴组织等。

（一）淋巴结

淋巴结（lymph node）广泛存在于全身非黏膜部位的淋巴通道汇集处。身体浅表部位的淋巴结通常位于颈部、腋窝、腹股沟等处；分布在内脏的淋巴结（如肺门淋巴结）多成群聚集在器官门附近，沿血管干排列。上述部位也是易受病原微生物和其他抗原性异物侵入的部位，局部淋巴结肿大或疼痛通常提示相应部位的组织器官发生炎症或其他病变。

1. 淋巴结的结构　淋巴结是由致密结缔组织被膜包被的实质性器官，可分为皮质和髓质两部分（图1-9）。淋巴结内含T细胞、B细胞及具有抗原捕获、提呈作用的滤泡树突状细胞、巨噬细胞，具备引发适应性免疫应答的基本条件。

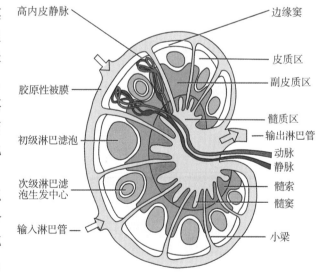

图1-9　淋巴结的结构示意图

（1）皮质　分为浅皮质区和深皮质区。靠近被膜下为浅皮质区，是B细胞定居的场所，称为非胸腺依赖区。在该区内，大量B细胞聚集形成淋巴滤泡。未受抗原刺激的淋巴滤泡无生发中心，称为初级淋巴滤泡，主要含静止的初始B细胞；受抗原刺激后淋巴滤泡内出现生发中心，称为次级淋巴滤泡，内含大量增殖分化的B淋巴母细胞，可转移至髓质分化为浆细胞并产生抗体。深皮质区又称副皮质区，是T细胞定居的场所，称为胸腺依赖区。存在于深皮质区的毛细血管后微静脉又称为高内皮细胞小静脉（high endothelial venule，HEV），是沟通血液循环和淋巴循环的重要通道，血液中的淋巴细胞由此部位进入淋巴结实质。

（2）髓质 由髓索和髓窦组成。髓索由致密聚集的淋巴细胞构成，主要为 B 细胞和浆细胞，也含部分 T 细胞及 Mφ。髓窦内富含 Mφ，有较强的滤过作用，能有效吞噬清除淋巴液中的病原微生物及其代谢产物或其他有害物质。

2. 淋巴结的功能

（1）T 细胞和 B 细胞定居的场所 淋巴结是成熟 T 细胞和 B 细胞的主要定居部位，其中 T 细胞约占淋巴结内淋巴细胞总数的 75%，B 细胞约占 25%。

（2）适应性免疫应答发生的主要场所 淋巴结是淋巴细胞接受抗原刺激、发生适应性免疫应答的主要部位之一。淋巴结深皮质区富含 T 细胞和摄取抗原后通过输入淋巴管迁移而至的成熟树突状细胞，成熟树突状细胞可有效激活相应 T 细胞，介导产生适应性细胞免疫应答；浅皮质区淋巴滤泡内含滤泡树突状细胞和 B 细胞，滤泡树突状细胞具有识别捕获抗原和抗原－抗体复合物的能力，可有效激活 B 细胞，引发适应性体液免疫应答。

（3）滤过清除病原体等有害物质 淋巴结是淋巴液的有效滤器，淋巴结髓窦内富含吞噬细胞，可有效吞噬清除随淋巴液进入局部淋巴结的病原微生物及其代谢产物。

（4）参与淋巴细胞再循环 淋巴结深皮质区的 HEV 在淋巴细胞再循环中起重要作用。随血流而来的 T 细胞和 B 细胞穿过 HEV，分别进入深皮质区和浅皮质区，再迁移至髓窦，经输出淋巴管汇入胸导管，最终经左锁骨下静脉返回血液循环。

（二）脾

脾（spleen）是人体最大的外周免疫器官，也是体内产生抗体的主要器官之一，同时具有储血和滤过除菌作用。

1. 脾的结构 脾为实质性器官，由结缔组织被膜包裹，被膜向实质内延伸形成脾小梁，将脾分为若干小叶。脾动脉入脾后分支成小梁动脉，小梁动脉继续分支进入脾实质，称为中央动脉。脾实质主要由白髓和红髓组成（图 1－10）。

（1）白髓 由中央动脉周围淋巴鞘（peri-arteriolar lymphoid sheaths，PALS）、鞘内淋巴滤泡（脾小结）及边缘区组成。中央动脉周围淋巴鞘是包绕在脾中央小动脉周围的弥散淋巴组织，其内富含 T 细胞、少量树突状细胞和巨噬细胞。淋巴滤泡分布于中央动脉周围淋巴鞘旁侧，内含大量 B 细胞及少量滤泡树突状细胞和巨噬细胞，接受抗原刺激后，上述淋巴滤泡可因 B 细胞增殖分化而出现生发中心。白髓和红髓交界的狭窄区域是淋巴细胞进出脾实质的通道，称为边缘区，其内含 T 细胞、B 细胞和巨噬细胞。

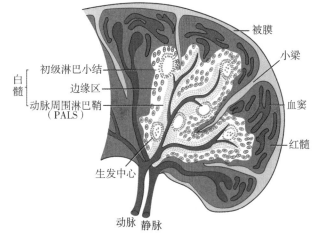

图 1－10 脾结构示意图

（2）红髓 分布于被膜下、小梁周围及白髓边缘区外侧的广大区域，由脾索和脾血窦组成。脾索为索条状组织，主要含 B 细胞、浆细胞、巨噬细胞、少量树突状细胞和 T 细胞。脾索之间为脾血窦，其内 T、B 细胞经髓微静脉注入小梁静脉后可通过脾静脉出脾进入血液循环。

2. 脾的功能

（1）T 细胞和 B 细胞定居的场所　脾是 T、B 淋巴细胞定居的场所。其中，B 细胞约占脾淋巴细胞总数的 60%，T 细胞约占 40%。

（2）适应性免疫应答发生的主要场所　脾是机体对血液中抗原产生免疫应答的主要场所。血液中的病原体等抗原性异物经血液循环进入脾，可刺激 T、B 细胞活化、增殖，产生效应 T 细胞和浆细胞，并分泌细胞因子和抗体发挥免疫效应。脾是体内产生抗体的主要器官，在免疫应答中具有重要地位。

（3）滤过清除病原体等抗原性异物　体内约 90% 的循环血液要流经脾，脾内巨噬细胞可有效吞噬清除血液中的病原体、衰老的红细胞、白细胞、免疫复合物和异物，从而发挥过滤作用，使血液得到净化。

（三）黏膜相关淋巴组织

黏膜相关淋巴组织（mucosal - associated lymphoid tissue，MALT）又称黏膜免疫系统（mucosal immune system，MIS），主要指消化道、呼吸道及泌尿生殖道黏膜固有层和上皮细胞下散在的无被膜淋巴组织，以及某些带有生发中心的器官化的淋巴组织，如扁桃体、小肠派尔集合淋巴结及阑尾等。MALT 是黏膜免疫应答的主要场所，在黏膜局部抗感染防御中具有重要作用。黏膜相关淋巴组织分布广泛，包括肠相关淋巴组织、鼻相关淋巴组织和支气管相关淋巴组织等。现以肠相关淋巴组织为例简述。

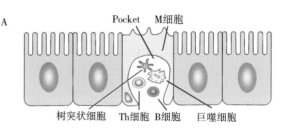

肠相关淋巴组织（gut - associated lymphoid tissue，GALT）包括小肠派尔集合淋巴结、阑尾、孤立淋巴滤泡、上皮细胞间淋巴细胞、固有层中弥散的淋巴细胞等。其中小肠派尔集合淋巴结的结构最完整，是引发黏膜免疫应答最重要的肠相关淋巴组织。小肠派尔集合淋巴结（Peyer's patches，PP）位于肠黏膜固有层中，是一种向肠腔侧膨出的圆丘状结构，内含由大量 B 细胞组成的淋巴滤泡和位于淋巴滤泡周围的 T 细胞及少量树突状细胞和巨噬细胞。其上方为肠黏膜上皮细胞和少量散布于肠上皮细胞之间的微皱褶细胞（microfold cell），即 M 细胞，其下方与黏膜固有层中输出淋巴管相连（图 1 - 11）。M 细胞是一种特化的抗原转运细胞，可通过内吞或吞噬作用将小肠内病原体等抗原性物质以囊泡形式摄入胞内，并通过胞吞转运作用将病

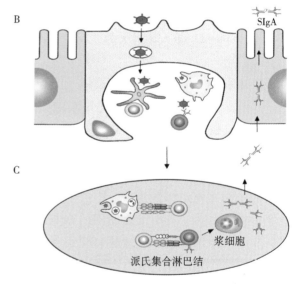

图 1 - 11　M 细胞的功能示意图

原体等抗原性异物输送到 M 细胞基底膜下凹陷处，被局部树突状细胞摄取。树突状细胞摄取抗原后进入派尔集合淋巴结，与相应 T、B 淋巴细胞相互作用引发适应性免疫应答反应。

第三节　免疫学的临床应用

目前，免疫学正以前所未有的蓬勃态势向前发展，体现在：①基础免疫学研究更加深入和广泛，免疫学理论体系更加完善，诞生了很多新的研究方向和热点；②临床免疫学在临床的价值更为明显，免疫学几乎已经渗透到临床的每一个角落，其技术和方法已广泛应用于疾病的预防、诊断和治疗；③基础免

疫学与临床免疫学结合更加紧密，基础研究与应用研究并重且紧密结合，相辅相成；④免疫学与其他很多生命学科和医学交叉融合，极大地促进了免疫学和其他学科的共同发展。免疫学在推动生物高科技产业化中的技术支撑作用以及效益日益突出。

一、基础免疫学

免疫应答的机制将得到更深刻的阐明。对免疫系统认识的深入必将推动对免疫应答本质的了解，并将理论研究的成果应用于医学实践。随着分子生物学和生物信息学在免疫学研究中的应用，越来越多的免疫新分子被克隆和发现，例如新的 CD 分子、黏附分子、细胞因子及其受体、模式识别受体及其胞内信号分子的结构和功能得到阐明。小鼠转基因和基因敲除技术的应用促进了人们对免疫分子功能的认识。应用计算机技术模拟分子、X 晶体衍射技术等结构生物学技术，使得人们在分子水平上认识免疫分子的相互作用。造血/胚胎干细胞的培养和定向分化技术揭示了免疫细胞群和亚群谱系发育过程中转录因子、生长因子对其的调控。细胞分析和分选技术的发展使精确认识免疫细胞亚群的表面标志和功能成为可能。实时动态成像技术在免疫学研究中的应用越来越广泛，为深入认识免疫系统和免疫应答过程中参与的细胞与分子提供了新的手段。系统生物学的研究理念和方法纳入免疫学研究中，加速和拓展了免疫学的深入研究。

二、临床免疫学

免疫学与临床医学学科相互交叉和渗透已形成诸多的分支学科，例如免疫病理学、免疫药理学、感染免疫学、肿瘤免疫学、移植免疫学、血液免疫学、神经免疫学、生殖免疫学等。应用免疫学理论和方法诊断、预防和治疗免疫相关疾病，成为现代医学的重要手段。

免疫学诊断方法是临床疾病诊断的重要辅助手段。免疫学诊断技术向着微量、快速、自动化方向发展，新的免疫学诊断方法不断涌现。

免疫学预防重在依赖疫苗的研发和应用。疫苗是预防和控制传染病的最重要手段并取得了重大进展，但是还面临着诸多挑战，许多危害人类健康和生存的传染病如艾滋病、丙型肝炎等仍无有效的疫苗来进行预防。人们正在通过现代技术，研制新型的疫苗如 DNA 疫苗、重组疫苗、亚单位疫苗等，并不断研制新型高效疫苗佐剂。

免疫治疗的发展十分迅速，主要包括：①单克隆抗体制剂治疗肿瘤、移植排斥反应和自身免疫病等已取得突破性进展；②基因工程细胞因子在临床某些疾病治疗中显示出独特的疗效，已广泛应用于感染性疾病、肿瘤和血液系统疾病的治疗；③造血干细胞移植有效地挽救白血病等血液系统患者的生命；④肿瘤免疫治疗发展迅速，如阻断肿瘤负向免疫调控机制的抗 CTLA-4 抗体和抗 PD-1 或 PD-Ll 抗体、嵌合抗原受体 T 细胞（CAR-T 细胞）、肿瘤树突状细胞治疗疫苗等为肿瘤的治疗带来了新的希望。

三、临床应用的前沿技术举例

CAR-T 疗法全称嵌合抗原受体 T 细胞免疫疗法（chimeric antigen receptor T-cell immunotherapy），是多年前就已经出现的一种肿瘤免疫治疗技术。我国自 2021 年 6 月以来，已有两款 CAR-T 细胞治疗产品陆续获批上市，用于二线或以上全身治疗后的成人复发、难治性弥漫大 B 细胞淋巴瘤。简单地说，CAR-T 疗法就是应用患者自身的 T 淋巴细胞，经过基因技术重新改造，将 T 细胞激活，并装上定位导航装置 CAR（肿瘤嵌合抗原受体），将 T 细胞这个普通"战士"改造成"超级战士"，即 CAR-T 细胞。利用其"定位导航装置"CAR，专门识别体内肿瘤细胞，并通过免疫作用释放大量的多种效应因子，它们能高效地杀灭肿瘤细胞，从而达到治疗恶性肿瘤的目的。CAR-T 疗法是一种治疗肿瘤的新型精准靶向疗法，近几年通过优化改良在临床肿瘤治疗上取得很好的效果，是一种非常有前景的，能够精准、快速、高效，且有可能治愈癌症的新型肿瘤免疫治疗方法。

目标检测

答案解析

简答题

1. 简述免疫系统的组成及其作用。

2. 简述免疫应答的种类及其特点。

3. 试述 Jenner 发明牛痘疫苗预防天花的重大意义。

书网融合……

本章小结　　　　微课　　　　题库

第二章 抗 原

PPT

📖 学习目标

知识要求：

1. 掌握 抗原、异嗜性抗原和表位的概念；抗原的基本特性。

2. 熟悉 影响抗原免疫原性的因素；T 细胞表位和 B 细胞表位的区别；抗原的种类。

3. 了解 佐剂、丝裂原、超抗原的概念和抗原的临床应用。

技能要求：

能够利用抗原的基本理论解释超敏反应、自身免疫病等的发病机制。

素质要求：

坚持伦理道德准则，珍视生命，将预防疾病、维护公众健康作为自己的职业责任。

⇨ 案例引导

案例：患者，女，18 岁，发热，T 38.6℃，扁桃体炎，青霉素皮试（－）。给予青霉素、利巴韦林静脉滴注，10 分钟后出现腹痛、面色苍白、头晕，血压 80/60mmHg，心率 96 次/分，立即停药，换上葡萄糖酸钙、氟米松静脉滴注后好转，又加用了维生素 C、维生素 B_6、西米替丁、门冬氨酸钾镁，完全恢复。

讨论：1. 本病例腹痛等症状是什么原因所致？

2. 青霉素是否具有免疫原性和免疫反应性？

3. 该患者体内是否产生了抗青霉素的抗体？

第一节　抗原的概念与特性

一、抗原的概念

抗原（antigen，Ag）是指能与 TCR 或 BCR 结合，促使 T、B 细胞增殖、分化，产生致敏淋巴细胞或抗体，并能与之结合，产生免疫应答效应的物质。根据抗原诱导机体产生的免疫应答效应不同又有不同的命名，如某些情况下，抗原可诱导机体对该抗原的特异性无应答状态，这种抗原称为耐受原（tolerogen）；有时抗原还可引起过强的病理性免疫应答，这种抗原称为变应原（allergen）。

二、抗原的特性

抗原具有两个重要特性，即免疫原性（immunogenicity）和抗原性（antigenicity）。

1. 免疫原性 指抗原能刺激特异性免疫细胞，使之活化、增殖、分化，产生特异性抗体和致敏淋巴细胞的能力，即抗原诱导机体产生免疫应答的能力。

2. 抗原性 又称免疫反应性（immunoreactivity），指抗原能与其诱导产生的免疫应答产物（抗体或致敏淋巴细胞）在体内、外发生特异性结合的能力。

同时具有免疫原性和抗原性的物质称为完全抗原（complete antigen），如大多数蛋白质。仅具备抗原性而无免疫原性的物质称为半抗原（hapten），又称不完全抗原（incomplete antigen）。半抗原多为小分子化合物，如多糖、核酸及某些药物等物质，通常单独不能诱导免疫应答。当半抗原与大分子蛋白质或非抗原性的多聚赖氨酸等载体（carrier）交联或结合后可成为完全抗原，诱导免疫应答。

第二节　影响抗原免疫原性的因素

抗原诱导机体产生免疫应答的类型和强度受多种因素的影响，但主要取决于抗原本身的理化性质，也受到宿主因素及抗原进入机体方式与频率的影响。

一、抗原因素

（一）异物性

异物性（foreignness）是抗原具有免疫原性的必要条件，也是抗原免疫原性的本质。异物通常指非己物质，也包括胚胎期未与淋巴细胞接触过的自身物质。一般来说，抗原与机体之间的亲缘关系越远，组织结构差异越大，异物性越强，免疫原性越强。具备异物性的物质包括异种物质、同种异体物质和自身物质。对人而言，病原微生物及其代谢产物、异种蛋白等属于异种物质。如鸡血清蛋白对鸭是弱抗原，而对啮齿动物则是强抗原。同一种属不同个体之间，因遗传基因的差异，其组织成分也存在不同程度的差异，因此同种异体间的物质也具有免疫原性。如人类红细胞表面的 ABO 血型抗原和人类组织相容性抗原等。自身成分如在药物、感染等情况下发生改变，也可被视为异物；或者体内某些物质，如脑组织、眼晶状体蛋白、精子等，在胚胎期未与免疫系统充分接触，这部分物质对免疫系统来说也是异物，在外伤、感染等情况下可成为自身抗原，诱导免疫应答。

（二）抗原的理化性质

1. 化学性质　蛋白质类物质免疫原性较强；糖类物质相对分子质量较小，多数单糖不具有免疫原性，而聚合成多糖时则具有免疫原性。脂类和哺乳动物的细胞核成分（如 DNA、组蛋白）等通常无免疫原性，但肿瘤细胞、免疫细胞因过度活化发生凋亡后，其释放的核酸和组蛋白可能发生化学修饰或构象变化从而具备免疫原性，可诱导产生相应的自身抗体。

2. 分子量　抗原通常是大分子物质，一般而言，抗原的分子量越大，含有的抗原表位越多，则免疫原性越强。分子量大于 100kD 的抗原为强抗原，小于 10kD 的通常免疫原性较弱，甚至无免疫原性。

3. 分子结构　分子量大小并非决定免疫原性的绝对因素，还与结构的复杂程度有关。就蛋白质而言，直链结构的蛋白质一般无免疫原性或有弱免疫原性，而多支链或含有芳香族氨基酸结构的物质免疫原性强，球形分子比线形分子的免疫原性强。如明胶分子量为 100kD，但免疫原性很弱，因为明胶是由直链氨基酸组成，缺乏含苯环的氨基酸，稳定性差；而胰岛素分子量仅 5.7kD，却有很强的免疫原性，是由于其结构中含复杂的芳香族氨基酸。

4. 分子构象和易接近性

（1）分子构象（conformation）　是指抗原分子中一些特殊化学基团的三维结构，决定该抗原分子是否能与相应淋巴细胞表面的抗原受体相互吻合，从而启动免疫应答。如某些抗原分子在天然状态下可诱导产生抗体，在特定因素作用下使其分子构象改变，可能失去诱导机体产生抗体的能力。因此抗原分子构象的细微变化，可能导致免疫原性的改变。

（2）易接近性（accessibility）　是指抗原表位与淋巴细胞表面相应抗原受体相互接触的难易程度。人工合成的多聚化合物研究表明，改变侧链的位置及间距可以引起该多聚化合物免疫原性的改变。氨基酸残基在侧链位置的不同，免疫原性也不同；侧链间距不同，其易接近性不同，因此免疫原性也不同。如图 2 - 1 所示，酪氨酸和谷氨酸连接于多聚丙氨酸外侧免疫原性强；连接于内侧弱免疫原性或无免疫原性；将抗原侧链间的距离扩大又表现为强免疫原性。

5. 物理性状　一般而言，聚合状态的蛋白质 > 单体蛋白质；颗粒性抗原 > 可溶性抗原。

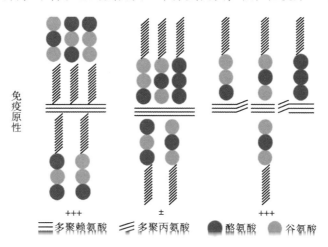

图 2 - 1　氨基酸残基的位置和间距与免疫原性的关系

二、宿主因素

1. 遗传因素　宿主的遗传背景对抗原的免疫原性有很强的影响。机体对抗原的应答能力受多种遗传基因，尤其是 MHC 基因的控制。不同个体，由于 MHC 基因不同，对同一抗原的应答能力也不同。

2. 生理因素　包括宿主的性别、年龄、健康状况、应激刺激等。通常情况下，青壮年比幼年和老年人对抗原的应答能力强。新生动物或婴儿由于 B 细胞尚未发育成熟，对多糖类抗原不应答，故易被细菌感染。雌性动物产生抗体的能力要强于雄性动物，但妊娠期动物的应答能力明显减弱，同时发生由自身抗体介导的自身免疫病的概率也增高。感染或使用免疫抑制剂等都能干扰或抑制机体对抗原的应答。

三、抗原进入机体的方式

抗原进入机体的剂量、途径、次数、间隔时间以及是否使用免疫佐剂等多种因素均可显著影响免疫原性。

适中的抗原剂量可诱导免疫应答，剂量过高或过低都容易引起免疫耐受。皮内注射容易诱导免疫应答，皮下注射次之，腹腔注射和静脉注射较差，口服则易形成免疫耐受。反复数次注射同一种抗原物质，可有效地激发抗原特异性淋巴细胞的大量增殖，但要注意免疫间隔时间，间隔过长或过短都可影响免疫效果。佐剂不仅可增强抗原的免疫原性，还可改变免疫应答的类型。

第三节　抗原特异性及交叉反应

一、抗原特异性

抗原特异性（antigenic specificity）指抗原刺激机体产生适应性免疫应答及其与应答产物发生结合所

显示的专一性。特异性是免疫应答最重要的特点，也是免疫学诊断与防治的理论依据。

（一）表位的概念

表位（epitope）又称抗原决定基（antigenic determinant），是抗原分子中决定抗原特异性的特殊化学基团，是抗原与 T、B 细胞抗原受体（TCR 或 BCR）或抗体特异性结合的基本单位。表位是抗原特异性的物质基础，其性质、位置、空间结构决定着抗原的特异性。

（二）表位的分类

1. 按结构特点分类　按照抗原表位中氨基酸的空间结构特点，将表位分为线性表位和构象表位。①线性表位（linear epitope）：又称顺序表位（sequential epitope），是由一段序列相连的氨基酸残基构成，多存在于抗原分子的内部，也可存在于分子表面。②构象表位（conformational epitope）：又称非线性表位（nonlinear epitope），是由序列上不相连、但在空间结构上彼此摆近形成特定构象的氨基酸残基或多糖组成，一般位于抗原分子表面（图 2-2）。

2. 按分布的部位分类　按照抗原表位的部位不同，将表位分为功能性表位和隐蔽性表位。①功能性表位：位于抗原分子表面的表位易被相应的淋巴细胞识别，具有易接近性，可直接启动免疫应答。②隐蔽性表位：位于抗原分子内部的表位，正常情况下不能直接引起免疫应答。

3. 按结合的抗原受体分类　按结合的抗原受体可将表位分为 T 细胞表位和 B 细胞表位。①T 细胞表位：T 细胞抗原受体（TCR）所识别的表位，T 细胞仅识别由 APC 加工后与 MHC 分子结合为复合物并提呈于 APC 表面的线性表位，可以位于抗原分子的任何部位。②B 细胞表位：B 细胞抗原受体（BCR）或抗体特异性识别的表位，多为构象表位，也可为线性表位，一般位于天然抗原分子表面，无需 APC 加工处理，也无需与 MHC 分子结合，即可直接被 B 细胞抗原受体所识别。

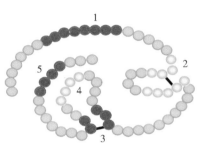

图 2-2　线性表位和构像表位
1、4、5 为线性表位，2、3 为构像表位

表 2-1　T 细胞表位和 B 细胞表位特点的比较

	T 细胞表位	B 细胞表位
识别受体	TCR	BCR
表位性质	蛋白多肽	蛋白多肽、多糖、脂多糖、核酸
表位类型	线性表位	构象表位或线性表位
表位大小	8~10 个氨基酸（CD8⁺T 细胞表位）12~18 个氨基酸（CD4⁺T 细胞表位）	5~15 个氨基酸、多糖、核酸
表位位置	抗原分子任意位置	抗原分子表面
APC 处理	需要	不需要
MHC 限制性	有	无

二、共同抗原和交叉反应

天然的抗原一般都是大分子物质，具有多种抗原表位，不同抗原物质可能存在相同或相似的抗原表位，称为共同抗原表位（common epitope）。含有共同抗原表位的不同抗原，称为共同抗原（common antigen）。因而某抗原刺激机体产生的抗体，不仅能与诱导其产生的抗原特异性结合，还能与含有相同或相似抗原表位的其他抗原结合，这种反应称为交叉反应（cross reaction）。

第四节 抗原的种类

一、根据诱生抗体时是否需要 T 细胞辅助分类

1. 胸腺依赖性抗原（thymus dependent antigen，TD－Ag） 即 T 细胞依赖性抗原，指刺激机体 B 细胞产生抗体时需要 T 细胞辅助的抗原。大多数天然蛋白质抗原都属于 TD－Ag，如细菌、病毒和动物血清等。胸腺缺陷和 T 细胞功能缺陷的个体，TD－Ag 诱导机体产生抗体的能力明显降低。

2. 非胸腺依赖性抗原（thymus independent antigen，TI－Ag） 即非 T 细胞依赖性抗原，指某些抗原刺激 B 细胞产生抗体时，无需 T 细胞辅助。天然的 TI－Ag 主要有细菌脂多糖、肺炎球菌荚膜多糖、多聚鞭毛素等。这类抗原不能诱导机体产生细胞免疫应答，只能诱导产生 IgM 类抗体，不能引起免疫记忆反应。

表 2－2 TD－Ag 和 TI－Ag 的特性比较

	TD－Ag	TI－Ag
表位组成	T 细胞表位和 B 细胞表位	重复 B 细胞表位
T 细胞辅助	需要	不需要
MHC 限制性	有	无
应答类型	体液免疫和细胞免疫	体液免疫
抗体类型	多种，以 IgG 为主	IgM
免疫记忆	有	无

二、根据抗原与机体的亲缘关系分类

1. 异种抗原（xenogenic antigen） 指来自不同种属的抗原，如各种病原微生物及其产物、异种动物血清、异种器官移植物、植物蛋白等，对人而言均为异种抗原。临床防治破伤风、白喉所用的动物免疫血清，一般是用类毒素免疫马制备的。这种动物免疫血清用于人体疾病治疗时具有两重性，一方面向患者提供了特异性抗毒素抗体，具有防治疾病的作用；另一方面，对人而言又是具有免疫原性的异种蛋白，能刺激机体产生抗马血清的抗体，引起血清病或血清过敏性休克。

2. 同种异型抗原（allogenic antigen） 指同一种属不同个体之间存在的不同抗原。常见的人类同种异型抗原有 ABO 血型、Rh 血型抗原及主要组织相容性抗原等。这种个体间免疫原性的差异次于异种抗原的免疫原性，但也能在同种间引起一定程度的免疫应答。例如，ABO 血型不符可引起输血反应、HLA 配型不符可引起移植排斥反应等。

3. 自身抗原（autoantigen） 包括隐蔽性自身抗原和修饰性自身抗原。隐蔽性自身抗原是指存在于免疫隔离部位，与免疫系统相对隔绝的自身抗原成分，如脑、眼晶状体、精子、甲状腺球蛋白等。另外，生物、物理、化学或药物等因素可以改变自身物质的性质，成为被修饰的自身抗原，使机体免疫系统将其视为"非己"物质而引起自身免疫应答。

4. 异嗜性抗原（heterophilic antigen） 指一类与种属无关，存在于人、动物、和微生物之间的共同抗原，又称 Forssman 抗原。如溶血性链球菌的表面成分与人肾小球基底膜、心肌之间存在共同抗原表位，故在链球菌感染后，链球菌诱导机体产生的抗体可交叉攻击心肌导致风湿性心脏病，攻击肾脏导致肾小球肾炎。

三、根据抗原是否在抗原提呈细胞内合成分类

1. 外源性抗原（exogenous antigen）　是指抗原提呈细胞从细胞外摄取的抗原，此类抗原在内体溶酶体中被降解成短肽，与 MHC Ⅱ类分子结合成复合体提呈给 CD4$^+$T 细胞，包括细胞外感染性病原微生物、蛋白质等。

2. 内源性抗原（endogenous antigen）　在抗原提呈细胞内新合成的抗原，经细胞质内蛋白酶体降解、加工处理为抗原短肽，与 MHC Ⅰ类分子结合成复合物提呈给 CD8$^+$T 细胞，如自身抗原、肿瘤细胞内合成的肿瘤抗原、病毒感染细胞合成的病毒蛋白等。

⊕ 知识链接

破伤风抗毒素可致过敏性休克

破伤风抗毒素（TAT）是破伤风类毒素免疫马所得的血浆，经胃酶消化后，用盐析法制得的液体或冻干抗毒素球蛋白制剂，对人体具有很强的免疫原性，可致Ⅰ型速发型超敏反应，可发生在不同用药阶段，大多发生在用药 30 分钟内，注射前必须先做过敏试验。要重视患者用药各阶段的临床反应，包括皮试阶段，若用药后出现不良反应，应及时给予处理，不良反应可能表现为渐进性加重的过程。因此，需密切观察病情变化，必要时收入院观察治疗，以防发生意外。无过敏史者或过敏试验阴性者，也有发生过敏反应的可能，门诊患者用药后须观察 30 分钟无异常反应，方可离开。临床遇到下面几种情况应放弃使用 TAT：①有 TAT 使用过敏史者；②TAT 皮试强阳性者；③TAT 皮试或脱敏注射发生过敏反应者。对不宜使用 TAT 的患者，有条件者可以改用破伤风免疫球蛋白代替 TAT。

第五节　非特异性免疫刺激剂

除了通过 TCR、BCR 特异性激活 T、B 细胞应答的抗原，某些物质可非特异性激活 T、B 细胞应答，称为免疫刺激剂，主要有超抗原、丝裂原和佐剂。

一、超抗原

超抗原（superantigen，SAg），指只需要极低浓度（1～10ng/ml）即可激活总 T 细胞库中 2%～20%的 T 细胞克隆，为多克隆激活剂。不涉及抗原表位与 TCR 及 MHC 的识别，无 MHC 限制性。超抗原多为一些微生物及其代谢产物，如金黄色葡萄球菌蛋白 A、金黄色葡萄球菌肠毒素 A～E、小鼠乳腺肿瘤病毒蛋白等。超抗原可能参与机体的多种生理和病理效应，与食物中毒反应、某些自身免疫病和某些肿瘤的发病有关。

⊕ 知识链接

金黄色葡萄球菌超抗原肠毒素的抗肿瘤作用

金黄色葡萄球菌所产生的肠毒素（staphylococcal enterotoxins，SEs）活化 T 淋巴细胞，形成 MHC Ⅱ类分子 SEs－TCRVβ 复合物，可直接杀伤表达 MHC Ⅱ类分子的肿瘤细胞，这种作用被称

为超抗原依赖细胞介导的细胞毒作用（superantigen dependent cellmediated cytotoxicity, SDCC）。同时，对不表达 MHC Ⅱ类分子的肿瘤细胞可发挥间接作用。SDCC 是 SAg 发挥抗肿瘤作用的主要方式。某公司研制了高聚葡萄球菌素（highly agglutinative staphylococcin, HAS），主要成分是 SEC2，1996 年被批准用于恶性肿瘤的临床治疗，是第一个应用于临床的超抗原类抗肿瘤药物。迄今为止，SEC2 已被用于肺癌、食道癌、胃癌、晚期肝癌、大肠癌、白血病、膀胱癌、颈部恶性肿瘤以及难治性自发性气胸等的临床治疗，疗效显著，是一种很有前途的新型肿瘤免疫治疗剂。但在临床应用中发现，其自身存在的一些问题还没有得到有效解决。如 SEC2 作为肠道毒素，可引起食物中毒，伴随着呕吐、引发腹绞痛和严重腹泻，这严重影响了其临床应用。这些问题有待进一步研究解决。

二、丝裂原

丝裂原（mitogen）亦称有丝分裂原，可与淋巴细胞表面相应受体结合，刺激静止淋巴细胞转化为淋巴母细胞并进行有丝分裂，属于非特异性多克隆激活剂。能活化 T 细胞的丝裂原有植物血凝素（PHA）、刀豆蛋白 A（ConA）和美洲商陆丝裂原（PWM）；能活化 B 细胞的丝裂原有脂多糖（LPS）、美洲商陆丝裂原和葡萄球菌蛋白 A（SPA）。

三、佐剂

佐剂（adjuvant）指预先或与抗原同时注入机体，能增强机体对该抗原的免疫应答或改变免疫应答类型的物质。包括无机佐剂（如氢氧化铝、明矾、磷酸铝等）、有机佐剂（如微生物及其代谢产物、一些细胞因子等）、人工合成佐剂（如多聚肌苷酸 - 胞苷酸、多聚腺苷酸等）、油剂（如弗氏完全佐剂、矿物油等）、新型佐剂（如纳米佐剂等）。佐剂已被广泛应用于疫苗的成分配制；还可用于抗肿瘤与抗感染的辅助免疫治疗添加剂。

佐剂的可能作用机制为：①改变抗原物理性状，延长抗原在体内的滞留时间；②使抗原易被巨噬细胞吞噬，刺激单核 - 巨噬细胞系统，增强其对抗原的处理和提呈抗原的能力；③刺激淋巴细胞的增殖分化，增强和扩大机体的免疫应答效应。

第六节 临床应用

一、ABO 血型系统与 Rh 血型系统

ABO 血型系统主要是根据人类红细胞表面所含不同的凝集原即血型抗原而命名的，抗原包括 A、B、H 三种。H 抗原是形成 A、B 抗原的结构基础，但是 H 物质的免疫原性很弱，因此血清中一般都没有抗 H 抗体。ABO 血型抗原是一种糖脂，其寡糖部分具有决定抗原特异性的作用。

Rh 血型抗原是兰德施泰纳等科学家在 1940 年发现的。凡是人体血液红细胞上有 Rh 抗原（又称 D 抗原）的即为 Rh 阳性；没有 Rh 抗原则为 Rh 阴性。与 ABO 血型抗原不同的是，Rh 抗原体内不存在天然抗体。

血型抗原为同种异型抗原，因此，在个体输血前，一定要检查受血者和供血者的血型，并且进行交叉配血试验。

二、共同抗原引起的交叉反应

临床上有很多具有相同表位的抗原物质，由它们产生的抗体不仅能与诱导其产生的抗原特异性结合，还能与含有相同或相似抗原表位的其他抗原结合，即为交叉反应。交叉反应一方面可影响抗原－抗体反应的特异性，导致生物学假阳性结果，给临床免疫学诊断带来一定的干扰；另一方面还可以利用交叉反应的原理解释某些疾病的发病机制或者某些疾病的临床诊断。

1. 肥达试验的生物学假阳性结果 肥达试验是临床上辅助诊断肠热症的血清学方法。是用已知伤寒沙门菌的 O、H 抗原及引起副伤寒的甲型副伤寒沙门菌、肖氏沙门菌的 H 抗原作为诊断菌液，与受检血清做试管或微孔板凝集试验，检测受检者血清中有无相应的抗体及其效价的一种半定量试验。若结果为抗 O（IgM）和抗 H（IgG）都升高，则肠热症的可能性大；若只有抗 O 升高，而抗 H 不升高，则可能为感染早期，但也有可能是发生与伤寒沙门菌 O 抗原有交叉反应的其他沙门菌感染，即为假阳性结果。

2. 链球菌感染后肾小球肾炎 A 组溶血性链球菌感染机体后会刺激机体产生相应的抗链球菌抗体，而人体肾小球基底膜、心肌瓣膜等与链球菌有共同抗原。因此抗链球菌抗体与肾小球基底膜、心肌瓣膜结合成抗原抗体复合物，通过 II 型或 III 型超敏反应机制导致相应组织损伤，从而引起肾小球肾炎、心肌炎等疾病。

3. 立克次体凝集试验 又称外斐反应，变形杆菌的某些菌株，如 X19、X2、Xk 的 O 抗原与立克次体有共同抗原，能引起交叉凝集反应。临床上可用这些变形杆菌的 O 抗原代替立克次体抗原与患者血清做凝集反应，进行立克次体病的辅助诊断。

⊕ **知识链接**

ABO 血型的发现

1900 年，卡尔·兰德斯坦纳是奥地利维也纳大学病理解剖学部的一名研究者。他做了一个简单而精巧的试验，将他和同事共 6 个人的红细胞和血清交叉混合，发现所有人自身的红细胞和血清都不发生反应；而 Sturly 博士（S 博士）和 Pletsching 博士（P 博士）的红细胞和血清可发生反应。如下图所示：

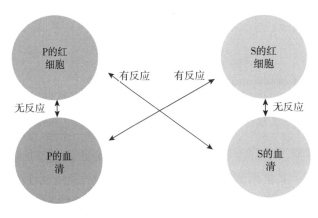

⊕ **知识链接**

这说明：①S 和 P 博士的红细胞不同，卡尔将其分别称为红细胞 A 和红细胞 B；②S 和 P 博士的血清里分别含有能与对方的红细胞发生反应的物质，称之为 A 抗体和 B 抗体。

S 博士的红细胞上有 A 抗原，血清中有 B 抗体，是 A 型血；P 博士红细胞上有 B 抗原，血清中有 A 抗体，是 B 型血。

卡尔的红细胞与 S 博士和 P 博士的血清均不发生反应，但其血清均与 S 博士和 P 博士的红细胞发生反应，说明卡尔的红细胞上没有 A、B 抗原，而血清中同时存在 A、B 抗体，将其血型命名为 O 型。

1 年后，卡尔的学生 Sturli 和另一名科学家 Decastello 发现了 AB 型。

ABO 血型的发现奠定了现代输血的基础，卡尔·兰德斯坦纳因其卓越贡献获得 1930 年的诺贝尔生理学或医学奖，他被称为输血医学之父。

目标检测

答案解析

一、选择题

1. 下列物质中没有免疫原性的是 （ ）

　　A. 异嗜性抗原　　　　　B. 抗体　　　　　C. 补体　　　　　D. 半抗原　　　　　E. 细菌多糖

2. 决定抗原特异性的物质基础是 （ ）

　　A. 抗原决定基　　　　　B. 抗原的大小　　　　　C. 抗原的电荷性质

　　D. 载体的性质　　　　　E. 抗原的物理性状

3. 下列关于 TD - Ag 的描述，错误的是 （ ）

　　A. 大多数为蛋白质

　　B. 可诱导体液免疫和细胞免疫

　　C. 可刺激产生 IgG 抗体

　　D. 有免疫记忆

　　E. 大多数为多糖物质

4. 接种牛痘疫苗后机体产生了对天花病毒的免疫力，反映了这两种抗原分子的 （ ）

　　A. 特异性　　　　　B. 交叉反应性　　　　　C. 分子大

　　D. 异种性　　　　　E. 化学结构复杂

5. 决定某种物质免疫原性的因素不包括 （ ）

　　A. 特异性　　　　　B. 异物性　　　　　C. 大分子性

　　D. 化学成分　　　　　E. 结构复杂性

6. 下列属于可溶性抗原的是 （ ）

　　A. IgG　　　　　B. 细菌　　　　　C. 螺旋体　　　　　D. 荚膜　　　　　E. SRBC

7. 外斐反应是利用了 （ ）

　　A. 过量抗原　　　　　B. 共同抗原　　　　　C. 过量抗体　　　　　D. 亲和性　　　　　E. 可逆反应

8. 抗原在机体中不可能诱导出现（　　）

　　A. 免疫耐受　　　　　　　　B. 超敏反应　　　　　　　　C. 自身免疫病

　　D. 免疫缺陷　　　　　　　　E. 免疫排斥

二、简答题

1. 试比较 T 细胞表位与 B 细胞表位的特性。

2. 简述异嗜性抗原，并举例说明其在医学中的实际意义。

3. 超抗原和普通抗原有何区别？

书网融合……

本章小结　　　　　　　　微课　　　　　　　　题库

第三章　免疫球蛋白

PPT

学习目标

知识要求：

1. 掌握　免疫球蛋白的概念、基本结构、功能区及主要功能。

2. 熟悉　免疫球蛋白的分类与分型；酶解片段、J链和分泌片；五类免疫球蛋白的特点与功能；免疫球蛋白的血清型；多克隆抗体和单克隆抗体的概念、制备、应用及优缺点；免疫球蛋白超家族的概念和主要成员。

3. 了解　免疫球蛋白的基因结构及其表达。

技能要求：

能够区分各种免疫球蛋白的特点及实际应用。

素质要求：

培养学生良好的思想职业道德素质和团队协作精神。

案例引导

案例：患儿，喝牛奶后出现呕吐、腹痛、腹胀，皮肤出现密集的粟粒大小的丘疹，基底潮红。

讨论：该患儿出现上述症状的主要机制是什么？

第一节　免疫球蛋白的结构 e 微课

一、免疫球蛋白的概念

免疫球蛋白（immunoglobulin，Ig）是一类具有抗体活性或具有类似抗体结构的球蛋白，主要包括分泌型免疫球蛋白（secretory immunoglobulin，sIg）和膜型免疫球蛋白（membrane immunoglobulin，mIg）两种。前者主要存在于血液和其他体液（包括组织液和外分泌液）中，具有抗体的各种功能；后者表达于B细胞表面，具有特异性识别和结合相应抗原表位的功能，因此也被称为B细胞抗原受体（BCR）。抗体（antibody，Ab）是B细胞接受抗原刺激后增殖分化为浆细胞所产生的一类能与相应抗原特异性结合的免疫球蛋白，是体液免疫应答的主要效应分子。虽然抗体都是免疫球蛋白，但免疫球蛋白并不都具有抗体活性。抗体是生物学和功能的概念，而免疫球蛋白是结构和化学本质上的概念。

早在19世纪80年代后期，人们发现白喉杆菌产生的外毒素可致病，进而又发现白喉感染者体内有一种能杀菌的物质称为"杀菌素"（bactericidin）。后来，Von Behring及其同事Kitasato应用白喉或破伤风毒素免疫动物后在其血清中发现了具有中和毒素作用的物质，称之为"抗毒素"。1890年，二人正式用白喉抗毒素治疗白喉患者，随后以"抗体"一词泛指抗毒素类物质。直到1968年和1972年，WHO

和国际免疫学会联合会的专业委员会先后决定，将具有抗体活性的或化学结构与抗体相似的球蛋白统一命名为免疫球蛋白。

二、免疫球蛋白的基本结构

X射线晶体衍射结构分析显示，各种免疫球蛋白单体均是由两条相同的重链和两条相同的轻链通过二硫键连接形成的对称性"Y"字型高分子结构。两条重链之间及重链与轻链之间均以二硫键相连接。免疫球蛋白的重链上含有糖基，故Ig属糖蛋白，每条多肽链都可分为可变区和恒定区。Ig单体中四条肽链两端游离的氨基或羧基方向一致，分别称为氨基端（N端）或羧基端（C端）（图3-1）。

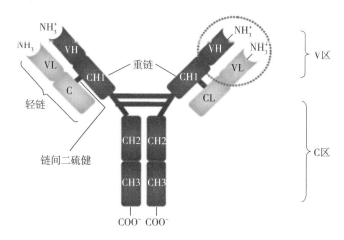

图3-1 免疫球蛋白的基本结构

（一）重链和轻链

两条相同的长链称为重链（heavy chain，H链），每条链由450~550个氨基酸组成，相对分子量为50~75kD。依据重链的大小、电荷及恒定区氨基酸成分、糖含量和免疫原性的不同把免疫球蛋白分为五个类别，即IgA、IgD、IgE、IgG和IgM，其对应的重链分别为α链、δ链、ε链、γ链和μ链。由于同一类Ig区氨基酸组成和重链二硫键的数目和位置差异，可分为不同的亚类。如人的IgG可分为IgG1~IgG4；IgA可分为IgA1和IgA2；IgD、IgE、IgM目前尚未发现亚类。

两条相同的短链称为轻链（light chain，L链），每条链由214个氨基酸组成，相对分子量约25kD。根据轻链结构和抗原性的不同分为κ链和λ链，其对应的Ig分为两型：κ型和λ型。根据λ链恒定区个别氨基酸的差异，又将其分为λ1~λ4四个亚型。五类Ab中每类Ab的轻链都可以有κ链或λ链，两型轻链的功能无差异。不同种属两型轻链的比例不同，κ型和λ型的比例异常可能反应了免疫系统的异常，如人类免疫球蛋白λ链过多，可能提示产生对应λ链的B细胞肿瘤。

（二）可变区和恒定区

研究发现在Ig重链近N端的1/4（γ，α，δ）或者1/5（μ，ε）和轻链的近N端的1/2氨基酸的组成和排列变化很大，称为可变区（variable region，V区）。其余近C端的氨基酸组成和排列相对稳定，称为恒定区（constant region，C区）。重链和轻链的V区分别以VH和VL表示；而对应的恒定区分别以CH和CL表示。

（三）互补决定区和骨架区

在重链和轻链的可变区功能区中，分别有3个特定区域的氨基酸组成和排列顺序高度可变，称为超变区（hypervariable region，HVR），分别以HVR1、HVR2、HVR3表示，其中HVR3的变化程度最高。VH和VL内的3个HVR共同组成抗原接触面，即Ig裂隙；而这些裂隙中VH和VL内的3个HVR可以形成与抗原表位在空间构象上精密互补的结构，因此HVR又被称为互补决定区（complementarity determining region，CDR）；而 Ig 的独特型决定簇也在该区域。该区域决定着抗体与相应抗原表位的特异性，负责识别和结合抗原，从而发挥免疫效应。V 区中 HVR 之外的氨基酸组成和排列顺序变化不大，称为骨架区（framework region，FR）。VH 和 VL 均有 4 个骨架区，分别用 FR1、FR2、FR3 和 FR4 表示（图 3-2）。

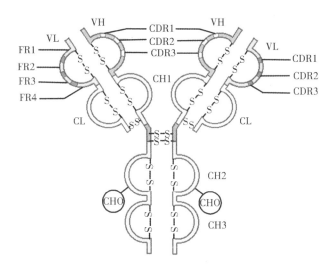

图 3-2 免疫球蛋白的功能区示意图

（四）免疫球蛋白的功能区及其主要功能

Ig 分子的 H 链和 L 链均可经链内二硫键折叠成数个球形结构区域，该区域具有相应的功能，故称为 Ig 功能区或结构域。每个结构域由约 110 个序列相似或高度同源的氨基酸残基组成，各结构域虽然功能不同，但是其二级结构均是多肽链 β 折叠形成的两个反向平行的 β 片层，其借链内二硫键垂直连接形成球形结构，也称"β 桶状"（β barrel）结构。免疫球蛋白多肽链的这种典型的折叠称为 Ig 折叠（图 3-3）。Ig 分子的 H 链和 L 链的 V 区各含有一个结构域，分别以 VH 和 VL 表示；而 C 区不同，L 链只有一个结构域，H 链依据不同的类别有 4 个功能区（VH、CH1、CH2、CH3），人类的 IgM 和 IgE 有 5 个结构域（VH、CH1、CH2、CH3）。

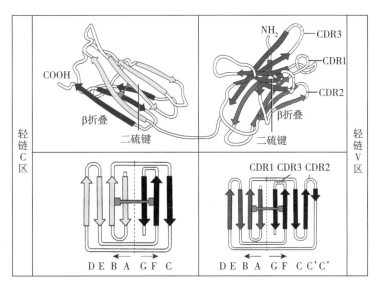

图 3-3 Ig 轻链 V 区和 C 区示意图

Ig 分子的各结构域有重要的功能：VH 和 VL 是 Ig 分子特异性识别和结合抗原的功能区；而某些同种异型的遗传标记存在于 CL 和 CH1 区；IgG 的 CH2 和 IgM 的 CH3 有补体 C1q 的结合位点，参与激活补体的经典途径；IgG 的 CH2 可介导 IgG 通过胎盘；CH3 和 CH4 可与多种免疫细胞表面相应 Fc 受体结合，介导不同的免疫效应。

（五）铰链区

免疫球蛋白的 CH1 和 CH2 功能区之间的区域，富含脯氨酸，易伸展弯曲，能改变"Y"两臂之间的距离，有利于两臂同时结合两个相同的抗原表位，起弹性和调节作用，被称为铰链区（hinge region），位置见图 3 - 1。另一方面有利于免疫球蛋白构型变化，从而暴露补体结合点。但是不同类型的 Ig 分子其铰链区是不同的，有的较短（如 IgG1、IgG2、IgG4 和 IgA），仅有 10 多个氨基酸；有的较长（如 IgG3、IgD），约含 60 多个氨基酸残基；有的则没有铰链区（如 IgM 和 IgE）。

三、免疫球蛋白的其他成分

1. 连接链（joining chain） 又称 J 链，是由浆细胞合成的 124 个氨基酸组成的多肽链，富含半胱氨酸，相对分子质量约为 15kD；其主要作用是将 Ig 单体连接成多聚体形式。免疫球蛋白中，IgM 和 sIgA 通常以多聚体的形式存在，因此含有 J 链；IgM 通过二硫键和 J 链连接组成五聚体，sIgA 把两个单体通过 J 链和分泌片形成二聚体（图 3 - 4）。而其他形式的 Ig 是不含 J 链的，以单体形式存在。

2. 分泌片（secretory piece，SP） 又称分泌成分（secretory component，SC），是由黏膜上皮细胞合成和分泌的一种含糖的肽链，相对分子质量约为 75kD，分泌片具有保护 IgA 的铰链区免受蛋白水解酶降解的作用，并介导 sIgA 二聚体从黏膜下转运到黏膜表面。

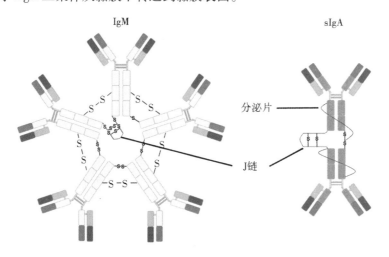

图 3 - 4 免疫球蛋白 IgM 五聚体和 sIgA 二聚体结构示意图

四、免疫球蛋白的水解片段

铰链区对蛋白酶敏感，易被木瓜蛋白酶、胃蛋白酶等水解，产生不同的片段。我们根据此特性研究免疫球蛋白的结构和功能，分离和纯化特定的免疫球蛋白多肽片段。最常用的蛋白酶是木瓜蛋白酶和胃蛋白酶。

木瓜蛋白酶将 IgG 分子从 H 链二硫键 N 端水解，得到 2 个相同的抗原结合片段（fragment of antigen binding，Fab）和 1 个可结晶片段（crystallizable fragment，Fc）。Fab 含有一条完整的 L 链和部分的 H 链，结合抗原的能力弱，因此与抗原结合后不形成大分子免疫复合物。Fc 由两条 H 链 CH2 和 CH3 功能区组成、无抗原活性，是 IgG 与免疫细胞 Fc 受体结合的部位，在一定条件下可形成结晶，同时具有激活补体、通过胎盘、介导与细菌蛋白（如 sPA）的结合等许多生物学活性。

胃蛋白酶可将 IgG 分子从 H 链间二硫键 C 端切断，得到 1 个大分子片段和若干小分子片段。形成含 2 个 Fab 段的 F（ab′）₂片段和 pFc′片段。因此 F（ab′）的生物学活性与 Fab 是相同的，而 pFc′片段进一步被分解，无生物学活性。

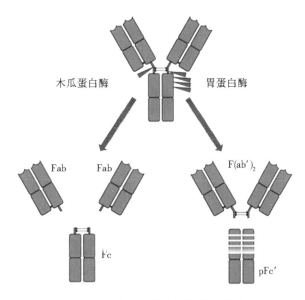

图 3-5 免疫球蛋白的酶解示意图

第二节 免疫球蛋白的生物学活性

免疫球蛋白的重要生物学功能是通过免疫反应排除外来抗原，而其结构是产生功能的基础。免疫球蛋白的可变区和恒定区的氨基酸构成和排列不同，决定其功能上的差异。可变区主要为特异性结合抗原，而恒定区则介导接下来的一系列生物学效应，包括激活补体、亲和细胞诱导吞噬、胞外杀伤及免疫炎症等一系列反应。

一、可变区的主要功能

免疫球蛋白的主要功能是特异性地识别和结合抗原，包括细菌、病毒、寄生虫、某些药物以及进入人体的其他异物，这都是由其可变区的多样性决定的。通常情况下，免疫球蛋白是通过其可变区的互补决定区与抗原分子靠各种非共价力结合的，如氢键、静电引力和范德华力等，是一种可逆性反应。免疫球蛋白的互补决定区的氨基酸组成及构型决定着免疫球蛋白与抗原表位结合的特异性。由于 Ig 可为单体、二聚体或五聚体，故其结合抗原表位的数目不同。单体的免疫球蛋白（IgG、IgD、IgE）可结合 2 个抗原表位；sIgA 是二聚体，可结合 4 个抗原表位；IgM 是五聚体，理论上可结合 10 个抗原表位，但由于免疫球蛋白分子内立体构型的空间位阻原因，一般只能结合 5 个抗原表位；而 mIg 为单体，仅结合 2 个抗原表位。

抗体可变区与抗原结合后，可以产生直接效应，如抗外毒素中和外毒素的毒性作用，病毒中和抗体阻止病毒吸附和进入细胞；sIgA 阻止细菌黏附于宿主细胞等。但多数情况下，可变区结合抗原起了转接分子的作用，以便二级效应的发挥，如激活补体、调理作用以及抗体依赖细胞介导的细胞毒作用等，这些作用主要是免疫球蛋白的恒定区执行的（图 3 – 6）。

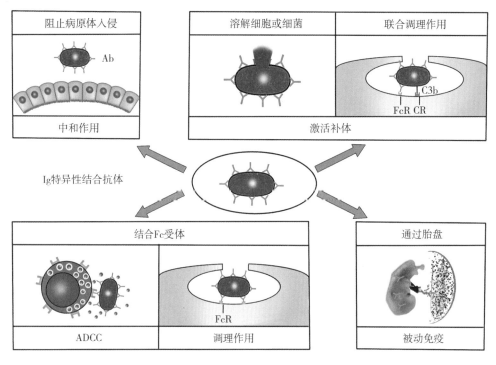

图 3 – 6　免疫球蛋白的主要生物学功能

二、恒定区的主要功能

（一）激活补体系统

免疫球蛋白与抗原结合后会引起构象变化，使其位于恒定区的补体 C1q 结合位点暴露，从而激活补体系统。IgG1 ~ IgG3 和 IgM 通过经典途径激活补体系统，IgG4、IgA 及 IgE 本身难以激活补体，但其凝聚物可经旁路激活途径激活补体系统。其激活补体系统的能力也是有差异的，IgG1、IgG3 和 IgM 结合能力较强，IgG2 结合能力较弱。IgG 至少需 2 个分子才能有效地激活 C1q，而 IgM 单体在结合抗原后即可激活补体，其效能与 IgG 相近似，但当 IgM 分子为五聚体时，增强了激活补体的能力。

（二）结合 Fc 受体

IgG、IgA 及 IgE 分子的 Fc 受体（FcR）分别用 FcγR、FcαR、FcεR 表示。FcγR 有 FcγR I（CD64）、FcγR II（CD32）和 FcγR III（CDl6）。不同的免疫细胞含有不同的受体，FcγR I 在单核细胞表面很丰富，中性粒细胞受适当细胞因子调节以后也可表达此受体。FcγR II 和 FcγR III 在很多细胞表面都可以表达，包括包括中性粒细胞、嗜酸性粒细胞和血小板。活化的 B 细胞表面有一个 IgM 的受体，即 FcμR；单核细胞，中性粒细胞表面有 FcαR；在肥大细胞和嗜碱性粒细胞表面有 FcεRI；在 B 细胞、巨噬细胞、嗜酸性粒细胞和血小板上有 FcεR II。不同的免疫球蛋白对不同受体的亲和性也是不同的，如 IgG1 和 IgG3 与 FcγR I 有很强的亲和力，而 IgG2 却不能与之结合。当免疫球蛋白与抗原结合后，会引起分子构型改变，其 Fc 段可与各种免疫细胞表面的相应受体结合，发挥不同的生物学作用。

1. 调理作用　是指 IgG 抗体（特别是 IgG1 和 IgG3）促进吞噬细胞吞噬的作用。FcγR 是介导这种作用的主要受体。当 IgG 与细菌等抗原颗粒结合后，可改变抗原表面电荷，降低与吞噬细胞的静电斥力，使抗原易被吞噬。此外，当 IgG 的 Fc 段与中性粒细胞和巨噬细胞的受体结合后，可激活吞噬细胞，从而增强其吞噬能力（图 3 - 7）。

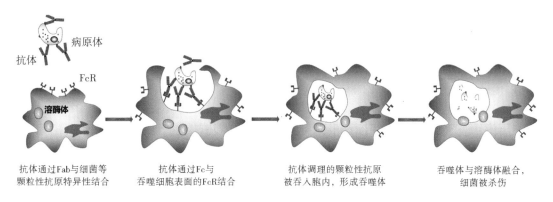

图 3 - 7　IgG 介导的调理作用示意图

2. 抗体依赖细胞介导的细胞毒作用（antibody - dependent cell - mediated cytotoxicity，ADCC）是指 IgG 类抗体与肿瘤细胞、病毒感染细胞等靶细胞表面的抗原结合后，通过 Fc 与一些只有杀伤作用的细胞表面 FcR 结合，可促进杀伤细胞活化，释放穿孔素、颗粒酶等毒性物质杀伤靶细胞，此效应为 ADCC。具有 ADCC 活性的杀伤细胞有 NK 细胞、巨噬细胞、中性粒细胞和嗜酸性粒细胞等，其中以 NK 细胞为主（图 3 - 8）。

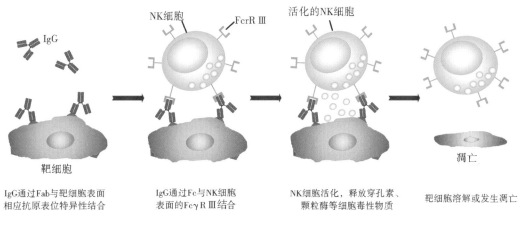

图 3 - 8　IgG 介导的 ADCC 作用示意图

3. 介导 I 型超敏反应　IgE 为亲细胞抗体，可通过 Fc 与肥大细胞或嗜碱性粒细胞表面的相应的 IgE 的 Fc 受体（FcεR I ）呈高亲和力结合，使上述细胞处于致敏状态。当多价抗原与固定在细胞膜上的 IgE 结合而激活肥大细胞或嗜碱性粒细胞使其脱颗粒，最终引发 I 型超敏反应。

（三）穿过胎盘黏膜屏障

IgG 是唯一能够从母体通过胎盘转运到胎儿体内的免疫球蛋白，其主要原因为 IgG 的 Fc 选择性地与胎盘母体侧的滋养细胞表面相应受体结合，进而通过胎盘微血管进入胎儿血液循环。这不是被动的扩散，而是 γ 链所特有的，其他类免疫球蛋白不具备这种能力。正常胎儿仅合成微量的 IgG，其抗感染免疫主要依赖于母体转移而来的 IgG。因此，该被动免疫机制对新生儿抗感染具有重要意义。还有 sIgA 通过与分泌片的结合可以从黏膜下转运至黏膜表面发挥抗感染作用。其具体过程为 IgA 单体在浆细胞内形成二聚体，分泌到细胞外，并于黏膜上皮细胞基底侧表面多聚免疫球蛋白受体结合，通过胞吞进入细胞，胞吐分泌到细胞表面。此外，人的 IgG1、IgG2 和 IgG4 分子 Fc 段能非特异性地与葡萄球菌 A 蛋白结合，此特性可用于抗体的纯化、标记以及免疫学诊断。

第三节 各类免疫球蛋白的特性和功能

免疫球蛋白根据其重链的不同分为五种类型，不同免疫球蛋白其主要的理化特性以及生物学功能各异（表3-1）。

表3-1 人免疫球蛋白的主要理化性质和生物学功能

性质	IgM	IgD	IgG	IgA	IgE
分子量（kD）	950	184	150	160/400	190
重链类别	μ	δ	γ	α	ε
亚类数	无	无	4	?	无
辅助成分	J链	无	无	J链，SP	无
含糖量（%）	10	9	3	7	13
主要存在形式	五聚体	单体	单体	单体或二聚体	单体
开始合成时间	胚胎后期	任何时间	生后3个月	生后4~6个月	较晚
占血清Ig总量（%）	5~10	0.3	75~85	10~15	0.002
血清含量（mg/ml）	0.7~1.7	0.03	9.5~12.5	1.5~2.6	0.00005
半衰期（天）	10	3	23	6	2.5
结合表位数目	10（5）	2	2	2，4	2
穿过胎盘	-	-	+	-	-
结合肥大细胞和嗜碱性粒细胞	-	-	-	-	+
结合吞噬细跑	-	-	+	+	-
结合SPA	-	-	+	-	-
介导ADCC	-	-	+	-	-
中和作用	+	-	+	+	-
激活补体经典途径	+	-	+	-	-
激活补体旁路途径	-	+	凝集的IgG4	凝集的IgA1	-
主要作用	初次应答 早期防御	B细胞标志	再次应答 抗感染	黏膜反应	Ⅰ型超敏反应 抗寄生虫

一、IgG

IgG的相对分子质量约为150kD，以单体形式存在，少量以多聚体形式存在。主要由脾、淋巴结中的浆细胞合成和分泌，主要存在于血液和组织液中，两者各约占50%。血液中IgG占免疫球蛋白总量的75%~80%；半衰期较长，为20~23天；IgG在出生后第3个月开始合成，3~5岁接近成人水平。分类及其免疫学效应详细见前述章节。IgG是机体中主要的抗感染抗体，大多数抗菌、抗病毒、抗毒素抗体都属于IgG类抗体。一些自身抗体，如系统性红斑狼疮的抗核抗体、抗甲状腺球蛋白抗体、引起Ⅱ型和Ⅲ型超敏反应的抗体及封闭性抗体等均属于IgG类抗体。IgG是机体再次体液免疫应答产生的主要抗体类型，发挥重要的抗感染、中和毒素及调理作用等免疫效应，是机体抗感染免疫的主要抗体成分。

二、IgM

IgM的相对分子质量约为950kD，是五类免疫球蛋白中相对分子质量最大的，故又称巨球蛋白。分为膜结合型和分泌型，膜结合型为单体，表达于B细胞表面；分泌型是通过一个J链和二硫键连接成的五聚体形式。IgM 可被二巯基乙醇分解而失去凝集活性，可借此与其他类型的免疫球蛋白相区别。IgM 不能通过血管壁，占血清总免疫球蛋白的 5%～10%，其血清半衰期较短，仅约 5 天。在个体发育过程中是最早出现的免疫球蛋白，在胚胎发育晚期的胎儿即有能力产生 IgM，半岁至 1 岁达到成人水平。

在抗原刺激诱导体液免疫应答过程中，一般也最先产生 IgM，它是初次免疫应答早期阶段产生的主要免疫球蛋白，因此 IgM 在机体的早期免疫防护中占有重要地位。脐血中如出现针对某种病原微生物的特异性的 IgM，表示胚胎期有相应病原微生物感染。IgM 可通过经典途径并有很强的激活补体的能力。IgM 有较多抗原结合价（理论上的抗原结合价是 10 价，但与大分子抗原结合时，由于受空间结构的限制，实际上只表现出 5 价有效），所以它是高效的抗菌抗体。人体若缺乏 IgM 易导致致死性败血症。天然的 ABO 血型抗体、类风湿因子和冷凝集素均为 IgM 类抗体。IgM 也可引起自身免疫疾病以及 II 型和 III 超敏反应。

三、IgA

IgA 的相对分子质量约为 160kD，分为血清型和分泌型两种类型。血清型 IgA 主要是由肠系膜淋巴组织中的浆细胞产生的，大部分血清型 IgA 为单体，占血清免疫球蛋白总量的 10%～15%。近年的研究发现，循环免疫复合物的抗体中有相当比例的 IgA，因而认为血清型 IgA 以无炎症形式清除大量的抗原，这是对维持机体内环境稳定的非常有益的免疫效应。sIgA 多为二聚体，每个 sIgA 分子含 1 个 J 链和 1 个分泌片。分泌片由上皮细胞合成，结合分泌片后 sIgA 的结构更为紧密而不被酶解，有助于 sIgA 在黏膜表面及外分泌液中保持抗体活性。sIgA 主要由呼吸道、消化道、泌尿生殖道等处黏膜固有层中的浆细胞产生。人出生后 4～6 个月开始合成 IgA，4～12 岁血清中 IgA 含量达成人水平。sIgA 主要存在于外分泌液中，如初乳、唾液、泪液及呼吸道、消化道和泌尿生殖道黏膜表面的分泌液中。sIgA 性能稳定，在局部浓度大，能抑制病原体和有害抗原黏附在黏膜上，对机体局部免疫，如保护呼吸道、消化道黏膜等有重要作用，还能阻挡病原体进入体内。sIgA 合成功能低下的幼儿易患呼吸道和消化道感染，老年性支气管炎也可能与呼吸道 sIgA 合成功能降低有关。由于 sIgA 在外分泌液中含量多，又不被一般蛋白酶破坏，成为抗感染、抗过敏的一道重要的免疫屏障。母乳中的 sIgA 提供了婴儿出生后 4～6 个月内的局部免疫屏障，因此应大力提倡母乳喂养。

四、IgD

IgD 的相对分子质量约为 184kD，主要由扁桃体、脾等处的浆细胞产生。分为血清型和膜结合型两种类型。人血清中 IgD 含量低，仅占血清总免疫球蛋白的 0.2%。其铰链区较长，易被蛋白酶水解，故半衰期较短，仅 2.8 天，个体发育中合成较晚。血清中 IgD 确切的免疫功能尚不清楚，有报道 IgD 可能与某些超敏反应有关，如青霉素和牛奶过敏性抗体以及系统性红斑狼疮、类风湿关节炎、甲状腺炎等自身免疫病中的自身抗体，有属 IgD 者。膜结合型 IgD（mIgD）是 B 细胞分化发育成熟的标志，未成熟的 B 细胞只表达 mIgM，成熟的 B 细胞两者皆表达。成熟 B 细胞活化后或者变成记忆 B 细胞时，mIgD 逐渐消失。当 B 细胞上只表达 mIgM 时，抗原刺激后易致耐受性。若 mIgM 和 mIgD 同时存在时，则 B 细胞受抗原刺激可被激活，故认为 mIgM 是耐受性受体，而 mIgD 是激活性受体。

五、IgE

IgE 的相对分子质量约为 190kD，主要由鼻咽部、扁桃体、支气管、胃肠等黏膜固有层的浆细胞产生，这些部位常是变应原入侵和 I 型超敏反应发生的场所。IgE 是单体，在血清中含量极低，仅占血清免疫球蛋白总量的 0.004%，个体发育中合成较晚。对热敏感，56℃下 30 分钟可使 IgE 丧失生物学活性。IgE 为亲细胞抗体，可与皮肤组织、血液中的嗜碱性粒细胞、肥大细胞和血管内皮细胞结合。FcεR I 除表达于上述细胞外，还可见于 B 细胞和一部分 T 细胞、巨噬细胞表面。一般将肥大细胞和嗜碱性粒细胞上的 FcεR 称为 I 型，在 B 细胞和 T 细胞上者称为 FcεR 称为 II 型。IgE 是引起 I 型超敏反应的主要抗体。寄生虫感染或过敏反应发作时，局部的外分泌液和血清中 IgE 水平都明显升高。

第四节　人工制备抗体

抗体的生物学特性使其在疾病的诊断、免疫防治以及基础医学研究中起到重要作用，因此，人们对抗体的需求也越来越大。人工制备抗体是大量获得抗体的重要途径。早年人工制备抗体的方法主要是以相应抗原免疫动物，获得抗血清，实际上是含多种抗体的混合物，即多克隆抗体（polyclonal antibody，PcAb）。随着抗体需求量的增加，用于制备各种抗血清的动物也在小鼠、大鼠、兔等小动物的基础上发展为羊、马等大动物。为了获得大量的、高特异性、均质的抗体，1975 年 Kohler 和 Milstein 建立了体外细胞融合技术，大规模地制备出高特异性的单克隆抗体（monoclonal antibodies，McAb）。然而，在体内应用时，作为异源蛋白的 McAb 会引起人抗鼠抗体（HAMA）反应。随着 DNA 操作和基因工程技术的发展，人们已有可能对抗体基因进行拆装和改建，发展出多种适合不同需求的基因工程抗体及其改型抗体（reshaped antibody）。根据制备原理和方法的不同，可将人工制备抗体分为多克隆抗体、单克隆抗体和基因工程抗体三类。

一、多克隆抗体

一种天然抗原性物质（如细菌或其分泌的外毒素以及各种组织成分等）往往具有多种不同的抗原表位，可刺激机体产生多种针对相应抗原表位的抗体，该抗体实际上是多种抗体的混合物。这种用体内免疫法所获得的免疫血清即为 PcAb（图 3-9）。在体内，PcAb 是机体发挥特异性体液免疫效应的重要分子，具有中和抗原、免疫调理、介导 ADCC 的重要作用。在体外，PcAb 主要来源于动物免疫血清、恢复期患者血清或免疫接种人群。其特点是来源广泛、制备容易。但由于 PcAb 是多种不同抗原表位特异性抗体的混合，因此，它不能针对某一特定表位，特异性不高，常出现交叉反应；同时也不易大量制备，其应用受到限制。

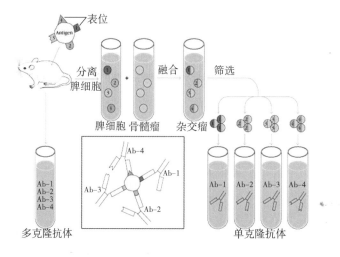

图 3-9　多克隆抗体的制备、杂交瘤技术和单克隆抗体制备示意图

二、单克隆抗体

单克隆抗体（简称单抗）是指单一克隆的杂交瘤细胞产生的仅识别单一表位的特异性抗体。将小鼠骨髓瘤细胞（浆细胞瘤）与绵羊红细胞免疫的小鼠脾细胞（B细胞）在体外进行细胞融合，结果发现形成的杂交细胞（杂交瘤细胞）能在体外培养条件下继续生长繁殖，并能分泌专一特异性的抗体。该细胞既具有骨髓瘤细胞无限生长繁殖的特性，又具有抗体合成和分泌的能力（图3-9）。杂交瘤技术的建立不仅具有广泛的使用价值，还为研究抗体生成理论和抗体遗传控制提供了有效手段。McAb具有高度的特异性，而且类、亚类、型及亲和力完全相同，具有高度均一性和生物活性单一性。正是由于McAb具备了纯度高、特异性强、效价高、少或无血清交叉反应、制备成本低等特性，使之在生物学和医学研究领域中显示了极大的应用价值。用McAb代替PcAb可以提高免疫学实验的敏感性，检测超微量活性物质；用McAb进行亲和层析柱，可分离纯化极微量的可溶性抗原；也可以利用单克隆抗体与抗肿瘤药物、毒素、放射性核素等偶联，用于肿瘤的定位诊断以及生物导向治疗。目前临床上应用的McAb均为来自于小鼠杂交瘤细胞的鼠源性单抗，但是鼠源性单抗对于人体为异种抗原，可诱导机体产生HAMA，并可能引起超敏反应，这限制了单克隆抗体在人体的应用。

三、基因工程抗体

基因工程抗体又称重组抗体，是指利用DNA重组技术和蛋白质工程技术对编码抗体分子按不同需要进行加工改造和重新装配，再转染到合适的受体细胞所表达的抗体分子。基因工程抗体的制备思路是：将部分或者全部人源抗体的编码基因克隆至真核和原核表达系统，体外表达人-鼠嵌合抗体或人源化抗体；或将人Ig编码基因转基因至已剔除自身Ig编码基因的小鼠体内，通过抗原免疫使小鼠产生特异性人抗体；或用抗原免疫人Ig编码基因转基因小鼠后，将该小鼠B细胞与人骨髓瘤细胞融合制备分泌完全人抗体的人杂交瘤细胞，通过规模化培养该杂交瘤细胞以制备特异性人抗体。目前主要包括嵌合抗体、人源化抗体、单链抗体、双特异性抗体及改型抗体等。

1. 嵌合抗体（chimeric antibody） 是由鼠源性抗体的可变区基因与人抗体的恒定区基因拼接为嵌合基因，然后插入载体，转染骨髓瘤组织表达的抗体分子。因其减少了鼠源成分，从而降低了鼠源性抗体引起的不良反应，并有助于提高疗效。

2. 人源化抗体 是用人抗体的互补决定区取代鼠源性McAb的互补决定区，由此形成的抗体鼠源性极少，故称为人源化抗体。完全人源化抗体即采用基因敲除技术将小鼠免疫球蛋白基因敲除，代之以人免疫球蛋白基因，然后用抗原免疫小鼠，再经杂交瘤技术即可产生大量完全人源化抗体。

3. 单链抗体 是将免疫球蛋白的H链和L链的可变区基因相连，转染大肠埃希菌表达的抗体分子，又称sFv。sFv的穿透力强，易于进入局部组织发挥作用。单链抗体与抗原结合的能力及稳定性与完全抗体基本一致。

4. 双特异性抗体 是将识别效应细胞的抗体和识别靶细胞的抗体联结在一起，制成的双功能性抗体。

5. 改型抗体 又称CDR植入抗体（CDR grafting antibody），抗体可变区的互补决定区是抗体识别和结合抗原的区域，直接决定抗体的特异性。将鼠源单抗的CDR移植至人源抗体可变区，替代人源抗体CDR，使人源抗体获得鼠源单抗的抗原结合特异性，同时减少其异源性。然而，抗原虽然主要和抗体的CDR接触，但FR区也常参与作用，影响CDR的空间构型。因此换成人源FR区后，这种鼠源CDR和人源FR相嵌的V区，可能改变了单抗原有的CDR构型，结合抗原的能力会下降甚至明显下降。

第五节　临床应用

鉴于单克隆抗体的自身优势，其具有广泛的临床应用前景，比如疾病的预防、检测和临床治疗。

一、疾病的预防

人体免疫除了其自身主动的免疫，还有在被抗原侵入后，加入抗体，使其中和、清除病原体，从而达到预防疾病目的的被动免疫。主动免疫是将病原体进行减毒化处理，之后接种给人体引起免疫，使抗体产生记忆，如接种卡介苗。这两种不同的免疫方式都可以使用单克隆抗体。

二、疾病的检测

单克隆抗体可以准确识别病原体的类型，对感染性疾病做出明确的判断。以单克隆抗体为基础建立起来的方法，如酶联免疫吸附测定（ELISA）、胶体金、流式细胞术（FCM）、电化学发光、免疫荧光法等，有效提高了检测方法的灵敏度和特异度，在疾病诊断中发挥着重要作用。还可以通过对淋巴细胞表面分子的检测区别分类淋巴细胞处于分化的哪个阶段。其中的激素类单克隆抗体还可以对人体激素量进行测定，并以此为标准判断内分泌是否正常。

三、疾病的临床治疗

单克隆抗体可以用来治疗多种疾病，其中在肿瘤的临床治疗中作用尤为显著。单克隆抗体治疗肿瘤可通过纯抗体和抗肿瘤抗体偶联物两种形式，目前可用于临床治疗的特异性 McAb 已有几十种，在肿瘤治疗上取得了较大进展。

（一）纯抗体

1. 抗肿瘤单抗　利妥昔单抗（美罗华）是第一个被批准用于临床治疗的单抗；曲妥珠单抗在乳腺癌的治疗中起着重要的作用；西妥昔单抗已被证实对头颈部肿瘤、非小细胞肺癌和结肠癌等多种肿瘤有效。

2. 抗细胞表面分子单抗　可抑制同种免疫反应，主要用于移植排斥反应的防治。莫罗单抗被批准用于肾移植患者防止异体排斥反应的鼠源型 McAb。此外，人－鼠嵌合抗体 Basiliximab、人源化 McAb Daclizumab 在器官移植排斥反应的治疗上也取得了良好的效果

3. 在其他疾病中的应用　McAb 不只在肿瘤和移植排斥反应的治疗中取得了很好的疗效，在其他疾病的治疗中也取得了一定的疗效，如单抗 8H8，一种抗登革热病毒核衣壳蛋白（C 蛋白）的单抗对登革热病和登革热出血热/失血性休克综合征的早期诊断和治疗均有一定效果。在艾滋病的治疗上，利用基因工程手段制备的中和抗体 F425－B4e8（B4e8），可以中和艾滋病病毒 1 型（HIV－1）上的抗原表位，阻止 HIV－1 感染人体正常组织。对自身免疫病的治疗，单抗药物能够与黏附分子、激活标记、抗原或受体靶分子结合，在分子水平上调节免疫病理反应，从而干扰炎性反应的发生。

（二）抗肿瘤单抗耦联物

免疫耦联物分子由单抗与"弹头"药物两部分构成。用作"弹头"的物质主要有三类，即放射性核素、药物和毒素；与单抗连接分别构成放射免疫耦联物、化学免疫耦联物和免疫毒素。

1. 化学免疫耦联物　单抗与药物耦联物对肿瘤靶细胞显示选择性杀伤作用，对表达有关抗原的肿瘤细胞作用强，对抗原性无关细胞的作用弱或无作用。单抗与药物耦联物对肿瘤细胞的杀伤活性比无关

抗体与药物耦联物的活性强，药物与单抗耦联后对肿瘤靶细胞的活性比游离药物强。

2. 放射免疫耦联物　是利用对肿瘤有特异性亲和力的抗体作为载体，携带高活性放射性同位素，进入体内后靶向肿瘤组织。借助放射性同位素的电离辐射效应杀伤肿瘤细胞或抑制其生长，同时又降低对正常组织的放射性损伤。

3. 免疫毒素　是用化学方法或基因工程方法将肿瘤选择性单抗与经修饰的多肽毒素共价连接而成的肿瘤治疗药物。免疫毒素可与肿瘤细胞表面受体或与细胞表面的靶抗原相结合后内化，继而在胞内抑制细胞蛋白质合成，导致肿瘤细胞死亡。

目标检测

答案解析

一、选择题

1. 抗体与抗原特异性结合的部位是（　　）

　　A. CH 和 CL　　　　　　　B. VH 和 CL　　　　　　C. VH 和 CH　　　　　　D. VH 和 VL

2. 抗体分子的基本结构是（　　）

　　A. 1 条重链和 1 条轻链　　　　　　　　　　B. 1 条重链和 2 条轻链

　　C. 2 条重链和 2 条轻链　　　　　　　　　　D. 2 条重链和 1 条轻链

3. 脐血中含量增高，提示胎儿有宫内感染的免疫球蛋白是（　　）

　　A. IgA　　　　　　　　B. IgM　　　　　　　　C. IgG　　　　　　　　D. IgD

4. 半衰期最长的免疫球蛋白是（　　）

　　A. IgG　　　　　　　　B. IgM　　　　　　　　C. IgE　　　　　　　　D. IgD

5. 木瓜蛋白酶将抗体水解成的 Fc 是指（　　）

　　A. 补体片段　　　　　　B. 抗体片段　　　　　　C. 可变区片段　　　　　　D. 可结晶片段

6. 合成 sIgA 的 J 链的细胞是（　　）

　　A. 嗜酸性粒细胞　　　　B. T 细胞　　　　　　C. B 细胞　　　　　　D. 浆细胞

二、简答题

1. 试述免疫球蛋白的结构及其与生物学功能之间的关系。

2. 简述单克隆抗体的特点及其在生物医学中的应用。

3. 比较五类抗体结构和功能的异同点。

书网融合……

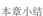

　　本章小结　　　　　　　　微课　　　　　　　　题库

第四章 补体系统 微课

PPT

学习目标

知识要求：

1. **掌握** 补体的概念；补体活化的三条激活途径、特点及其生物学作用。

2. **熟悉** 补体的理化特性。

3. **了解** 补体的组成与命名；补体活化的调节方式；补体受体及其作用。

技能要求：

学会补体的作用并能正确处理各种补体相关疾病，分析补体相关疾病的病理生理变化。

素质要求：

具备知识拓展能力和良好的护理职业素质。

案例引导

案例：患者，女，36岁，因颜面部及双下肢浮肿半个月入院，伴有胸闷及腹胀，无畏寒、发热，无恶心、呕吐，无腹痛。既往有系统性红斑狼疮病史4年余，当时主要表现为关节疼痛，肾穿刺提示：轻度系膜增生性改变，于外院使用15mg/d强的松及氯喹治疗，维持半年左右减量停药，4年来一直随诊尿常规未及明显异常。体格检查：T 37℃，P 110次/分，R 28次/分，BP 100/60mmHg，发育正常，营养欠佳，神清，面部蝶形红斑，颜面部轻度浮肿，心肺听诊无殊，腹软，全腹无压痛反跳痛，双下肢轻度凹陷性浮肿，血压145/80mmHg，24小时尿量1000ml左右。实验室检查：白细胞3.7×10^9/L（正常值$4.0 \times 10^9 \sim 10.0 \times 10^9$/L），中性粒细胞67%（正常值50%~70%），血红蛋白55g/L（正常值女性110~150g/L），血小板27×10^9/L（正常值$100 \times 10^9 \sim 300 \times 10^9$/L），红细胞沉降率45mm/h（正常值0~20mm/h）；白蛋白21g/L（正常值40~55g/L），血肌酐161μmol/L（正常值女性44~97μmol/L），补体C3、C4明显降低，抗核抗体系列（ANA）阳性。尿常规提示：蛋白>+++，白细胞+/HP，红细胞++/HP。心电图：低电压性改变。B超提示：腹腔少量积液，心包少量积液，双肾弥漫性回声改变。胸部X线提示：两肺支气管病变。临床诊断：系统性红斑狼疮、狼疮性肾炎。

讨论：本病例为什么会出现补体C3、C4降低。

第一节 概 述

补体（complement，C）是存在于人和动物血清与组织液中的一组被激活后具有酶活性的蛋白质，并非单一成分，在被激活前无生物学功能。早在19世纪末，Bordet证实新鲜免疫血清具有溶菌作用，56℃加热30分钟后，其溶菌作用消失。如再加入新鲜正常血清，细菌又被溶解，这表明新鲜血清中存在一种不耐热的成分，能辅助特异性抗体介导的溶菌作用，故称补体。补体包括30余种可溶性蛋白和膜结合蛋白，故被称为补体系统（complement system）。补体系统广泛参与机体的抗感染免疫以及免疫调节等生理反应，也可介导某些免疫病理损伤，是体内重要的免疫效应系统和效应放大系统。补体缺陷、功能障碍或异常活化与多种疾病的发生和发展密切相关。

一、补体系统的组成和命名

（一）补体系统的组成

补体系统按其生物学活性可分为补体固有成分、补体调节蛋白和补体受体三部分。

1. 补体固有成分　指存在于血浆和体液中，参与补体活化级联反应的各种成分。补体固有成分包括：①经典激活途径的 C1（含三个亚单位：C1q、C1r、C1s）、C2、C4；②旁路激活途径的 B 因子、D 因子和备解素（properdin，P 因子）；③甘露糖结合凝集素（MBL）激活途径的 MBL、MBL 相关丝氨酸蛋白酶（MASP）；④参与三条途径共同末端通路的 C3、C5、C6、C7、C8 和 C9。

2. 补体调节蛋白　指以可溶性形式或膜结合形式存在，通过调节补体激活途径中关键酶而控制补体活化强度和范围的蛋白分子，前者包括 C1 抑制物、I 因子、H 因子、C4 结合蛋白（C4bp）、S 蛋白、Sp40/40；后者包括羧肽酶 N（过敏毒素灭活因子）、衰变加速因子（DAF）、膜辅助蛋白（MCP）、C8 结合蛋白、CD59 等。

3. 补体受体（complement receptor，CR）　指存在于不同细胞膜表面，可与补体激活过程中所形成的活性片段结合而介导多种生物学效应的受体分子，包括 CRl ~ CR5、C3aR、C4aR、C5aR、C1qR、C3eR 等。

（二）补体系统的命名

1968 年，WHO 对补体进行了统一命名，其命名一般遵循以下规律：参与补体经典激活途径的固有成分，以大写的字母 C 表示，按其被发现的先后顺序分别命名为 C1 ~ C9，C1 由 C1q、C1r、C1s 三种亚单位组成；参与补体旁路激活途径的成分称为因子，以英文大写字母表示，如 B 因子、D 因子、P 因子、H 因子等；补体调节蛋白则根据其功能命名，如 C1 抑制物、C4 结合蛋白、衰变加速因子、膜辅助蛋白等；补体活化后的裂解片段，以该成分后附加小写英文字母表示，如 C2a、C2b 等；具有酶活性的成分或复合物在其符号上加一横线表示，如 $\overline{C4b2a}$ 等；灭活的补体片段在其符号前加英文字母 i 表示，如 iC3b 等。

二、补体的来源及其理化性质

补体系统的大多数组分是糖蛋白，多数为 β 球蛋白，少数为 α 球蛋白（如 C1s、C9）或 γ 球蛋白（如 C1q、C8）。机体多种组织细胞均能合成补体成分，其中肝细胞和巨噬细胞是产生补体的主要细胞，少数补体成分由肝以外的细胞合成。例如 C1 由肠上皮细胞和单核 - 巨噬细胞产生，D 因子由脂肪组织产生，感染部位的巨噬细胞可产生全部补体成分。感染、组织损伤急性期以及炎症状态下，可合成大量补体，导致血清补体水平升高，故补体亦属急性期蛋白。正常情况下血清中补体含量相对稳定，约为 4mg/ml，占血清球蛋白总量的 10% 左右。其中 C3 含量最高，约 1.3mg/ml，D 因子含量较低，约 2μg/ml。人类胚胎发育早期即可合成补体各成分，出生后 3 ~ 6 个月达到成人水平。

补体性质不稳定，易受各种理化因素影响；乙醇、胆汁、紫外线照射和振荡等因素均可破坏补体，补体尤其对热敏感，加热 56℃、30 分钟即被灭活。在 0 ~ 10℃ 的环境中，补体活性只能保持 3 ~ 5 天。用于补体活性检测的标本应尽快进行测定，于 -20℃ 才能长期保存。

第二节 补体系统的激活与调控

一、补体系统的激活

在正常情况下，绝大多数的补体成分以非活化的酶原形式存在于体液中，在某些激活物的作用下，或在特定的固相表面上，补体各成分按一定顺序依次被激活，由此形成一系列放大的酶促级联反应，最终导致溶细胞效应。同时，在激活过程中产生的多种裂解片段，也广泛参与机体的免疫调节和炎症反应。

补体系统的激活依据其激活物质和起始顺序的不同，可分为三条途径：经典途径、MBL 途径和旁路途经，典型的三条激活途径具有相同的共同末端通路及效应。将补体激活分为两个阶段：从级联反应启动至 C5 转化酶形成为前端反应；从 C5 活化到攻膜复合体（membrane attack complex，MAC）形成直至介导溶细胞效应，称为末端通路。补体激活的三条途径在抗感染的不同时期发挥作用：经典途径的激活物是抗原抗体复合物，需要抗体的产生，因而在抗感染的中晚期发挥作用；旁路途径和 MBL 途径的激活不需要抗体的产生，在抗感染的早期就可以发挥作用。旁路途径和 MBL 途径主要参与天然免疫的效应机制，而经典途径则在特异性体液免疫的效应阶段发挥作用。

（一）补体活化的经典途径

经典途径（classical pathway）又称传统途径，是以抗原 - 抗体复合物为主要激活物质，经 C1 启动的激活途径，是抗体介导的体液免疫应答的主要效应方式之一，其活化顺序 C1r、C1s、C4、C2、C3 和 C5 ~ C9（图 4 - 1）。

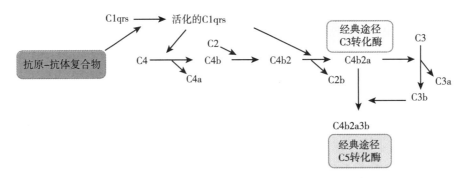

图 4 - 1 经典途径的 C3 转化酶和 C5 转化酶的形成过程

1. 激活物 经典激活途径的激活物质主要是 IgG1 ~ IgG3 和 IgM 类抗体与抗原结合形成的免疫复合物，参加经典激活途径的补体固有成分包括 C1 至 C9，C1 由 C1q、C1r 和 C1s 三个亚单位借 Ca^{2+} 连接而成的大分子复合物。其中，C1q 起识别作用，C1r 和 C1s 发挥催化作用。IgG 亚类激活 C1q 的能力为 IgG3 > IgG1 > IgG2。抗原主要指各种病原体，它们为活化的补体成分提供结合表面，有利于补体成分的顺序激活。

2. 激活过程 经典激活过程可分为识别阶段、活化阶段和膜攻击阶段（效应阶段）。其中，膜攻击阶段为三条补体激活途径所共有，被称为共同末端通路。

（1）识别阶段 即 C1 酯酶形成阶段。当抗体与抗原结合后，其构型发生改变，暴露 Fc 上的补体结合位点，C1q 识别并结合，进而激活 C1r 和 C1s，形成 C1 酯酶，活化后可依次裂解其天然底物 C4 和 C2。需注意的是，C1q 为六聚体，每个亚单位的氨基端呈束状而羧基端为球形，呈放射状排列，是 C1q

与免疫球蛋白结合的部位。酯酶一旦形成即完成识别阶段，进入活化阶段。

（2）活化阶段 即 C3 转化酶和 C5 转化酶形成阶段。有活性的 C1 酯酶的第一个底物是 C4 分子：在 Mg^{2+} 存在下，使 C4 裂解为 C4a 和 C4b，小片段 C4a 游离于液相，具有过敏毒素活性；大部分 C4b 失活，仅 5% 的 C4b 能共价结合至紧邻细胞或颗粒表面。C1s 的第 2 个底物是 C2 分子：C2 与 C4b 形成 Mg^{2+} 依赖性复合物，被 C1s 裂解后产生 C2a 大片段和 C2b 小片段，小片段游离于液相，大片段 C2a 与 C4b 结合形成 C3 转化酶（C4b2a），其底物为 C3。C3 是体液中含量最高的补体成分，C3 转化酶裂解 C3，产生的小分于片段 C3a 进入液相，参与炎症反应。裂解产生的大分子片段 C3b 极不稳定，易被降解，只有约 10% 的 C3b 与 C4b2a 结合形成 C5 转化酶（C4b2a3b），至此活化阶段完成。

（3）膜攻击阶段 即 MAC 的形成，导致靶细胞溶解阶段。C5 在 C5 转化酶的作用下，被裂解成 C5a 和 C5b，前者释放入液相，后者仍结合于细胞表面，可与 C6 稳定结合为 C5b6。C5b6 自发与 C7 结合成 C5b67 复合物，插入胞浆膜上，进而与 C8 高亲和力结合，所形成的 C5b678 可促进与 12～16 个分子的 C9 聚合成 C5b6789 大分子攻膜复合体，即 MAC（图 4 – 2）。电镜下可见，MAC 为中空的 C9 聚合体，其插入靶细胞的脂质双层中，形成一个内径为 10nm 的跨膜通道。该通道允许可溶性小分子、离子以及水分子自由通过胞膜，但蛋白质类大分子却难以从胞质中逸出，导致胞内渗透压发生改变，大量水分子内流，靶细胞肿胀并破裂。此外，MAC 插入胞膜可使致死量 Ca^{2+} 被动向细胞内弥散，最终导致细胞死亡。

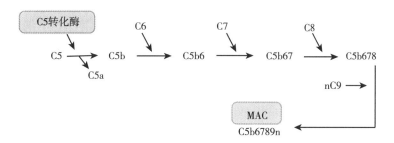

图 4 – 2 MAC 的形成

（二）补体活化的 MBL 途径

MBL 途径简称凝集素途径（lectin pathway），指由血浆中甘露聚糖结合凝集素或纤维胶原素直接识别多种病原微生物包括酵母、病毒（HIV、流感病毒等）和一系列的细菌（沙门菌、李斯特菌等）表面的碳水化合物（如 N – 乙酰葡萄糖胺、N – 氨基半乳糖、甘露糖、肽聚糖等），进而依次活化 MASP1、MASP2、C4、C2、C3，形成与经典途径相同的 C3 转化酶和 C5 转化酶的级联酶促反应过程。此外，胶原凝集素如 CL – 10、CL – 11 也可与病原体表面的糖类配体结合，激活凝集素途径。

1. 激活物 正常血清中 MBL 水平极低，急性期反应时其水平明显升高。在病原微生物感染早期，体内巨噬细胞和中性粒细胞可产生 TNF – α、IL – 1 和 IL – 6 等炎症因子，导致机体发生急性期反应。其中参与补体激活的有 MBL 和 C 反应蛋白，而非抗原 – 抗体复合物。因此，此激活途径对于抵抗早期感染具有重要作用。MBL 是一种钙依赖性糖结合蛋白，属于凝集素家族，结构类似于 C1q 分子，MBL 可直接识别并结合多种病原微生物表面的糖结构，从而启动 MBL 途径。

2. 激活过程 MBL 与病原微生物表面的糖类配体如 N – 氨基半乳糖或甘露糖结合，随即发生构象改变，导致 MASP 活化。MASP 有两类：①活化的 MASP2 能以类似于 C1s 的方式依次裂解 C4 和 C2，形成与经典途径相同的 C3 转化酶，进而激活后续补体成分；②活化的 MASP1 可直接裂解 C3，形成旁路途径 C3 转化酶 C4b2a，参与并加强旁路途径正反馈环路。因此，MBL 途径对补体经典途径和旁路途径活化均具有交叉促进作用（图 4 – 3）。

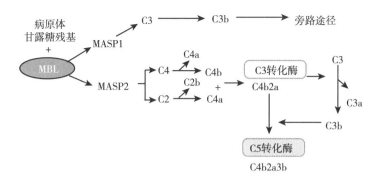

图 4-3   凝集素（MBL）途径 C3 转化酶和 C5 转化酶的形成过程

（三）补体活化的旁路途径

旁路途径又称替代激活途径，指越过 C1、C4、C2 三种成分，由微生物或外源异物直接激活 C3，在 B 因子、D 因子和 P 因子的参与下，形成 C3 与 C5 转化酶的酶促级联反应过程。在种系发生上，旁路途径是最早出现的补体活化途径，是机体抵御微生物感染的强有力的非特异性防线。

1. 激活物   旁路途径的"激活物"实际上是为补体激活提供保护性环境和接触表面的成分细菌、脂多糖、酵母多糖、葡聚糖、异种动物细胞以及凝聚的 IgA 和 IgG4 等。

2. 激活过程

（1）C3b 和 C3 转化酶的形成   正常生理条件下，血清中的 C3 受蛋白酶的作用，可缓慢、持续地水解产生少量 C3b，然而 C3b 迅速被 I 因子灭活。若存在激活物与 C3b 结合，就可延长 C3b 的半衰期，有利于 C3b 与液相中的 B 因子结合。在 Mg^{2+} 存在下，C3b 可与 B 因子结合形成 C3bB 复合物。血清中有活性的 D 因子作用于 C3bB，把 C3bB 中的 B 因子裂解成 Ba 和 Bb，Bb 仍与 C3b 结合形成 C3 转化酶（C3bBb）。C3bBb 可裂解 C3，还可与 P 因子结合成 C3bBbP 复合体，稳定性增加，半衰期延长；而 H 因子可置换 C3bBb 中的 Bb，使 C3 转化酶解离，I 因子灭活 C3b。因此 I 因子和 H 因子调控着液相中的 C3b，使其保持低浓度状态，为补体的激活做准备。

（2）C5 转化酶的形成   结合于"激活物"表面的 C3b 不能有效被灭活而与 B 因子结合，而 B 因子可被 D 因子裂解为 Ba 和 Bb 片段，而 Bb 与 C3b 结合，从而形成新的旁路途径 C3 转化酶（C3bBb）。在此激活过程中，备解素与 C3bBb 分子结合可稳定转化酶，防止其被降解。此激活途径的"激活物"也为 C3b 和 C3bBb 提供了可结合的表面，并保护它们不受 I 因子与 H 因子的迅速灭活。C3bBb 裂解 C3 产生 C3a 和 C3b 片段，C3b 可与上述 C3bBb 结合形成 C3bBb3b 多分子复合物，即 C5 转化酶。其后的终末过程与经典途径完全相同。

（3）C3 正反馈循环   补体活化过程中形成的 C3 转化酶不断使 C3 裂解，生成大量的 C3b，新产生的 C3b 又可与 B 因子结合，扩大进一步的活化，构成一个正反馈的循环圈，放大了补体的激活作用（图 4-4）。

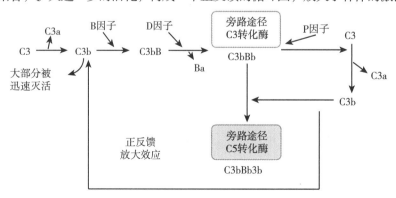

图 4-4   旁路激活途径及 C3b 的放大效应

（四）补体三条激活途径的比较

补体是一种相对独立的天然免疫防御机制，在种系进化中，三条途径出现的顺序依次为旁路途径、MBL 途径和经典途径。三者起点各异，但相互间存在交叉，并具有共同的终末反应过程（图 4-5）。凝集素和旁路途径的活化不需要抗体，在感染早期或者初次感染发挥作用，而经典途径需在晚期或者再次感染时。补体三条激活途径的比较见表 4-1。

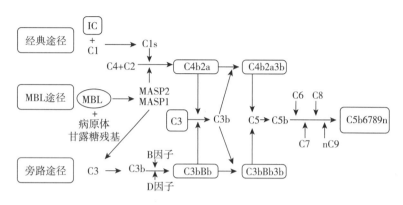

图 4-5　补体三条激活途径全过程示意图

表 4-1　补体三条激活途径的比较

	经典途径	旁路途径	MBL 途径
激活物质	IgM、IgG1～3 与抗原的复合物	细胞脂多糖、酵母多糖、葡聚糖、凝聚的 IgA 和 IgG4 等	N-氨基半乳糖或甘露糖与 MBL 结合
起始分子	C1q	C3	C4、C2
参与成分	C1～C9	C3、C5～C9、B、D	C2～C9、MASP
C3 转化酶	C4b2a	C3bBb	C4b2a
C5 转化酶	C4b2a3b	C3bBb3b	C4b2a3b
意义	参与特异性免疫的效应阶段，感染后期发挥作用	参与非特异性免疫的效应阶段，感染早期发挥作用	参与非特异性免疫的效应阶段，感染早期发挥作用

二、补体活化的调控

补体系统的活化是一种高度有序的级联反应，正常情况下，补体系统的活化是在一系列调节机制下进行的，严格控制补体激活的强度和持续时间，既可有效杀灭病原体，又可防止补体过度激活造成补体消耗和组织损伤。其机制主要包括：①控制补体自身的活化；②补体活性片段的自发性衰变；③血浆中和细胞膜表面均存在多种补体调节蛋白，通过控制级联酶促反应过程中酶活性和 MAC 组装等关键性步骤而发挥调节作用。

（一）补体的自身调控

补体激活过程中生成的某些中间产物极不稳定，易发生自行衰变，成为补体级联反应的重要自限因素。例如：C3 转化酶和 C5 转化酶极易衰变，从而限制了 C3 和 C5 裂解及其后的级联反应；与细胞膜结合的 C4b、C3b 及 C5b 也易衰变，可阻断级联反应。另外只有结合于固相的 C4b、C3b 及 C5b 才能激活经典途径。而旁路途径的 C3 转化酶只在特定的细胞或颗粒表面才具有稳定性，故正常机体内一般不会发生过强的自发性补体激活反应。

（二）补体调节蛋白的调控

补体调节蛋白存在于血浆中或分布于细胞膜表面，通过与不同补体成分相互作用，使补体的激活与抑制处于精细的平衡状态，从而防止其对自身组织造成损害，同时又能有效清除外来微生物。下面介绍几种主要的调节蛋白的作用。

1. 血浆调节蛋白及其作用

（1）C1 抑制物　可调节 C1 酯酶和 MASP 的活性，使之不能裂解 C4 和 C2，从而阻断 C3 转化酶的形成。

（2）C4 结合蛋白　可通过与 C2 竞争性结合 C4b 而阻断 C4b 与 C2 的结合，还可促进 I 因子对 C4b 的裂解作用。

（3）I 因子　在 C4bP、H 因子、MCP 和 CR1 等辅助因子的协同下，I 因子可将 C4b 裂解为 C4c 和 C4d，从而抑制经典和旁路途径 C5 转化酶的形成；还可使 C3b 裂解为 C3f 和 iC3b，阻止 C3 转化酶的形成。

（4）H 因子　能与 C3b 结合，辅助 I 因子裂解液相中的 C3b，竞争性抑制 B 因子与 C3b 结合，阻止旁路途径 C3 转化酶的形成。H 因子还可从 C3bBb 中解离并置换 Bb，促进旁路途径 C3 转化酶衰变失活。

（5）群集素（SP40/40）　可与 C5b67、C5b678 或 C5b6789 结合，抑制 MAC 组装，促进 MAC 从细胞膜解离为可溶性的 MAC 从而丧失溶细胞作用。

（6）S 蛋白（SP）　是一种血浆蛋白，能阻碍 C5b67 与细胞膜的结合，抑制 MAC 的形成。

2. 膜结合调节蛋白及其作用

（1）膜辅助蛋白（MCP）（CD64）　广泛分布于各种组织细胞膜上，能与结合于这些细胞表面的 C3b/C4b 作用，促进 I 因子对 C3b 和 C4b 的裂解灭活。

（2）衰变加速因子（DAF）（CD55）　表达于所有外周血细胞、内皮细胞和各种黏膜上皮细胞表面。DAF 可抑制 C3 转化酶的形成，或促进 Bb 与 C3b 的解离。

（3）同源限制因子（HRF）　又称 C8 结合蛋白（C8bp）能够结合 C8 抑制 C9 插入细胞膜及 C9 的聚合，阻止 MAC 的形成。

（4）膜反应性溶解抑制物（MIRL）（CD59）　阻止 C8 和 C9 分别与 C5b−7 和 C5b−8 的结合，抑制 MAC 的形成。

（三）补体受体及其作用

补体受体是指分布在细胞膜上的能与补体活性分子相结合的表面糖蛋白。补体系统被激活后，可产生一系列活性片段，它们通过与相应受体结合而发挥重要的生物学效应。目前已发现的补体受体有 10 余种，包括 CR1～CR5、C3aR、C4aR、C5aR、C1qR、C3eR 等。

（1）CR1　广泛分布于多种免疫细胞表面，血液中约 85% 的 CR1 表达于红细胞表面。CR1 的配体依其亲和力强弱依次为 C3b、C4b、iC3b。CR1 的主要免疫学功能可增强巨噬细胞摄取包被了 C3b 和 C4b 的颗粒或微生物；可抑制 C3 转化酶活性，保护宿主细胞免受补体介导的损伤；红细胞借助 CR1 与吸附 C3b 的免疫复合物结合，将它们转运至肝、脾，由该处的巨噬细胞清除。

（2）CR2（C3dR、CD21）　表达于 B 细胞、活化的 T 细胞、上皮细胞和滤泡树突状细胞表面，其配体是 iC3b、C3d、C3dg 等。CR2 的主要功能有 CR2 可与 CD19 和 CD81 在 B 细胞表面形成复合物，从而参与 B 细胞激活。

（3）CR3（iC3bR、MAC−1、CD11b/CD18）　广泛分布于包括巨噬细胞在内的多种免疫细胞表面，其配体主要是 iC3b；可促进巨噬细胞吞噬 iC3b 包被的微生物。

（4）CR4（gp150/95、CD11c/CD18）　是 C3b 和 C3dg 受体，其细胞分布及功能均与 CR3 相似。

（5）C3a/C4a 和 C5a 受体（CD88）　广泛表达于肥大细胞、嗜碱性粒细胞、中性粒细胞、单核 - 巨噬细胞、内皮细胞、平滑肌细胞和淋巴细胞表面，配体为 C3a/C4Q 和 C5a，主要功能是介导补体激活的炎症效应。

（6）C1q 受体（C1qR）　可增强巨噬细胞对 C1q 调理的免疫复合物和 MBL 调理的细菌的吞噬作用。还可促进氧自由基产生、增强细胞介导的细胞毒作用等。

第三节　补体的生物学功能

补体系统有多种生物学活性，一方面是补体活化的共同末端效应在细胞膜表面形成 MAC，介导细胞溶解效应；另一方面是补体激活过程中产生的多种活性片段介导的生物学效应。

一、补体介导的溶细胞作用

补体系统被激活后组装 MAC，形成穿膜的亲水性通道，破坏局部磷脂双分子层，最终导致靶细胞溶解，这种补体介导的细胞溶解是机体抵抗微生物感染的重要防御机制。在经典途径中，特异性抗体与细菌表面相应抗原结合，所形成的免疫复合物激活补体，协助特异性体液免疫使细菌发生溶解破坏。在感染早期，机体尚未产生特异性抗体时，某些微生物可"激活"旁路途径和 MBL 途径而被溶解，从而发挥不依赖于抗体的非特异性抗感染作用。研究表明，补体对革兰阴性菌的溶解作用较强，而革兰阳性菌对补体不敏感。补体的溶细胞效应不仅可以抗细菌，也可抵抗其他微生物及寄生虫感染。病毒与相应的抗体结合后，补体的参与可显著增强抗体对病毒的灭活作用，其机制可能是直接溶解有包膜的病毒，防止病毒对易感细胞的吸附和穿入，或干扰病毒在细胞内的复制。在某些病理情况下，补体系统也可引起宿主细胞溶解，从而导致组织损伤与疾病。例如，异型输血时的溶血反应，自身免疫病时的细胞溶解等都是由补体系统激活引起的。

二、调理作用

血清中存在的促吞噬物质称为调理素（opsonin）。调理素与细菌及其他颗粒性抗原物质结合，可促进吞噬细胞的吞噬作用，称为调理作用（opsonization）。补体激活过程中产生的 C3b、C4b 和 iC3b 等均是重要的调理素，它们可与中性粒细胞或巨噬细胞表面相应受体结合，可促进微生物与吞噬细胞的黏附，并促进吞噬作用。因此，在病原微生物表面发生补体激活这种依赖 C3b、C4b 和 iC3b 的吞噬作用可能是机体抵抗全身性细菌感染或真菌感染的重要防御机制。

三、致炎作用

补体是机体的重要炎症介质之一，可通过多种途径引起不同的炎症。

1. 过敏毒素作用　C5a、C3a 和 C4a 可以作用到肥大细胞和嗜碱性粒细胞的细胞膜上，使细胞脱颗粒，释放组胺、白三烯及前列腺素等活性介质，引起类似过敏反应的病理变化，故把 C5a、C3a 和 C4a 称为过敏毒素。

2. 趋化作用　C5a、C3a、C4a 是中性粒细胞和单核 - 巨噬细胞趋化因子，可趋化吞噬细胞向炎症部位聚集，加强对病原体的吞噬和消除，同时引起炎症反应。

3. 激肽样作用　C2b、C4a 等具有激肽样活性，可引起血管扩张、毛细血管通透性增加，引起炎症充血故称其为补体激肽。

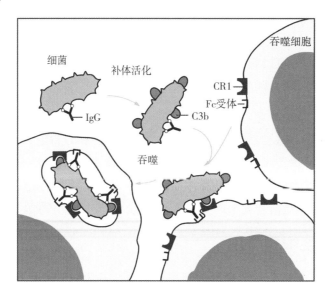

图 4-6　补体系统的调理作用

四、免疫复合物的清除作用

补体成分的存在有助于减少免疫复合物产生，并使已生成的免疫复合物解离或溶解，从而发挥自我稳定作用，避免免疫复合物过度生成或沉积所致的组织损伤，其机制如下。①免疫黏附：是指循环免疫复合物可激活补体后，免疫复合物借助 C3b 或者 C4b 与表达 CR1 和 CR3 的红细胞和血小板结合，并通过血流运送到肝、脾，而被巨噬细胞清除，此机制是清除循环免疫复合物的重要机制。可在空间上干扰 Fc 之间的相互作用，从而抑制新的免疫复合物形成或使已形成的免疫复合物发生解离；②抑制 IC 的形成或溶解已形成的 IC：C3b 与 Ig 共价结合，可在空间上干扰抗体 Fab 与抗原的结合，或者干扰抗体 Fc 段间的相互作用，从而抑制新的 IC 的形成，或使已形成的 IC 解离。

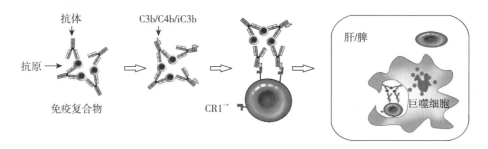

图 4-7　补体介导的免疫黏附作用

五、参与适应性免疫应答

补体成分可对免疫应答的多个环节进行调节：①C3 可参与捕捉、固定抗原，使抗原易被抗原提呈细胞处理与提呈；②补体成分可与多种免疫细胞相互作用，调节细胞的增殖分化，例如 C3b 与 B 细胞表面 CR1 结合，可促进 B 细胞增殖分化为浆细胞；③补体参与调节多种免疫细胞效应功能，如杀伤细胞结合 C3b 后可增强对靶细胞的 ADCC 作用。

⊕ 知识链接

补体调节的同源限制现象

同源限制指靶细胞与补体来源于同一种属时，补体的溶细胞效应可受抑制、从而保护组织细胞免受自身补体的损伤，参与此效应的补体调节蛋白称为同源限制因子（homology restriction factor，HBF），包括 DAF、MCP、CRl、CD59、C8bp。HBF 广泛分布于机体多种细胞和组织，其生物学作用为：①HBF 高表达于感染或炎症反应时最易遭受补体攻击的靶细胞（如血液细胞、血管内皮细胞及其他管道的上皮细胞等），保护自身细胞免遭损伤；②精子和精浆高表达 CD59、DAF，可保护精子免受女性生殖道中抗精子抗体和补体的损伤；③胎盘滋养层上皮细胞表达 CD59、DAF 和 MCP，可保护胎儿免受来自母体或胎血的补体损伤。

六、补体系统与其他系统的相互作用

血浆中还存在其他类似于补体系统的酶系统（如凝血系统、激肽系统及纤溶系统），它们仅进行有限蛋白酶解作用（limited proteolysis），即在酶解级联反应中，蛋白质底物并不降解至氨基酸，而是形成某些活性片段并各自发挥效应，成为具有重要生物学意义的放大系统。上述各系统间具有许多共同特征，并互相影响、互相激活，产生一系列生理与病理效应。

1. **补体系统与其他血浆酶系统享有共同的特征**　①具有共同的激活物，如 IC 和脂多糖既可分别激活补体的经典和旁路途径，也可激活凝血因子 X，进而活化凝血、纤溶、激肽系统；②具有共同的抑制因子，如 C1INH 除抑制 C1 外，还可抑制 X 因子、激肽释放酶、纤维蛋白溶酶等，从而调节四个酶系统；③活化产物具有相同的生物学活性，如四个酶系统的不同产物具有某些相似的生物学功能，表现为血管通透性增高、血管扩张、溶酶体酶释放、吞噬细胞趋化作用、平滑肌痉挛等炎症效应。

2. **补体系统与其他血浆酶系统间产生复杂而密切的相互作用**　补体系统与凝血、纤溶、激肽系统间存在十分密切的相互影响及相互调节关系。例如：补体激活可触发凝血机制，也可能激发纤溶过程；反之，血浆纤维蛋白溶酶、缓激肽等成分也可激活补体系统。上述酶系统相关作用的综合效应是介导炎症、超敏反应、休克、DIC 等病理过程发生、发展的重要机制。

第四节　临床应用

正常情况下，补体系统各成分含量相对稳定，可适时、适度地被激活而发挥生物学功能。只有在遗传缺陷和某些疾病时，血清补体的总量或者各成分含量才可能发生变动而出现异常。补体系统的异常情况通常包括补体遗传性缺陷、含量增高和含量降低。一般传染病可见补体代偿性增高，但在急性感染及病情危重时补体总的活性往往下降。另外，恶性肿瘤时 C3、C4 含量增高。补体含量降低可能的原因有：①补体消耗增多，常见于血清病、肾小球肾炎、系统性红斑狼疮（SLE）以及类风湿关节炎；②补体大量丧失，多见于肾病综合征及大面积烧伤等情况；③补体合成不足，主要见于各种肝病患者，如肝硬化、慢性活动性肝炎等。

一、补体遗传性缺陷

1. **补体固有成分的遗传性缺陷**　几乎所有补体成分均可能发生遗传缺陷，从而影响机体的防御功能，易遭受感染或发生免疫性疾病。例如：C3 及 MBL 缺乏可导致严重的反复感染，其机制为吞噬细胞的吞噬、杀菌作用明显减弱；C1q、MBL、C2、C4 缺乏与自身免疫病发生相关，其机制可能是由于补体激活受阻导致不能有效清除循环免疫复合物所致；C5、C9 缺损者因不能形成 MAC 而易发生奈瑟菌属感染等。

2. 补体调节蛋白的遗传性缺陷 可导致补体激活异常，并参与某些疾病的发生。例如：C1 抑制物缺陷可引起遗传性血管神经性水肿；I 因子或 H 因子缺乏的患者由于 C3 转化酶生成失控，血浆 C3 被完全耗竭，循环免疫复合物的清除发生障碍，常伴发肾小球肾炎；膜结合补体调节蛋白（衰变加速因子、同源性限制因子和 CD59 等）缺乏的患者可出现阵发性夜间血红蛋白尿。

3. 补体受体缺陷 红细胞表面 CR1 减少可致循环免疫复合物清除障碍，从而引发某些自身免疫病（如 SLE）。另外，白细胞黏附缺陷（LAD）患者 CR3 或 CR4β 链（CD18）基因突变，导致 CR3 与 CR4 缺失，临床表现为反复化脓性感染。

二、补体与感染性疾病

补体系统在机体抵御致病微生物感染中起重要作用。但在某些情况下，补体会成为病原微生物的"帮凶"，帮助其入侵机体，其机制为：①C3b、iC3b 和 C4b 等补体片段与微生物表面的蛋白成分结合后，可通过 CR1、CR2 进入细胞，导致感染扩散；②某些微生物以补体受体或补体调节蛋白作为受体直接入侵细胞，例如：EB 病毒以 CR2（CD21）为受体；麻疹病毒以 MCP 为受体；柯萨奇病毒和大肠埃希菌以 DAF 为受体等。

三、补体与炎症性疾病

补体激活是炎症反应中重要的早期事件。创伤、烧伤、感染、缺血－再灌注、体外循环、器官移植等均可激活补体系统，所产生的炎性因子或复合物，可激活单核细胞、内皮细胞和血小板，使之释放炎症介质和细胞因子而参与炎症反应。另一方面，补体系统通过与凝血、激肽和纤溶系统间的相互作用，并与 TNF－α、PAF、IL－1、IL－6、IL－8 等细胞因子间彼此协同或制约，在体内形成极为复杂的炎症介质网络，扩大并加剧炎症反应，从而参与多种感染和非感染性炎症疾病的病理生理过程。因此，适时、恰当地抑制补体功能可能成为疾病治疗的有效途径。

四、补体相关的生物治疗策略

1. 遗传性补体缺陷的治疗原则 ①抗感染；②纠正补体缺陷，如输注纯化的补体成分，使患者体内补体成分达到正常水平，或输入新鲜的血浆，补充所需补体成分；③免疫抑制疗法，用于治疗自身免疫病。

2. 基于抑制补体异常活化的新型干预策略 近年提出抑制补体异常活化以治疗相关疾病的新思路，基本策略为：①用补体调节蛋白（CCP）如 C1INH、CR1、DAF、MCP、CD59 等控制补体系统激活；②用阻断性抗体（如抗 C5、C5a 抗体）抑制补体活化或中和相应补体片段的活性；③用补体受体拮抗剂（如 C5aR 拮抗剂）阻断相应受体活化；④用补体阻断性多肽抑制某些补体成分的功能。

3. CCP 相关的抗肿瘤干预策略 ①使用特异性抗体封闭肿瘤细胞表面 CCP，提高肿瘤对补体攻击的敏感性，为保证抗体仅选择性作用于肿瘤细胞，已研制同时识别肿瘤抗原和肿瘤 CCP 的双特异性抗体；②同时使用抗瘤抗体和针对肿瘤所表达 CCP 的单克隆抗体，能有效抑制肿瘤生长；③抗 CD20 抗体（Rituximab）用于治疗非霍奇金淋巴瘤，联合应用抗 DAF 或 CD59 抗体可增强肿瘤细胞对 Rituximab 的反应性；④使用抗肿瘤抗体的同时应用 CCP 模拟分子（如 DAF 独特型抗体），可诱导抗 CCP 抗体生成，使肿瘤细胞表面 CCP 表达降低甚至消失，从而提高肿瘤对补体攻击的敏感性；⑤应用某些细胞因子下调 CCP 表达。

答案解析

目标检测

一、选择题

1. 具有调理作用的补体活性片段是（　　）

 A. C3b 和 C4b   B. C2b 和 C4b   C. C3b 和 C5b

 D. C3a 和 C3b   E. C3a 和 C5a

2. 既有趋化作用又可激发肥大细胞释放组胺的补体裂解产物是（　　）

 A. C3b   B. C4b   C. C4a   D. C2a   E. C5a

3. 能协助清除免疫复合物的补体裂解片段是（　　）

 A. C3a   B. C3b   C. C5a   D. iC3b   E. C3d

4. C1q 能与哪些 Ig 的 Fc 段结合（　　）

 A. IgG1、IgG2、IgG3、IgM

 B. IgG1、IgG2、IgG3、IgA

 C. IgG1、IgG2、IgD、IgM

 D. IgG2、IgG3、IgG4、IgM

 E. IgG、IgA、IgM、IgG4

5. 补体系统的组成包括（　　）

 A. 参与经典途径的 C1～C9

 B. 参与旁路途径的 B、D、P 因子

 C. 参与 MBL 途径的 MBL、丝氨酸蛋白酶、C 反应蛋白

 D. 补体调节蛋白 I 因子、H 因子、C4bp 等

 E. CR1、CR2、CR3 等补体受体

二、简答题

1. 简述补体系统的概念及其组成。

2. 比较补体三条激活途径的异同。

3. 补体系统具有哪些生物学作用？

4. 试述补体激活的调节机制。

书网融合……

  本章小结   微课   题库

第五章　主要组织相容性复合体及其编码分子

PPT

学习目标

知识要求：

1. 掌握　MHC、MHC 分子、HLA 复合物和 HLA 分子的概念；经典的 HLA Ⅰ类、Ⅱ类分子的结构、分布及生物学功能。

2. 熟悉　HLA 基因结构及其多基因特性；HLA 的遗传特点、基因多态性的概念及其生物学意义；HLA 与临床医学。

3. 了解　HLA 复合物的遗传特征。

技能要求：

熟悉同种异体器官移植和输血中 HLA 配型的常用方法。

素质要求：

具备人文关怀和共情能力，理解 HLA 分型在打击拐卖和保护失散亲属中的重要作用；赞赏器官捐献的高尚行为并理解 HLA 配型的意义。

→ 案例引导

案例：患者，女，42 岁，患原因不明的终末期肾病，行血液透析治疗并等待合适肾源实施肾移植术。供者为脑死亡健康年轻女性，血型与患者相同。HLA 分子配型发现 HLA – A、B、Bw 及 DQ 匹配，但 HLA – DR 不匹配，细胞毒抗体免疫学检测阴性。移植后受者肾功能良好，直至第 5 年，患者出现进行性血清肌酐持续缓慢升高至终末期肾病。异体移植区出现疼痛后经多普勒超声诊断为肾动脉主干血栓形成，停止免疫抑制治疗 25 天后进行移植肾切除。

讨论：导致移植肾功能丧失的主要原因可能是什么？

第一节　HLA 复合体的结构 微课 1

主要组织相容性复合体（major histocompatibility complex，MHC）是脊椎动物某一染色体上一组紧密连锁的、编码组织相容性抗原的基因群的总称。不同物种的 MHC 的染色体定位和名称存在差异，如人类的 MHC 被称为人类白细胞抗原（human leukocyte antigen，HLA），位于第 6 号染色体；小鼠的 MHC 称为 H – 2 复合体，位于第 17 号染色体；而猪的 MHC 则位于第 7 号染色体上，命名为 SLA。MHC 经转录、翻译后生成的蛋白质分子被称为 MHC 抗原或 MHC 分子，是决定组织间相容性的关键分子。人类 HLA 作为抗原研究时，称作 HLA 抗原系统，作为基因研究时则称为 HLA 复合体。对于一个个体而言，HLA 基因在体细胞两条染色体上的型别组合称为基因型（genotype），表达产生的 HLA 分子的型别组合则称为该个体的 HLA 表型（phenotype）。

人类 HLA 复合体位于第 6 号染色体短臂上靠近着丝粒一端，全长 3.6 ~4.2Mb，其序列于 1999 年被公布。HLA 复合体共包含 224 个邻近的基因座，根据基因的位置和功能，HLA 基因家族分为 Ⅰ 、Ⅱ 、Ⅲ 三类，即 HLA-Ⅰ、HLA-Ⅱ、HLA-Ⅲ类基因（图 5-1）。

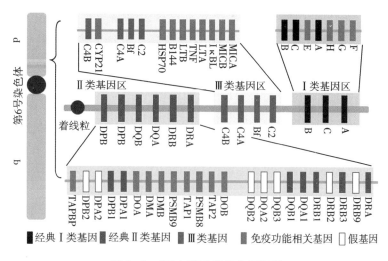

图 5-1　HLA 基因座分布示意图

一、HLA-Ⅰ类基因

HLA-Ⅰ类基因主要由经典的 HLA-Ⅰa 类基因座和非经典的 HLA-Ⅰb 类基因座组成。HLA-Ⅰa 类基因座主要包含 A、B、C 类基因，HLA-Ⅰb 类基因座主要包含 E、F、G、H 等基因。HLA-Ⅰ类基因集中分布在相对远离着丝粒的一端，其基因区内存在多达 31 个基因座。距着丝粒由远及近分别分布着 A、C、B 基因座，HLA-Ⅰb 类基因座间隔分布在 HLA-Ⅰa 类基因座之间，同时也包含许多伪基因。HLA-Ⅰa 类基因仅编码 HLA-Ⅰ类分子异二聚体中的重链分子（α链）。

二、HLA-Ⅱ类基因

HLA-Ⅱ类基因座位于靠近着丝粒的一端，基因区内包含近 30 个基因座。HLA-Ⅱ类基因由经典的 DP、DQ、DR 基因和非经典的 DM、DO、蛋白酶体 β 亚单位（PSMB）、抗原加工相关转运物（TAP）和 TAP 相关蛋白基因组成。经典的 HLA-DP、DQ、DR 基因亚区分别由 A 和 B 两种功能基因座组成，各自编码 HLA-Ⅱ类分子的 α 链和 β 链。上述基因在空间上并不完全连续，非经典的 DM、DO、PSMB 等免疫功能相关基因或假基因间隔分布在经典的基因之间（图 5-1）。非经典的 HLA-Ⅱ类基因编码产生的蛋白质主要参与抗原的加工和转运。

三、HLA-Ⅲ类基因

HLA-Ⅲ类基因区位于 HLA-Ⅰ类和 HLA-Ⅱ类基因区之间，其基因区内目前已至少定位到 36 个基因座。其中与免疫相关的基因包含补体成分编码基因（C4B、C4A、C2、Bf）、肿瘤坏死因子基因家族（TNFA、TNFB、LTA、LTB）和热休克蛋白基因家族（HSP70）以及 MHC Ⅰ类链相关分子（MICA）基因家族等。此外还有两个 21 羟化酶基因（CYP21A、B）。

⊕ **知识链接** ────────

移植免疫学

　　1939 年，Snell 发现小鼠红细胞血型抗原Ⅱ与皮肤组织移植排斥有关，将其命名为 H - 2（histocompatibility - 2）复合体，随后确定了 H - 2 复合体是由分布在不同染色体上的多个基因决定的。1958 年 Dausset 利用多次接受输血的患者和多产妇血清中的抗白细胞抗体鉴定出许多不同特异性的 HLA。免疫学家 Benacerraf 在研究器官移植排斥时，发现了 MHC 中的免疫应答基因并指出免疫现象由此基因控制。这一研究将免疫学在遗传学的基础上推向高潮。1980 年，Baruj Benacerraf、George D. Snell 和 Jean Dausset 三人因其研究为移植免疫学的确立奠定了基础而获得了诺贝尔生理学或医学奖。

第二节　HLA 复合体的遗传特征

MHC 复合体具有单倍型遗传、多态性及连锁不平衡的遗传特征。

一、单倍型遗传

　　单倍型（haplotype）是指同一染色体上紧密连锁的等位基因的组合，两条染色体上的等位基因很少发生同源染色体之间的交换。体细胞内两条染色体上 HLA 单倍型的组合构成该个体的 HLA 基因型（genotype）。不同于其他真核基因，单倍型基因在遗传过程中以"打包"的方式遗传给子代个体。人类作为二倍体生物，每个体细胞内均含有来自父方和母方的两个同源染色体组，在遗传过程中 HLA 单倍型作为一个完整的单位遗传给子代。因此子代的 HLA 单倍型也是一条来自父方，一条来自母方。这一遗传特点在器官移植供者选择以及法医学的亲子鉴定中得到应用：亲代与子代间必然有且只能有一条单倍型相同，而子代两个同胞之间的单体型型别完全相同或完全不同的几率各占 50%，有一个单倍型相同的率占 50%（图 5 - 2）。

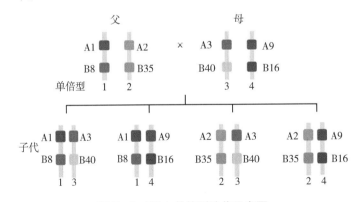

图 5 - 2　HLA 单倍型遗传示意图

1、2、3、4 代表单倍型，A1、A2、B8、B35 等代表等位基因

二、多态性

　　多态性（polymorphism）是指一个基因座上存在多个等位基因的现象，它是一个群体概念。通常个体某一个基因座最多只能存在来自父方和母方同源染色体的两个等位基因，但不同个体间 MHC 同一基

因座上的等位基因可能不同。HLA 是人体中多态性最为丰富的基因系统，目前已经发现的 HLA - Ⅰ 和 HLA - Ⅱ类等位基因数分别达到 19587 和 7302 个，其中 HLA - B 类基因座的等位基因数最多。除同卵双胞胎外，个体间 HLA 型别完全相同的可能性极小，这也意味着非亲缘关系个体间两个等位基因相同的概率极低，在组织或器官移植时会因此导致组织不相容而发生免疫排斥。

HLA - Ⅰ类和 HLA - Ⅱ类等位基因的表达具有共显性，即同一个体中一个基因座上的两个等位基因均能表达。因此一个个体的经典 HLA - Ⅰ类（A、B、C）和 HLA - Ⅱ类（DR、DQ、DP）的两个等位基因均表达，产生的 HLA 分子至少含有 12 种。从蛋白质产物而言，HLA 多态性主要体现为 HLA 分子的抗原结合槽中氨基酸残基种类和序列的差异。利用测序或等位基因特异性的探针等方法可以探明个体 HLA 复合物中编码 HLA - Ⅰ类和 HLA - Ⅱ类的 12 种等位基因型别，即 HLA 基因分型（HLA genotyping）。

HLA 多态性的生物学意义在于：每一个体的细胞表面均表达一组结构和功能相似、但又不完全相同的 HLA 分子。这些 HLA 分子来自亲代，各自具有不同的抗原肽结合特点，足以提呈个体一生中可能遭遇的绝大多数抗原，使人群针对极为多样的病原体均可产生免疫应答，从而适应复杂的生存环境。

三、连锁不平衡

连锁不平衡（linkage disepuilibrium）又称为等位基因关联（allelic association），是指不同基因座上的数个等位基因非随机地关联在一起，同时遗传到一条染色体上的频率高于预期随机频率的现象。通常情况下，某一基因出现的频率等于该基因与该基因座中全部等位基因的比例，其基因频率通常代代维持不变。HLA 复合体由于连锁不平衡，某几个等位基因更多地连锁在一起遗传，导致由这些等位基因构成的单体型在群体中的比例显著高于其他单体型（图 5 - 3）。

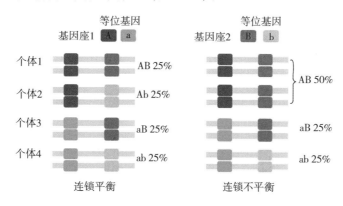

图 5 - 3　HLA 连锁不平衡示意图

第三节　HLA 分子的分布、结构和功能 e微课2

HLA 基因编码的蛋白质被称为 HLA 分子，它们的组织分布、结构和功能各有特点。例如 HLA - Ⅰ类和 HLA - Ⅱ类分子的多态性极为丰富，具有抗原提呈的功能并直接参与适应性免疫应答。HLA - Ⅲ类分子不显示或仅显示有限的多态性，主要参与固有免疫应答调控和抗原加工等过程。

一、HLA - Ⅰ类分子的分布、结构和功能

经典的 HLA - Ⅰ类分子分布于人体所有有核细胞表面（包括血小板和网织红细胞），以淋巴细胞表面密度最大，其次为肾、肝及心脏，密度最低的为肌肉和神经组织。此外，血清、初乳及尿液中也存在

可溶性的 HLA - Ⅰ类分子。

　　HLA - Ⅰ类分子由 45kD 的 α 重链和 15kD 的 $β_2m$ 轻链在细胞膜外以非共价键结合组成（图 5 - 4）。其中 α 链由 HLA - Ⅰ类基因区编码，是一类跨膜的糖蛋白，$β_2m$ 链由 15 号染色体上的非 MHC 基因编码，不跨膜且无多态性。

　　HLA - Ⅰ类分子主要包含抗原结合区、免疫球蛋白样区（IgG 样区）、跨膜区和胞内区四个部分，其分布和结构如图 5 - 4 所示。

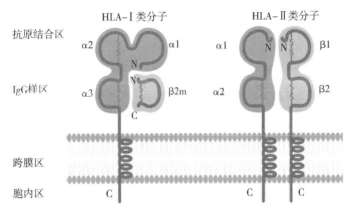

图 5 - 4　HLA 分子结构示意图

　　1. 抗原结合区　位于 α 链的氮端，所包含的 α1 和 α2 结构域共同形成一个两端闭合的抗原肽结合槽，是 HLA - Ⅰ类分子多态性的基础。抗原肽结合槽可接纳含 8 ~ 10 个氨基酸残基的短肽。HLA - Ⅰ类分子的抗原结合区内含有两个或更多的抗原肽结合位点，称为锚定位（anchor position），与锚定位点结合的氨基酸种类则称为锚定残基。HLA - Ⅰ类分子的锚定位通常为 9 肽的第 2 个和第 9 个氨基酸残基。第 2 锚定位结合酪氨酸残基，第 9 锚定位结合缬氨酸、亮氨酸或异亮氨酸残基。锚定位与锚定残基是否吻合决定了 HLA - Ⅰ类分子与抗原肽的结合强度，同时也决定了 HLA - Ⅰ类分子结合抗原肽的特异性。HLA 分子与抗原肽的结合并非抗原 - 抗体结合那样高度专一，而是锚定残基相同或相似的一类短肽均可能结合同一个 HLA 分子。临床中正是利用 HLA 分子识别具有相似锚定残基的一类抗原肽这一特征，开发和利用相应的肽段疫苗进行免疫预防和免疫治疗。

　　2. 免疫球蛋白样区（IgG 样区）　位于细胞膜外，包含 α3 结构域和 $β_2m$ 链。该区氨基酸序列相对恒定，因与免疫球蛋白的恒定区同源而得名。α3 结构域与 T 细胞表面 CD8 分子结合，$β_2m$ 链则参与维持 HLA - Ⅰ类分子的天然结构及稳定性。

　　3. 跨膜区　以 α 螺旋形式将 HLA - Ⅰ类分子锚定在细胞膜表面。

　　4. 胞内区　HLA - Ⅰ类分子 α 链的碳端插入细胞质中，其长度约为 30 氨基酸残基，其功能可能与细胞内的信号转导相关。

　　HLA - Ⅰ类分子的主要功能包括两个方面，第一是作为抗原提呈分子参与适应性免疫应答功能，第二是作为调节分子参与固有免疫应答过程。作为抗原提呈分子时，HLA - Ⅰ类分子主要通过：①决定 CD8[+] T 细胞识别抗原的 MIIC 限制性；②参与 T 细胞在胸腺中的选择和分化过程；③决定特定疾病易感性的个体差异；④参与构成种群免疫反应的异质性；⑤参与移植排斥反应。HLA - Ⅰ类分子作为调节分子参与固有免疫功能时，主要通过非经典的 HLA - Ⅰ类分子和 MICA 基因产物结合活化型或抑制型受体，调节自然杀伤细胞及其他杀伤细胞的活性。

二、HLA - Ⅱ类分子的分布、结构和功能

　　HLA - Ⅱ类分子的分布有限，主要表达在专职抗原提呈细胞（树突状细胞、B 细胞、单核 - 巨噬细

胞）、胸腺上皮细胞以及活化的 T 细胞表面等，精子细胞表面亦有表达。一些不表达的细胞在细胞因子如 IL－1、IL－2 和 IFN 等的诱导下可表达 HLA－Ⅱ类分子。胰岛 B 细胞、甲状腺细胞等在病理条件下也可表达。

经典的 HLA－Ⅱ类分子由分子量约 34kD 的 α 链和约 29kD 的 β 链以非共价键结合在细胞膜外组成。其结构主要包含以下四个部分（图 5－4）。

1. 抗原结合区　由 α 链和 β 链的氮端共同组成。其中 α1 和 β1 结构域构成一个两端开放的抗原结合槽，可接纳长度为 13～25 个氨基酸残基的抗原肽。α1 和 β1 结构域是 HLA－Ⅱ类分子多态性的基础，也决定了多肽结合区的生化结构、结合肽类以及 T 细胞识别的特异性和亲和力。与 HLA－Ⅱ类分子结合的抗原肽中段仍需要有对应于 HLA－Ⅰ类分子的 9 肽核心序列，但 HLA－Ⅱ类分子的锚定位点数量较多（往往多于 4 个），且每个锚定位对应的氨基酸种类的变化也较大，导致其抗原肽的结合较为复杂。

2. 免疫球蛋白样区　由 α2 和 β2 结构域组成，其氨基酸序列恒定并与免疫球蛋白的恒定区同源。β2 结构域与 T 细胞表面的 CD4 分子结合。

3. 跨膜区　与 HLA－Ⅰ类分子类似。

4. 胞内区　HLA－Ⅱ类分子胞内区短于 HLA－Ⅰ类分子，其功能与 HLA－Ⅰ类分子类似。

HLA－Ⅱ类分子的主要功能包括两个方面，第一是作为抗原提呈分子参与适应性免疫应答功能，第二是作为调节分子参与固有免疫应答过程。作为抗原提呈分子时，HLA－Ⅱ类分子主要：①通过提呈抗原肽激活 $CD4^+$ T 细胞并决定 $CD4^+$ T 细胞抗原识别的 MHC 限制性，即理论上 $CD4^+$ T 细胞只能识别 HLA－Ⅱ类分子提呈的抗原；②参与介导移植排斥反应；③参与 T 细胞在胸腺中的选择和分化；④决定疾病易感性的个体差异并参与构成种群免疫反应异质性。HLA－Ⅱ类分子参与固有免疫应答时，主要通过非经典的 HLA－DM、TAP、PSMB 等分子参与抗原的加工提呈等。

⊕ **知识链接**

抗原的加工和提呈

抗原的加工和提呈包含内源性和外源性两类途径。细胞自身表达的异常蛋白质由蛋白酶体的水解为 6～30 个残基的多肽，并由 TAP 蛋白转运至内质网。在内质网中，MHC Ⅰ类分子的 α 链和 $\beta_2 m$ 在抗原肽装载复合物（TAP、Tapsin、钙连蛋白和 ERP57）作用下完成组装。同时抗原肽被抗原肽氨基肽酶进一步水解成为 6～11 个氨基酸的短肽，并组装成 MHC－抗原肽复合物，随后转运至高尔基体并转运至细胞膜。外源性蛋白质经抗原提呈细胞吞噬，在内体和吞噬溶酶体等形成的 MHC Ⅱ类分子器室（M Ⅱ C）中水解成多肽。MHC Ⅱ类分子的 α、β 链在内质网中合成并组装，与恒定链（Ii）分子形成九聚体并进入 M Ⅱ C。随后在 HLA－DM 等分子协助下 Ii 水解后空出抗原肽结合槽，并结合抗原肽。MHC Ⅱ－抗原肽复合物经分泌途径表达至细胞膜。

三、HLA－Ⅲ类分子的功能

HLA－Ⅲ类分子编码产生四类主要分子：①包括 C4A、C4B、C2 和 Bf 在内的血清补体分子，参与补体介导的免疫应答和炎症反应等；②包含 TNFα、LT－α、LT－β 等在内的肿瘤坏死因子超家族成员，参与炎症反应、抗病毒和抗肿瘤免疫应答；③热休克蛋白 70，参与炎症和应激反应；④MIC－α 和 MIC－β 分子，作为自然杀伤细胞活化受体 NKG2D 的配体发挥功能。

第四节 临床应用 微课3

由于 HLA 分子的广泛分布和多种功能，HLA 在临床实践中发挥着重要作用，主要体现在以下几个方面。

一、HLA 与器官移植

自 20 世纪 30 年代发现 MHC 分子能够引起移植后排斥反应以来，长期临床实践证明了器官移植的成败取决于供、受者之间的组织相容性。MHC 是决定组织相容性的关键分子，其中 HLA 等位基因的匹配程度尤为重要。临床 HLA 配型中最为重要的位点是 A、B 和 DR。以肾移植为例，一般认为 HLA – DR 位点与移植物的近期存活有关，而 HLA – A、B、C 位点与远期存活关系密切。这些位点中，供、受者间的 HLA – DR 匹配最为重要，HLA – B 匹配则较为重要。如果 HLA – A、B、C 等不能匹配，患者仍可通过合适的免疫抑制方案控制其排斥反应。心脏移植中 HLA 匹配程度不影响心脏的早期存活，因此不要求心脏移植术前常规进行 HLA 配型。对于高致敏受者，有条件时可进行虚拟交叉配型以扩大供心来源。

临床中 HLA 配型主要可通过 DNA 分型和血清学分型方法。其中，DNA 分型主要包括 PCR – RFLP，PCR – SSO，PCR – SSP，PCR – SBT 和下一代测序等方法。血清学分型方法采用微量淋巴细胞毒试验方法分析 HLA – A、B、C、DR 和 DQ 的类型，细胞学检测方法则采用纯合分型细胞（homozygote typing cell，HTC）技术及预致敏淋巴细胞定型试验（primed lymphocyte typing test，PLT）检测 HLA – DW 和 HLA – DP 分子。由于细胞来源以及操作繁琐等限制，细胞学方法正逐步被淘汰。血清学方法是确定 HLA 配型的重要方法，也是国际通用的标准技术。

二、HLA 与疾病

HLA 等位基因是决定人体对疾病易感程度的重要基因，HLA 与疾病的关联主要包括阳性关联和阴性关联。当带有某些特定 HLA 等位基因或单倍型的个体易患某一疾病时被称为阳性关联，对某一疾病具有较强抵抗力时则称为阴性关联。通过对健康人群和患病人群进行 HLA 分型和统计分析，可以判断 HLA 基因是否与疾病关联。截止目前，一项基于 23 万份患者样本的数据发现 HLA 关联的疾病表型接近 1400 种，主要包括自身免疫病、内分泌疾病、肿瘤以及传染性疾病等。HLA 阳性关联的典型例子是强直性脊柱炎，患者中 HLA – B27 分子的阳性率高达 58% ~ 97%，远远高于正常人群的 1% ~ 8%，因此认为 B27 是该病的易感基因。其他疾病如胰岛素依赖型糖尿病、银屑病、多发性硬化等均被发现与 HLA 等位基因关联（表 5 – 1）。

表 5 – 1　HLA 基因与疾病相关性

疾病/表型	等位基因	相对风险率（%）	优势率（%）
强直性脊柱炎	B * 27	12	32. 43 (17. 75 ~ 59. 25)
乳糜泄	DQB1 * 02：01 – DQA1 * 05：01	7	4. 88 (3. 07 ~ 7. 75)
狼疮	DRB1 * 03：01	2	1. 71 (1. 40 ~ 2. 08)
多发性硬化	DRB1 * 15：01	3	3. 36 (2. 65 ~ 4. 25)
原发性胆汁性肝硬化	DRB1 * 08：01	2. 4 ~ 3. 3	3. 32 (2. 24 ~ 4. 93)
银屑病	C * 06	5. 7 ~ 20. 8	2. 50 (1. 96 ~ 3. 20)
类风湿关节炎	DRB1 * 04：01	4	2. 02 (1. 77 ~ 2. 30)

续表

疾病/表型	等位基因	相对风险率（%）	优势率（%）
1 型糖尿病	DQB1＊03：02 – DRB1＊04：01	4.1～10.7	4.79（3.92～5.83）
干燥综合征	DQB1＊02：01	10	2.51（1.82～3.47）

　　HLA 基因与疾病的关联还与药物不良反应等密切相关。已有研究表明，HLA – B 等位基因与抗癫痫药物、氟氯西林、阿巴卡韦等引起的皮肤不良反应相关，同时麻醉药、抗逆转录药物、抗生素以及强心剂等引起的药源性肝损伤也与 HLA 基因多态性关联。对 HLA 基因与疾病的关联性的认识有利于相关疾病的预防和治疗。

三、HLA 与输血反应

　　临床输血中发热性非溶血性输血反应（febrile non – haemolytic trans – fusion reaction，FNHTR）多数是由于受者的 HLA 抗体破坏输入的白细胞释放热原物质引起的，而反复有规律的受血者产生 HLA 抗体的频率可达 50%。由于非同卵双生的个体之间 HLA 分子不完全相同，多次接收输血的受者会对输入的白细胞和血小板上的同种异型 HLA 分子产生抗体。为避免 HLA 引起的输血反应，可在输血前做交叉淋巴细胞毒试验确认，输注淋巴细胞滤除后的成分血可有效预防输血后 FNHTR 的发生。同时在输血前采用解热药或皮质激素可降低发热。

　　输血相关性移植物抗宿主病（transfusion associated graft versus host disease，TA – GVHD）是由于供者与受者 HLA 不相容，且供者血液中存在免疫活性细胞，当受者免疫细胞不能排斥供者免疫细胞时常发生 TA – GVHD。如供者 HLA 恰为受者 HLA 单倍型的纯合子，或接受直系亲属的血液时，受者并不将供者细胞认作异体，而供者将受者认作异体，从而导致对受者的免疫排斥。此外，供者血液中存在抗 HLA 抗体时，抗体与受者白细胞反应导致中心粒细胞聚集和补体活化等，引起输血相关急性肺损伤。受者血液中的 HLA 抗体也可偶尔引起该类不良反应。TA – GVHD 发病突然、病程进展快速且难以诊断，治疗效果极差。大剂量肾上腺皮质激素、抗淋巴细胞和抗胸腺细胞球蛋白、多种免疫抑制剂如环孢菌素、环磷酰胺等对 TA – GVHD 几乎无效，不能降低其死亡率。因此应当严格掌握输血指征及输血的适应证，尽量避免亲属间输血，多采用自身输血。确需输血的患者应采用成分输血，可采用淋巴细胞滤除或灭活的成分血输血，现在国内、外血库照射血制品用以灭活淋巴细胞已成为常规。

四、HLA 与法医鉴定

　　HLA 系统是人类最为复杂的显性多态遗传系统，其多基因性和多态性决定了无亲缘关系的个体之间在所有 HLA 基因座位上拥有相同等位基因的概率为零。同时 HLA 基因型在个体中一般终生不变，因此 HLA 基因型是理想的人类遗传标记，已经广泛应用于法医学亲子鉴定和个体识别等。基于 PCR 和测序等方法的 HLA 分型在亲子鉴定中不仅可以用于排除亲子关系，也可以用于肯定亲子关系。中国人群中，单独使用 HLA – A、B、C 分型排除亲子关系的概率可达 90% 以上。通过对 HLA – DR、DQ 等进行分型，个体识别几率高达 95%，非父排除率可达 66% 以上。

目标检测

答案解析

一、名词解释

1. MHC　2. MHC 分子　3. HLA 复合体　4. HLA 分子　5. 单倍型　6. 连锁不平衡

二、选择题

1. MHC 的遗传特性不包括（　　）

    A. 单倍型遗传   B. 连锁不平衡

    C. 多态性   D. 家族聚集性

2. 关于基因多态性描述不正确的是（　　）

    A. 群体概念

    B. 一个基因座上存在多个等位基因

    C. 个体间 HLA 型别不会完全相同

    D. 不同个体间 MHC 同一基因座上的等位基因可能不同

三、简答题

1. 如何理解 MHC 多基因性和多态性，护理工作中哪些方面可能涉及 MHC 的该项特征？

2. 简述经典的 HLA－Ⅰ类分子的结构及功能。

3. 简述经典的 HLA－Ⅱ类分子的结构及功能。

4. 护理工作中何时需要进行 HLA 分型，分别可采用哪些分型方法？

书网融合……

  本章小结   微课1   微课2   微课3   题库

第六章 细胞因子及其他免疫分子

PPT

📖 **学习目标**

知识要求：

1. 掌握 细胞因子的定义、分类；细胞因子的共同特征。

2. 熟悉 细胞因子的生物学功能；细胞因子的临床应用。

3. 了解 细胞因子受体的分类。

技能要求：

能够运用细胞因子和其他免疫分子的相关知识，提高其在临床相关疾病中的运用和分析鉴别能力。

素质要求：

培养严谨求实、勇于探索、勇于创新的思维模式，提升护理职业素养。

⇒ **案例引导**

案例：患者，女，43 岁，因全身瘀点、瘀斑 15 天，发热 6 天入院。入院体格检查：T 39.1℃，P 101 次/分，R 22 次/分，BP 109/73mmHg。贫血貌，皮肤、黏膜苍白，无黄染，全身散在瘀点、瘀斑，全身浅表淋巴结无明显肿大，胸骨轻度压痛，腹软，肝脾肋下未及。实验室检查：WBC 0.89×10^9/L（$3.5 \times 10^9 \sim 9.5 \times 10^9$/L），RBC 1.45×10^{12}/L（$3.8 \times 10^{12} \sim 5.1 \times 10^{12}$/L），Hb 72g/L（115~150g/L），PLT 22×10^9/L（$125 \times 10^9 \sim 350 \times 10^9$/L），NEU% 14.9%（40% ~ 75%），LYM% 59%（20% ~50%），MON% 25.4%（3% ~10%）。行骨髓细胞形态学检查、细胞化学染色检查后考虑急性白血病，进一步行急性白血病免疫表型检查、细胞遗传学和分子生物学检查，患者造血干/祖细胞表达 CD13、CD33、CD117、CD123、MPO（＋）；不表达 HLA - DR、CD34、CD15 等；t（15；17）（q22；q12）和 PML - RARα 融合基因阳性。确诊为急性早幼粒细胞性白血病（APL - PML/RARα +）。

讨论：1. 什么是细胞因子？

2. 为什么白细胞分化抗原可以用于急性白血病的辅助诊断？

第一节 细胞因子

细胞因子（cytokine，CK）是由免疫细胞（如单核 - 巨噬细胞、T 细胞、B 细胞、NK 细胞等）及某些非免疫细胞（内皮细胞、纤维母细胞、表皮细胞）经免疫原、丝裂原或其他刺激诱导而合成与分泌的一类低分子量、高活性、多功能的小分子蛋白质或多肽。通过与靶细胞表面相应的细胞因子受体结合而发挥生物学效应，参与机体的多种生理与病理过程，在免疫应答、免疫细胞分化和发育、炎症反应、组织修复、造血调控和肿瘤的消长中发挥着重要作用。

一、细胞因子的共同特征 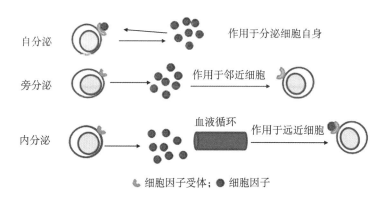微课1

细胞因子是一类具有广泛生物学活性的小分子蛋白或多肽，分子量为 8~30kD，多为糖蛋白，一般以可溶性蛋白形式存在于组织间质和体液中，某些细胞因子（如肿瘤坏死因子 α）也可以跨膜形式表达于细胞表面。大部分为单体，少部分为二聚体、三聚体或四聚体形式（如白细胞介素 -12 以二聚体、肿瘤坏死因子 α 以三聚体、白细胞介素 -16 以四聚体形式）与相应受体结合，发挥生物学作用。半衰期短。通常以自分泌（autocrine）、旁分泌（paracrine）或内分泌（endocrine）方式作用于自身细胞、邻近细胞或远处细胞（图 6-1），大部分在近距离发挥作用。

🝆 细胞因子受体；● 细胞因子

图 6-1　细胞因子的作用方式

二、细胞因子的分类及生物学特性

（一）分类

细胞因子种类繁多，目前已经发现有 200 余种，按结构和功能可分为六类：白细胞介素、干扰素、生长因子、趋化因子、集落刺激因子、肿瘤坏死因子。

1. 白细胞介素（interleukin，IL）　1979 年被命名，因早期发现细胞因子都来源于白细胞并在白细胞间发挥作用而得名，后来发现其他细胞也可产生白细胞介素并作用于其他细胞，但名称仍一直沿用。目前发现的白细胞介素有 39 种（IL-1~IL-39），参与免疫应答和介导炎症反应，在免疫调节、造血及炎症过程中起重要作用（表 6-1）。

表 6-1　部分白细胞介素的生物学作用

细胞因子名称	主要分泌细胞	主要生物学作用
IL-1	单核-巨噬细胞、血管内皮细胞	促进活化 T、B 细胞增殖分化
IL-2	活化 T 细胞（Th1）、NK 细胞	促进活化 T、B 细胞增殖分化；促进 NK 细胞增殖和杀伤作用
IL-4	活化 T 细胞（Th2）、肥大/嗜酸性粒细胞	促进活化 T、B 细胞增殖分化；促进 IgE、IgG 类抗体产生；抑制 Th1 分泌细胞因子；诱导 Th2 细胞生成
IL-6	Th2 细胞、单核细胞	促进 B 细胞增殖、分化和分泌抗体；激活巨噬细胞
IL-8	单核-巨噬细胞	激活中性粒细胞；促进炎症介质 IL-1、IL-6 等的释放
IL-10	Th2 细胞、单核-巨噬细胞	抑制促炎因子特别是 IL-1 和 TNF 的产生及活性；抑制 Th1 细胞产生；间接抑制 NK 细胞活性

2. 干扰素（interferon，IFN）　是最早被发现的细胞因子。干扰素是人和动物的细胞受到病毒感染或者受核酸、细菌内毒素、促细胞分裂素等作用后，由受体细胞分泌的一种具有高度生物学活性的糖蛋白，因其能干扰另一种病毒的感染和复制、阻止病毒在细胞间的感染而得名。根据干扰素产生的来源

不同、理化性质和生物学活性的差异，可以分为三型：Ⅰ型、Ⅱ型和Ⅲ型。干扰素具有广谱抗病毒、抗肿瘤和免疫调节的功能。IFN - α 已被国内外慢性乙型肝炎治疗指南列为一线抗 HBV 药物。

3. 生长因子（growth factor，GF） 是一组调节细胞生长和分化的超家族。通过与特异的、高亲和的细胞膜受体结合，介导不同类型细胞生长和分化。生长因子种类较多，如转化生长因子（TGF - β）、表皮生长因子（EGF）、血小板衍生生长因子（PDGF）、成纤维细胞生长因子（FGF）、肝细胞生长因子（HGF）等。其中，TGF - β 生物活性广泛，能够抑制淋巴细胞的增殖并抑制巨噬细胞的激活，在免疫应答中起负性调节作用，对肿瘤、心血管疾病、自身免疫病及移植排斥等相关疾病有重要的提示作用。

4. 趋化因子（chemokine） 是一组结构相似的小分子质量（8~11kDa）蛋白，具有吸引白细胞移行到感染部位的功能。主要趋化中性粒细胞、单核细胞、淋巴细胞、T 细胞及 NK 细胞等。迄今发现的人的趋化因子约有 50 种，包括四个亚族。趋化因子家族各成员直接参与白细胞特别是吞噬细胞和淋巴细胞的游走和活化，激活炎症反应并在其中起核心作用。此外，趋化因子还参与免疫系统、循环系统和神经系统的发育，并调节肿瘤的生长。

5. 集落刺激因子（colony stimulating factor，CSF） 在进行造血细胞的体外研究中发现，不同 CSF 可以刺激造血干细胞和祖细胞增殖分化，在半固体培养基中形成不同的细胞集落，因此命名为集落刺激因子。已发现的 CSF 包括粒细胞集落刺激因子（G - GSF）、巨噬细胞集落刺激因子（M - CSF）、粒细胞 - 巨噬细胞集落刺激因子（GM - CSF）、多重集落刺激因子（multi - CSF）、干细胞因子（SCF）、红细胞生成素（erythropoietin，EPO）、血小板生成素（thrombopoietin，TPO）等，分别诱导造血干细胞或祖细胞分化、增殖成为与之相应的细胞。

6. 肿瘤坏死因子（tumor necrosis factor，TNF） 1975 年 Carswell 等人发现接种卡介苗的小鼠注射细菌脂多糖后，血清中出现一种能使多种肿瘤发生出血性坏死的物质，这种物质被称为肿瘤坏死因子。TNF 主要由活化的巨噬细胞、NK 细胞、中性粒细胞、嗜酸性粒细胞、肥大细胞及 CD4$^+$T 细胞产生。TNF 是内源性致热源，在细胞凋亡、恶病质、炎症、抑制肿瘤生长和病毒复制等方面起重要作用。根据产生来源和结构的不同，可将其分为 TNF - α、TNF - β（LT - α）和 LT - β 三类。TNF - α 由单核 - 巨噬细胞产生，具有双重生物学效应，在浓度较低时，TNF - α 主要作为白细胞和内皮细胞的自分泌和旁分泌的调节物参与抵抗细菌、病毒和寄生虫的感染，促进组织修复及调节炎症反应，引起肿瘤细胞凋亡等；在高浓度时，过量的 TNF - α 在体内的大量产生和释放则会破坏机体的免疫平衡，与其他炎症因子一起产生多种病理损伤。

（二）生物学特性 🄴 微课 2

细胞因子作为体内一种十分重要的免疫分子，在免疫的发生、应答和效应等过程中发挥着重要作用，具有限制性、高效性、多效性、重叠性、协同性、拮抗性、网络性等作用特点。

1. 限制性 细胞因子必须与靶细胞表面相应受体结合后，通过受体介导的信号转导高效能地行使调节和效应功能，才能发挥其生物学效应。即只作用于表达相应受体的细胞。

2. 高效性 细胞因子与靶细胞表面的受体具有高度的亲和力，较低浓度的细胞因子即可产生显著的生物学效应。

3. 多效性 一种细胞因子可作用于多种靶细胞，产生多种不同的生物学效应。如 IL - 4 可作用于 B 淋巴细胞，使其增殖分化；也作用于胸腺细胞、肥大细胞，可促使其增殖；还可作用于巨噬细胞，抑制其激活等。

4. 重叠性 多种细胞因子可作用于同一种靶细胞，产生相同或相似的生物学效应。如 IL - 2、IL - 7 和 IL - 15 均可刺激 B 淋巴细胞增殖。

5. 协同性 不同的细胞因子发挥作用时相互协同，即一种细胞因子在发挥作用时可增强另外一种细胞因子的功能。如 IL-3 和 IL-11 共同刺激造血干细胞的分化成熟。

6. 拮抗性 不同细胞因子作用于同一类靶细胞时作用可表现为相互拮抗，即一种细胞因子在发挥作用时可抑制另一种细胞因子的功能。如 IFN-γ 可活化巨噬细胞，而 IL-10 则抑制巨噬细胞的活化。

7. 网络性 一种细胞因子可诱导或抑制另一种细胞因子的产生，调节同种或其他细胞因子受体的表达，影响其他细胞因子的合成和功能发挥。多种细胞因子互相作用，在体内以十分复杂的细胞因子网络形式发挥作用。如 IL-1 能诱生 IFN-α/β、IL-2、IL-4、IL-5、IL-6、IL-8 等多种细胞因子，由此形成一种级联反应，表现正向或负向调节功能。IL-1、IL-5、IL-6、IL-11、TNF 等均能促进 IL-2 受体的表达。

三、细胞因子的生物学功能

细胞因子的生物学功能广泛而复杂。作为体内免疫调节网络的重要组成部分，细胞因子具有参与介导固有免疫应答、参与炎症反应、参与和调节适应性免疫应答、参与机体造血功能、抗肿瘤及诱导细胞凋亡等功能。

（一）介导固有免疫应答

细胞因子对多种固有免疫细胞发挥调节作用。例如：IL-1 和 TNF-α 可激活单核-巨噬细胞，增强其吞噬杀伤作用。

（二）参与炎症反应

IL-1、IL-6、TNF-α、IFN-γ 和趋化因子被称为促炎细胞因子，上调内皮细胞和白细胞表达黏附分子，从而增强白细胞与血管内皮细胞的黏附作用，有助于白细胞炎性渗出；吸引中性粒细胞迁移至炎症灶，并激活这些细胞，增强其吞噬杀伤功能等。

（三）参与和调节适应性免疫应答

细胞因子在抗原提呈和 T、B 细胞介导的适应性免疫应答中均发挥重要作用。多种细胞因子如 IL-2、IL-4、IL-5 可促进 T、B 细胞活化、增殖与分化；Th2 细胞释放 IL-4、IL-9 等促进 B 细胞的活化、增殖与分化。

（四）参与机体造血功能

细胞因子在造血干细胞及各谱系血细胞的增殖与分化中均发挥重要作用。GM-CSF、G-CSF、M-CSF 可促进粒细胞和巨噬细胞增殖与分化；EPO、TPO 分别促进红细胞和血小板生成。

（五）其他功能

细胞因子与肿瘤的消长密切相关，IL-6 作为肿瘤生长信号，在不表达 IL-6R 的肿瘤细胞表面，通过反式信号转导途径，促进肿瘤细胞的生长和增殖。IFN-γ 在角膜移植免疫排斥反应中起着促进排斥反应的作用，而 IL-4 的高表达有助于诱导免疫耐受。骨髓移植后，IFN-γ 水平升高常预示发生感染或移植物抗宿主反应。

四、细胞因子受体

细胞因子发挥广泛的生物学功能是通过与靶细胞膜表面相应的受体结合并将信号传递到细胞内部。通常是在细胞因子的名称后面加 R（receptor）来表示细胞因子受体。细胞因子受体分为膜型受体与可溶型受体两类。膜型受体为跨膜蛋白，由胞膜外区、跨膜区和胞质区三部分构成。除了膜型受体外，大多数细胞因子还存在可溶型受体，可溶型受体可与相应的膜型受体竞争性结合抑制细胞因子的功能。

细胞因子受体根据其结构特点可分为五类：Ⅰ型细胞因子受体家族、Ⅱ型细胞因子受体家族、肿瘤坏死因子受体超家族、免疫球蛋白超家族（IGSF）受体和趋化因子受体家族。

第二节　其他免疫分子

一、白细胞分化抗原

1. 概念　白细胞分化抗原（leucocyte differentiation antigen，LDA）又称分化簇或分化群，是不同谱系（lineage）的白细胞在正常分化成熟的不同阶段及活化过程中出现或消失的细胞表面标记。早期的白细胞分化抗原是在研究淋巴细胞和髓样细胞等白细胞的表面分子时发现的，故命名为白细胞分化抗原。白细胞分化抗原除表达在白细胞之外，还表达在红系、巨核细胞/血小板谱系、非造血细胞如血管内皮细胞、成纤维细胞、上皮细胞、神经内分泌细胞等。白细胞分化抗原大多是跨膜的糖蛋白，含胞膜外区、跨膜区和胞浆区。有些是以糖基磷脂酰肌醇（glycosyl phosphatidyl inositol，GPI）连接方式，锚定在细胞膜上。少数白细胞分化抗原是碳水化合物。

2. 分类　根据人白细胞分化抗原胞膜外区的构造特点，可分为不同的家族（family）或超家族（superfamily），常见的有免疫球蛋白超家族（IgSF）、细胞因子受体家族、整合素家族、C型凝集素超家族、肿瘤坏死因子超家族（TNFSF）、肿瘤坏死因子受体超家族（TNFRSF）等。

3. 作用　白细胞分化抗原参与机体重要的生理和病理过程，不仅可作为表面标志用于细胞的鉴定和分离，还广泛参与细胞的生长、成熟、分化、发育、迁移、激活，如：免疫应答过程中免疫细胞的相互识别，免疫细胞抗原识别、活化、增殖和分化；免疫效应功能的发挥；造血细胞的分化和造血过程的调控；炎症发生；细胞的迁移如肿瘤细胞的转移等。

二、CD 分子

CD（cluster of differentiation）分子是以单克隆抗体鉴定为主的分析法，将来自不同实验室的单克隆抗体所识别的同一白细胞分化抗原归为一个分化群，并以此代替分化抗原以往的命名。CD 分子通常用作免疫抗原辨识的细胞标记。

CD 抗原的鉴定和检测依赖于相应的单克隆抗体，随着 CD 抗原的单抗成批地出现并进入临床，各国研究者对 CD 抗原的划分呈现出既繁杂又混乱的状况，在国际组织的协调下制订了 CD 的统一编号，统一把识别同一类抗原的两种以上的单抗划分为同一抗体组（表6-2），每次国际会议 CD 抗原的编号多有所修改和增加。

表6-2　人 CD 分组表

分组	CD 分子
T 细胞	CD1～8、CD27、CD28、CD99、CD152～154、CD160、CD226、CD245～247
B 细胞	CD10、CD19～24、CD37～40、CD72～74、CD77、CD79、CD80～84、CD86、CD138、CD139、CD179、CD180
髓系细胞	CDw12、CD13、CD14、CDw17、CD33～35、CD64、CD65、CD68、CD87～89、CD91～93、CD101、CD111、CD112、CD114、CD115、CD155、CD157、CD163、CD177
血小板	CD9、CD36、CD41、CD42、CD51、CD61、CD62p、CD63、CD107、CD110、CD151
NK 细胞	CD16、CD56、CD57、CD69、CD94、CD96、CD158、CD159、CD161、CD162R、CD244
非谱系	CD26、CD30、CD32、CD43、CD45、CD46、CD47R、CD48、CD52、CD53、CD55、CD59、CD70、CD71、CD97、CD98、CD100、CD108、CD148、CD150、CD200、CD220～225、CD227～232

续表

分组	CD 分子
黏附分子	CD11、CD15、CD15S、CD18、CD29、CD31、CD44、CD47、CD49、CD50、CD54、CD58、CD62E、CD62L、CD90、CD102 ~ 104、CD156、CD164 ~ 171、CD172a
细胞因子/趋化性细胞因子受体	CD25、CD116 ~ 137、CD178、CD183、CD184、CD195、CDw197、CDw210、CD212、CD213、CDw217
内皮细胞	CD105、CD106、CD109、CD140 ~ 147、CD201、CD202b
碳水化合物结构	CD15u、CD60、CD75、CD173 ~ 176
树突状细胞	CD85、CD205 ~ 209
干细胞/祖细胞	CD133、CD243
红细胞	CD233 ~ 242

注：有些 CD 抗原又可进一步划分不同的成员，一般用小写英文字母表示（如果不同的成员划分在同一组，表中未进一步表示），但情况有所不同：如 CD1 可分为 CD1a、CD1b、CD1c，这三种不同分子分别由三个不同的、高度同源的基因所编码；CD45 至少可分为 CD45R、CD45RA、CD45RB 和 CD45RO，它们是同一基因的不同异型。凡 CD 中带有 w 的抗原尚需要进行全面鉴定。

CD 抗原分组划分的特异性是相对的，许多 CD 抗原组织细胞分布相当广泛，有的 CD 抗原可从不同的分类角度而纳入不同的组，如某些属于 T 细胞、B 细胞、髓样细胞或 NK 细胞组的 CD 抗原实际上也是黏附分子；B 细胞也可表达 T 细胞组的 CD 抗原，反之亦然。

⊕ 知识链接

血液系统肿瘤的免疫表型分析

血液系统肿瘤包括髓系肿瘤、淋巴系肿瘤和不明系列急性白血病等。应用多参数流式细胞分析（multiparameter flow cytometry，MFCM）检测血液系统肿瘤细胞免疫表型是上述疾病诊断、鉴别诊断、治疗监测和预后评判的重要手段。WHO 对确定原始细胞系列特异性的免疫表型提出了明确的判断标准，如髓细胞系：MPO 阳性，CD13、CD33；单核系分化抗原：NSE、CD11c、CD14、CD64 和溶菌酶，至少两项阳性。一些研究表明 CD7、CD9、CD11b、CD14、CD56、CD34 表达可能与预后相关，若浆细胞肿瘤 CD56 缺乏，提示预后不良。

三、黏附分子

黏附分子（adhesion molecule，AM）是介导细胞间或细胞与细胞外基质间相互结合和作用的分子。黏附分子以受体 – 配体结合的形式使细胞与细胞间、细胞与基质间发生黏附，参与细胞的识别、活化与信号转导、增殖和分化、伸展与移动等，是免疫应答、炎症、凝血、肿瘤转移以及创伤愈合等重要生理和病理过程的分子基础。

1. 黏附分子的特性及分类　细胞表面的黏附分子均为跨膜糖蛋白，由胞膜外区、跨膜区和胞质区三部分组成，根据其结构特点分为免疫球蛋白超家族（immunogolobulinsuper family，IgSF）、选择素家族（selectin family）、整合素家族（integrin family）和钙黏蛋白家族（cadherin family）等。

细胞表面的黏附分子可脱落下来进入血液或体液，成为可溶型黏附分子，可溶型黏附分子缺少跨膜区和胞质区，但具有黏附分子的结合活性，在调节细胞黏附途径中发挥重要作用。

黏附分子属于白细胞分化抗原，大部分黏附分子有 CD 编号，部分黏附分子没有 CD 编号。

2. 黏附分子的主要生物学功能　黏附分子参与机体多种重要的生理和病理过程，如参与免疫细胞的分化和发育、参与免疫应答和炎症反应、参与伤口愈合与血栓形成、参与淋巴细胞的归巢，参与调节细胞凋亡等功能。

第三节　临床应用

细胞因子的水平随疾病的发生和发展而不断变化。通过检测患者体内细胞因子的活性及含量变化，可以为临床疾病的辅助诊断、治疗、疗效监测、预后判断及了解机体的免疫状态等方面提供依据和帮助。但由于细胞因子的产生和作用的复杂性，作为疾病诊断的手段尚具有一定的局限性。

一、疾病的辅助诊断与治疗

1. 细胞因子风暴　又称高细胞因子血症，是机体在多种传染或非传染性病因作用下，免疫系统过度激活，体液中迅速产生大量多种促炎细胞因子（如 IL-1、IL-6、IL-12 IL-18、TNF-α、IFN-γ），导致肺部和其他器官的免疫损伤，病情在短时间内急剧恶化，最终导致低血压，凝血障碍，心、肺、肝、肾等多器官功能衰竭及急性呼吸窘迫综合征甚至死亡。

2. 变态反应性疾病　哮喘等变态反应性疾病患者，IL-4 分泌增加可促进 IgE 合成。使用 IFN-γ 可以抑制 IL-4 对 IgE 的诱生作用，对 I 型超敏反应有防治作用。

3. 自身免疫病　类风湿关节的滑膜液中，IL-1、IL-6、IL-8、TNF-α 等水平明显升高。IL-10 使类风湿关节炎滑膜内炎性细胞因子和介质减少，缓解病情。

4. 免疫缺陷病　在多种原发性免疫缺陷病和继发性免疫缺陷病时均可伴有 IL-2 水平降低。

5. 器官移植排斥反应　急性排斥反应时，血清 IL-2、IL-1、IL-6、IFN、TNF-α 等水平升高。可溶性 IL-2R，常作为器官移植后发生排斥反应和感染的早期监测指标之一；骨髓移植后，IFN-γ 水平升高常预示发生感染或移植物抗宿主反应。

6. 恶性肿瘤　细胞因子通过增强机体自然防御机制而发挥抗肿瘤效应，如 IL-2、IL-12、IFN-γ 等，在肿瘤的治疗过程中监测细胞因子，有助于疗效的评估。

⊕ **知识链接**

> **压垮新冠（COVID-19）重症患者的最后一根稻草——致命的"细胞因子风暴"**
>
> 细胞因子风暴被认为是新冠肺炎患者向重症和危重症发展的重要因素，是新冠病毒的夺命帮凶。细胞因子风暴是机体对外界刺激的一种过度免疫现象，是一种求助信号，此时免疫系统火力全开而不受控制，这种自杀式的攻击能够损伤病毒，同时也会使机体受到伤害，造成毛细血管及上皮细胞弥漫性损伤，令血管壁通透性增加，并导致液体和血细胞渗出，血压下降。细胞因子风暴还会引发一氧化氮的大量释放，这些物质会进一步破坏血管，导致血管脆性增加，血浆外渗。最终患者死于出血或严重无法逆转的感染性休克或脓毒血症或全身炎症反应综合征（systemic inflammatory response syndrome，SIRS）。最终结局是多器官功能障碍综合征，导致死亡。近 20 年新发的难治性传染病如非典、禽流感、埃博拉病毒等感染的最后阶段，细胞因子风暴才是夺命杀手。

二、评估机体免疫状态

细胞因子的表达水平可以反映机体的免疫状态，过高或过低表达均是机体免疫调节异常的结果。当疾病好转或恢复时，机体的免疫状态也随之得以调整，细胞因子等各项免疫指标同时也恢复正常。

三、疾病疗效监测及指导用药

人工重组细胞因子及其生物抑制剂等在疾病的治疗方面发挥了重要的作用（表6-3）。通过人为调整患者体内的细胞因子水平可达到治疗的目的，并且对疾病的治疗效果监测及临床用药具有一定指导意义。

表6-3 部分已批准上市的重组细胞因子药物及其应用

细胞因子	适应证
IL-2	免疫缺陷、疫苗佐剂、肿瘤
IL-11	放疗、化疗导致的血小板减少症
IFN-α	乙型病毒性肝炎、AIDS、Kaposi肉瘤、白血病等
G-CSF	再生障碍性贫血、自体骨髓移植、化疗导致的粒细胞减少症
EPO	多种疾病导致的贫血、失血后贫血

⊕ 知识链接

细胞因子的检测

细胞因子来源的复杂性、功能的交叉性和多样性，决定了在分析这些分子的检测结果时，必须结合样本、检测方法和项目的联合应用做出综合判断。

1. 标本的适当选取 应根据不同的检测目的，选择适当的标本，如用于评估全身免疫状态，常选用血浆或血清；用于疾病疗效观察和预后判断，则选用疾病急性期和恢复期双份标本进行动态观测；用于评估炎症局部细胞因子的水平，则选用局部分泌液。采集标本时尽量避免溶血；避免微生物污染；采集后的标本应尽快送检，4小时内完成分离。

2. 方法的联合应用 细胞因子的检测方法众多，各有优缺点。临床上应根据不同的检测目的选择适宜的方法进行检测。由于检测方法不同，检测结果可能相差较大，需综合分析检测结果。

3. 项目的联合检测 由于细胞因子之间的相互关联，检测某一细胞因子及其受体，在疾病的诊断及预后判断上不能提供全面有效的信息，需联合检测多种细胞因子。

答案解析

目标检测

一、名词解释

1. 细胞因子　　2. 白细胞介素　　3. 干扰素　　　4. 生长因子　　　5. 趋化因子

6. 集落刺激因子　7. 肿瘤坏死因子　8. 白细胞分化抗原　9. CD分子　　10. 黏附分子

二、简答题

1. 简述细胞因子的共同特征。

2. 细胞因子可以分为哪几类？其生物学特性有哪些？

3. 细胞因子的临床应用有哪些？

书网融合……

本章小结　　　　　微课1　　　　　微课2　　　　　题库

第七章 免疫细胞

PPT

📖 **学习目标**

知识要求：

1. 掌握 T、B 淋巴细胞亚群及其功能；抗原提呈细胞的概念、特点、组成及功能。

2. 熟悉 T、B 淋巴细胞的分化发育、主要表面分子及其作用；抗原的两条经典提呈途径；T 淋巴细胞及其亚群检测的临床意义。

3. 了解 T、B 细胞分化和发育；MHC 分子对抗原的交叉提呈及 CD1 分子的提呈作用；DC 在肿瘤治疗中的应用。

技能要求：

通过学习免疫细胞的发育、分类及特征，帮助学生理解机体是发挥介导体液免疫、细胞免疫及提呈抗原功能的过程。

素质要求：

具备运用 T、B 淋巴细胞、抗原提呈细胞的相关知识，提高分析其在临床相关疾病中作用的能力，树立辩证统一思维，提升护理职业素养。

⇒ **案例引导**

案例： 患者，女，59 岁。因腰背部疼痛 7 个月余，加重 1 周入院。患者于入院前 7 个月余无明显诱因出现腰背部及骶髂关节疼痛，与活动、体位无显著关系，伴头晕、乏力、心悸，未予重视，未行系统诊治，于入院前 1 周上述症状加重伴活动受限。体格检查：面色、口唇、甲床苍白，骶髂关节叩击痛、压痛阳性，四肢神经反射存在。实验室检查：血红蛋白 65g/L，γ 球蛋白 62.9g/L，血清球蛋白 76.5g/L，IgG 107g/L。腰椎及骶髂关节 X 线检查：胸腰椎骨质稀疏，髂骨多个圆形及卵圆形穿凿样透高缺损，边缘清晰，周围无新骨形成现象。骨髓检查：浆细胞明显增生，形态异常。尿检：尿蛋白阳性，尿 Bence－Jones 蛋白阳性（正常为阴性）。临床诊断：多发性骨髓瘤。

讨论： 该患者血清球蛋白、IgG 等均明显升高，与哪类免疫细胞异常增生有关？

第一节 适应性免疫细胞

一、T 淋巴细胞

T 淋巴细胞（T lymphocyte）来源于造血干细胞，在胸腺（thymus）中发育成熟，故又称胸腺依赖淋巴细胞（thymus－dependent cell），简称 T 细胞。T 细胞约占外周血液中淋巴细胞总数的 70%，在外周免疫器官淋巴结和脾脏中大量存在。根据 T 细胞膜表面分子结构和功能不同，可将 T 细胞分为不同亚群，各亚群执行不同的功能，它们相互之间共同协作完成免疫应答。

（一）T 细胞的分化发育

体内存在可识别各种抗原的特异性 T 细胞，其总和称为 T 细胞库（T cell repertoire）。成熟的 T 细胞库具有两个基本特征：① T 细胞识别抗原受 MHC 限制，即 T 细胞不仅特异性识别由 APC 加工、处理的抗原肽，同时须识别与抗原肽结合为复合物的 MHC 分子；②机体 T 细胞库一般不对自身 MHC 分子所结合的自身抗原肽产生应答，此即自身耐受。

骨髓淋巴样祖细胞随血液进入胸腺后，经历了早期发育、阳性选择和阴性选择三个阶段。

1. T 细胞在胸腺中的发育过程　骨髓淋巴样祖细胞经血液循环进入胸腺，迁移至被膜下的皮质区，开始其向成熟 T 细胞的分化发育过程。在胸腺中不同发育阶段的未成熟 T 细胞统称为胸腺细胞（thymocyte）。胸腺细胞由胸腺皮质区向髓质区移行的过程就是其逐渐发育成熟的过程，在胸腺微环境诱导下，T 细胞的发育经历祖 T 细胞（pro－T cell）→前 T 细胞（pre－T cell）→未成熟 T 细胞→成熟 T 细胞等阶段。不同阶段的 T 细胞表达不同的表面分子，依据 CD4 和 CD8 的表达，胸腺中的 T 细胞又可分为双阴性细胞（double negative cell，DN）、双阳性细胞（double positive cell，DP）和单阳性细胞（single positive cell，SP）三个阶段。

早期胸腺细胞是含 TCR 胚系基因的双阴性细胞。在向深皮质区迁移中，逐渐发生 TCRα、β 基因重排和表达，首先表达 TCRβ 链，与前 T 细胞 α 链（pTα）组装成无抗原识别功能的前 T 细胞受体，此种不表达 CD4 和 CD8 分子的双阴性 T 细胞称为前 T 细胞。前 T 细胞继续分化发育为表达完整功能性 T 细胞受体（TCRαβ）、CD4 和 CD8 分子的双阳性细胞。成功表达 TCR 的双阳性细胞至成熟前为未成熟 T 细胞，不能表达完整 TCR 的 T 细胞将发生凋亡。未成熟 T 细胞在胸腺中经历阳性选择和阴性选择进一步分化为成熟的 SP 细胞。

2. T 细胞发育的阳性选择和阴性选择

（1）阳性选择（positive selection）　在胸腺皮质区，未成熟 T 细胞寿命短暂，容易夭折。DP 细胞可通过其表面 TCR 与皮质基质细胞（主要是胸腺上皮细胞）表面自身抗原肽－MHC 分子结合，能以适当亲和力与自身抗原肽－MHC 分子结合的 DP 细胞则存活并分化为 SP 细胞，不能有效结合 MHC 分子的 DP 细胞则发生凋亡，此即为 T 细胞的阳性选择。凋亡细胞占 DP 细胞的 95% 以上，仅约 5% 的 DP 细胞经历阳性选择而存活。在此过程中，DP 细胞分化为两种 SP 细胞：与 MHC Ⅰ 类分子结合的 DP 细胞分化为 CD4⁻CD8⁺SP 细胞；与 MHC Ⅱ 类分子结合的 DP 细胞则分化为 CD4⁺CD8⁻SP 细胞。因此，阳性选择的意义是获得自身 MHC 限制性，即 CD4⁺T 细胞只能识别由 MHC Ⅱ 类分子提呈的抗原肽；CD8⁺T 细胞只能识别由 MHC Ⅰ 类分子提呈的抗原肽。

（2）阴性选择（negative selection）　经历阳性选择的 SP 细胞向皮髓质交界处及髓质区迁移，与胸腺树突状细胞和巨噬细胞相遇。CD4⁺SP 细胞或 CD8⁺SP 细胞通过其表面 TCR 分别与胸腺树突状细胞或巨噬细胞表面的自身抗原肽－MHC Ⅱ／Ⅰ 类分子复合物相互作用，以高亲和力结合的 SP 将被诱导发生凋亡；而不能结合的 SP 则继续分化、发育为成熟 T 细胞，此即 T 细胞的阴性选择。阴性选择的意义在于清除自身反应性 T 细胞，从而获得自身免疫耐受的关键步骤（图 7－1）。

经历上述阳性和阴性选择，胸腺细胞分化发育为成熟 T 细胞，其特征为：①表达功能性 TCR；②表达 CD4 或 CD8 单阳性细胞，识别具有 MHC 限制性；③具有自然免疫耐受。成熟 T 细胞迁出胸腺，进入外周免疫器官。

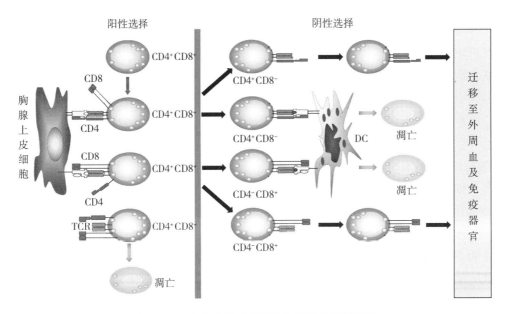

图 7-1　T 细胞在胸腺内阳性和阴性选择示意图

（二）T 细胞的表面分子及其作用

T 细胞表面具有许多重要的膜分子，它们参与 T 细胞识别抗原，活化、增殖、分化以及效应功能的发挥。其中，一些膜分子还是区分 T 细胞及 T 细胞亚群的重要标志。

1. TCR - CD3 复合物　是 T 细胞表面 T 细胞受体与 CD3 分子非共价结合形成的复合体。其中 TCR 是 T 细胞表面特异性识别抗原的受体，CD3 是传递细胞活化信号的免疫分子，也是所有 T 细胞的特征性表面标志。

（1）TCR 的结构和功能　TCR 是由两条不同肽链构成的异二聚体，构成 TCR 的肽链有 α、β、γ、δ 四种。根据所含肽链的不同，TCR 分为 TCRαβ 和 TCRγδ 两种，表达相应 TCR 的 T 细胞分别称为 αβT 细胞和 γδT 细胞。构成 TCR 的两条肽链均是跨膜蛋白，由二硫键相连。每条肽链胞外区均有两个结构域，即靠近氨基（N）端的可变区（V 区）和靠近细胞膜的恒定区（C 区）。V 区中含有 3 个互补决定区（CDR1、CDR2 和 CDR3），是 TCR 识别 pMHC 的功能区。两条肽链的跨膜区具有带正电荷的氨基酸残基，通过盐桥与 CD3 分子的跨膜区连接，组成 TCR - CD3 复合物（图 7-2）。构成 TCR 的两条肽链的胞质区较短，不具备转导活化信号的功能。TCR 识别抗原所产生的活化信号由 CD3 传导至 T 细胞内。

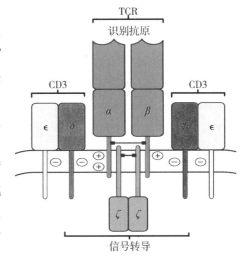

图 7-2　TCR - CD3 复合物分子示意图

T 细胞通过其细胞膜表面的 TCR 识别抗原。与 BCR 不同，TCR 并不能直接识别抗原表位，只能特异性识别抗原提呈细胞或靶细胞表面提呈的抗原肽 - MHC 复合物（pMHC）。同时，TCR 识别 pMHC 时具有双重特异性，既要识别抗原肽，也要识别自身 MHC 分子，称为 MHC 限制性。

（2）CD3 分子的结构和功能　CD3 分子由 γ、δ、ε、ζ 和 η 五种肽链组成，其中 ε 链分别与 γ 链和 δ 链非共价结合，组成 γε 和 δε 异二聚体，ζ 链多以 ζζ 同源二聚体形式存在，也存在 ζη 异二聚体形式。因此，一个 CD3 分子包含上述三对二聚体。CD3 分子的五种肽链均为跨膜蛋白，跨膜区具有带负电荷的氨基酸残基（天冬氨酸），与 T 细胞表面的 TCR 跨膜区带有正电荷的氨基酸残基形成盐桥，组成 TCR – CD3 复合物。CD3 分子各肽链的胞质区较长，均含有免疫受体酪氨酸活化基序（immunoreceptor tyrosine – based activation motif, ITAM）。ITAM 由 18 个氨基酸残基组成，其中含有 2 个 YxxL/V（x 代表任意氨基酸，即酪氨酸 – 2 个任意氨基酸 – 亮氨酸或缬氨酸）保守序列。TCR 特异性结合抗原后，该保守序列的酪氨酸残基（Y）被细胞内的酪氨酸蛋白激酶磷酸化，由此引起信号转导的级联反应，导致 T 细胞活化。因此，CD3 分子的功能是转导 TCR 识别抗原所产生的活化信号，此即 T 细胞活化的第一信号。

2. TCR 辅助受体　成熟 T 细胞只表达 CD4 或 CD8，即 CD4$^+$T 细胞或 CD8$^+$T 细胞。CD4、CD8 分子分别是 CD4$^+$T 细胞、CD8$^+$T 细胞的重要表面标志，其主要功能是辅助 TCR 识别抗原和参与 T 细胞活化信号的转导，因此称为 TCR 的共受体（T cell co – receptor），也称辅助受体。

（1）CD4 的结构和功能　CD4 分子是一种分子量为 55kD 的跨膜糖蛋白，在细胞膜上以单体形式存在，为 Ig 超家族成员。CD4 分子是识别结合 MHC Ⅱ类分子的受体，其胞外区能与 MHC Ⅱ类分子 β 链 Ig 样区的 β2 结构域结合；其胞内区与蛋白酪氨酸激酶 p56^{Lck}相连，参与胞内活化信号的转导（图 7 – 3）。CD4 分子也是人类免疫缺陷病毒（HIV）壳膜蛋白 gp120 的受体，因此 HIV 选择性感染 CD4$^+$T 细胞，引发获得性免疫缺陷综合征（AIDS）。

（2）CD8 的结构和功能　CD8 分子是由 α 和 β 肽链组成的异二聚体，2 条肽链均为跨膜蛋白，由二硫键连接，膜外区各含 1 个 Ig 样结构域，属 Ig 超家族成员。CD8 分子是识别结合 MHC Ⅰ类分子的受体，α 链能与 MHC Ⅰ类分子 α 链 Ig 样区的 α3 结构域结合，其胞质区也与 p56^{Lck}激酶相连，参与胞内活化信号的转导（图 7 – 4）。

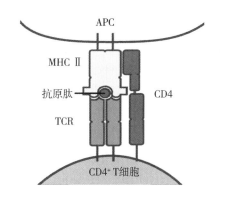

图 7 – 3　CD4 分子与相应配体结合示意图

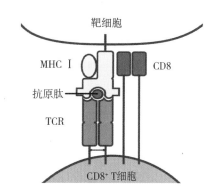

图 7 – 4　CD8 分子与相应配体结合示意图

CD4 和 CD8 分别与 MHC Ⅱ类和 MHC Ⅰ类分子结合，可增强 T 细胞与 APC 或靶细胞之间的相互作用并辅助 TCR 识别抗原。CD4 和 CD8 的胞质区均可结合酪氨酸蛋白激酶 p56^{Lck}。p56^{Lck}激活后，可催化 CD3 胞质区 ITAM 中酪氨酸残基的磷酸化，从而引发一系列激酶级联反应，产生 T 细胞活化第一信号。

3. 共刺激分子（co – stimulatory molecule）　是表达于 APC 和 T、B 细胞表面参与 APC – T 和 T – B 细胞间相互作用的一类黏附分子，它们互为受配体相互结合，因其具有介导产生共刺激信号（第二信号）的作用，故又称共刺激分子或协同刺激分子（图 7 – 5）。共刺激信号使 T 细胞完全活化，只有完全活化的 T 细胞才能进一步分泌细胞因子和表达细胞因子受体，在细胞因子作用下增殖和分化。没有共刺激信号，T 细胞将不能被活化而克隆失能。

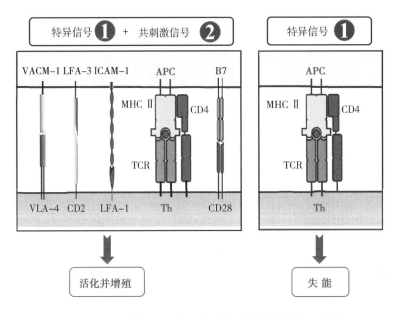

图 7-5　T 细胞与 APC 相互作用相关共刺激分子示意图

（1）CD28　属于 Ig 超家族成员，由两条相同肽链组成的同源二聚体，表达于 90% CD4+T 细胞和 50% CD8+T 细胞表面。CD28 分子是 T 细胞表面的黏附分子，也是最重要的共刺激分子，其胞外区结构域能与 APC 表面相应共刺激分子，即 B7-1/B7-2（CD80/CD86）互补结合；其胞内区含有 ITAM，传递活化信号。CD28 与 B7-1/B7-2 的互补结合是 T 细胞-DC、T 细胞-B 细胞间相互作用的重要分子基础，CD28 与 B7-1/B7-2 结合可提供 T 细胞活化所需的共刺激信号（第二信号），与第一信号协同导致 T 细胞活化。

（2）CTLA-4（CD152）　细胞毒性 T 淋巴细胞抗原-4（CTLA-4）为同源二聚体，表达于活化的 CD4+ 和 CD8+T 细胞表面，静止 T 细胞不表达。CTLA-4 与 CD28 分子有一定同源性，其配体均为 B7-1/B7-2（CD80/CD86），且 CTLA-4 与配体结合的亲和力显著高于 CD28。由于 CTLA-4 胞质区含有免疫受体酪氨酸抑制基序（immunoreceptor tyrosine based inhibitory motif，ITIM），故传递抑制性信号，是重要的共抑制分子。通常 T 细胞在活化且发挥效应后才表达 CTLA-4，其与 B7-1/B7-2 结合可下调或终止 T 细胞活化。CD28 和 CTLA-4 在 T 细胞活化的不同阶段发挥正负调节作用。

（3）ICOS（CD278）　诱导性共刺激分子（inducible co-stimulator，ICOS）主要表达于活化 T 细胞表面，为 CD28 家族成员。与 APC 表面相应配体 ICOSL（B7H2/CD275）结合后，调节活化 T 细胞多种细胞因子的产生并促进 T 细胞增殖。

（4）CD40L（CD154）　CD40L 即 CD40 配体。为 TNF 超家族成员，表达于活化的 CD4+T 细胞和部分活化的 CD8+T 细胞表面。活化 T 细胞表面的 CD40L 与 B、DC 和 Mφ 等 APC 表面 CD40 分子结合，既可促进 T 细胞活化，也可同时诱导 APC 活化，促进 B7 分子表达和 IL-12 等细胞因子的合成分泌，是产生 B 细胞活化第二信号的主要分子。因此 CD40L 与 CD40 的结合所产生的效应具有双向性。

（5）CD2　又称淋巴细胞功能相关抗原2（LFA-2），为单链糖蛋白，属 Ig 超家族成员，表达于 95% 成熟 T 细胞、50%～70% 胸腺细胞及部分 NK 细胞。因其能与绵羊红细胞结合，故又称绵羊红细胞受体（sheep red blood cell receptor，SRBCR）。人的 CD2 配体为 CD58（LFA-3），其分布广泛。CD2 的主要功能是通过与 CD58 之间的相互作用，介导 T 细胞与 APC 或靶细胞之间的黏附作用，为 T 细胞提供活化信号。

（6）LFA-1　淋巴细胞功能相关抗原1（LFA-1）是由 α 链和 β 链组成的异二聚体，为整合素家族成员，表达广泛，可表达于 T 细胞表面。LFA-1 能与 APC 表面的细胞间黏附分子-1、2（ICAM-1、

2）结合，介导 T 细胞与 APC 或靶细胞的黏附。T 细胞也可表达 ICAM – 1，与 APC 表达的 LFA – 1 结合。

（7）PD – 1　程序性死亡蛋白 – 1（programmed death – 1，PD – 1）主要表达于活化 T 细胞表面，为 CD28 家族成员。PD – L1 和 PD – L2 是 PD – 1 识别结合的配体，主要表达于树突状细胞和巨噬细胞表面。活化的 T 细胞通过表面 PD – 1 与相应配体（PD – L1 或 PD – L2）结合相互作用，可产生活化抑制信号，阻止 T 细胞增殖分化和细胞因子的合成分泌。PD – 1 还参与外周免疫耐受的形成。

4. 丝裂原受体及其他表面分子　T 细胞还表达多种丝裂原受体，丝裂原可非特异性直接诱导静息 T 细胞活化和增殖。植物血凝素、刀豆蛋白 A 是最常用的 T 细胞丝裂原，美洲商陆除诱导 T 细胞活化外，还可诱导 B 细胞活化。在体外常用 PHA 刺激人外周血 T 细胞，观察其增殖分化程度，用于检测机体细胞免疫功能状态，此即淋巴细胞转化试验。

T 细胞活化后还表达许多与效应功能有关的分子。如与其活化、增殖和分化密切相关的细胞因子受体（IL – 1R、IL – 2R、IL – 4R、IL – 6R、IL – 7R、IL – 12R、IFN – γR 和趋化因子受体等）及诱导细胞凋亡的 FasL（CD95L）等。

（三）T 细胞的亚群及功能

T 细胞是具有高度异质性的细胞群体，根据其表面分子和功能特点可分为不同亚群。各 亚群之间相互调节，共同发挥其免疫学功能。

1. 根据 T 细胞所处活化阶段分类

（1）初始 T 细胞（naïve T cell，Tn）　是指从未接受过抗原刺激的成熟 T 细胞。该细胞表达 CD45RA 和高水平 L – 选择素（CD62L），参与淋巴细胞再循环，主要功能是识别抗原。初始 T 细胞在外周淋巴器官内接受 DC 提呈的 pMHC 刺激而活化，并最终分化为效应 T 细胞和记忆性 T 细胞。

（2）效应 T 细胞（effector T cell）　是指接受抗原刺激后，经克隆扩增和分化，能够发挥免疫效应的 T 细胞。效应 T 细胞存活期短，不表达 CD45RA 和 L – 选择素，而表达 CD45RO 和高水平 IL – 2R，借此能与初始 T 细胞相区别。效应 T 细胞能向外周炎症部位或某些器官组织迁移，并不参与淋巴细胞再循环。他们与 APC 或肿瘤细胞、病毒感染靶细胞表面相应抗原肽 – MHC 分子复合物特异性结合后，可通过释放多种细胞因子或分泌细胞毒性物质，介导细胞免疫效应或辅助体液免疫效应。

（3）记忆 T 细胞（memory T cell，Tm）　是指接受抗原刺激后，在增殖分化过程中停止分化，成为静息状态的长寿 T 细胞。Tm 细胞表达 CD45RO 和多种黏附分子（如 CD44），主要存在于血液和外周免疫器官，并能向炎症部位和某些组织迁移，可参与淋巴细胞再循环。当它们再次接受相同抗原刺激后，可迅速活化，进而增殖分化为效应 T 细胞和新生记忆 T 细胞。Tm 细胞可规律性自发性增殖，使其数量维持在一定水平。

2. 根据 TCR 类型分类

（1）αβT 细胞　为表达 TCRαβ 的 T 细胞，即通常所称的 T 细胞，如未特指，本书所述的各类 T 细胞均为 αβT 细胞。αβT 细胞是执行适应性免疫应答的 T 细胞，占脾、淋巴结和循环 T 细胞的 95% 以上。αβT 细胞多为 CD4 或 CD8 单阳性细胞，只能识别 MHC 分子提呈的抗原肽，即表达在 APC 表面的抗原肽 – MHC 分子复合物，并且具有自身 MHC 限制性，其主要功能是介导细胞免疫、辅助体液免疫和参与免疫调节。

（2）γδT 细胞　为表达 TCRγδ 的 T 细胞，主要分布于皮肤、黏膜和皮下组织，其抗原受体缺乏多样性，主要识别 CD1 分子提呈的脂类抗原或某些完整的多肽抗原，且不受 MHC 限制。γδT 细胞多为 CD4⁻CD8⁻细胞（少数可表达 CD8）。γδT 细胞是执行固有免疫应答的 T 细胞，具有抗感染和抗肿瘤作用，可杀伤病毒或胞内病原体感染的靶细胞、表达热休克蛋白和异常表达 CD1 分子的靶细胞，以及杀伤某些肿瘤细胞。活化的 γδT 细胞还通过分泌多种细胞因子（如 IL – 2、IL – 3、IL – 4、IL – 5、IL – 6、GM – CSF、TNF – α、IFN – γ 等）发挥免疫调节作用和介导炎症反应。

αβT 细胞与 γδT 细胞的特征与功能比较见表 7 – 1。

表 7 - 1 αβT 细胞与 γδT 细胞的比较

特征		αβT	γδT
TCR 表达情况		高度多样性	较少多样性
分布	外周血	60% ~70%	5% ~15%
	组织	外周淋巴组织	黏膜皮下组织
表型	CD3CD2	100%	100%
	CD4$^+$CD8$^-$	60% ~65%	<1%
	CD4$^-$CD8$^+$	30% ~35%	20% ~50%
	CD4$^-$CD8$^-$	<5%	≥50%
识别抗原		经典 MHC 分子提呈的线性多肽	直接识别某些细胞表面的糖蛋白、热休克蛋白和磷酸化抗原，或 CD1 分子提呈的脂类抗原
抗原识别特异性		高（单一特异性）	较低（泛特异性）
提呈抗原		经典 MHC 分子	MHC I 类样分子
MHC 限制		有	无
免疫记忆		有	无
主要作用		介导细胞免疫，辅助体液免疫和参与免疫调节	杀伤某些肿瘤细胞和病毒感染或胞内寄生菌感染的靶细胞

3. 根据 CD 分子的表达分类 根据是否表达 CD4 或 CD8 分子，T 细胞分为 CD4$^+$T 细胞和 CD8$^+$T 细胞。

（1）CD4$^+$T 细胞 CD4 表达于 60% ~65% T 细胞及部分 NKT 细胞膜上，巨噬细胞和树突状细胞上亦可表达 CD4，但表达水平较低。CD4$^+$T 细胞识别由 13 ~17 个氨基酸残基组成的抗原肽，受自身 MHC II 类分子的限制，活化后主要亚群有辅助性 T 细胞，主要通过分泌多种细胞因子辅助细胞免疫和体液免疫，有少数 CD4$^+$效应 T 细胞具有细胞毒作用和免疫抑制作用。

（2）CD8$^+$T 细胞 CD8 表达于 30% ~35% T 细胞膜上。CD8$^+$T 细胞识别由 8 ~12 个氨基酸残基组成的抗原肽，受自身 MHC I 类分子的限制。CD8$^+$T 细胞主要是一类具有杀伤活性的效应细胞，称为细胞毒性 T 细胞。活化后具有细胞毒作用，可特异性杀伤靶细胞。

4. 根据功能特征分类 αβT 细胞根据其功能特征可分为辅助性 T 细胞、细胞毒性 T 细胞和调节性 T 细胞。

（1）辅助性 T 细胞（helper T cell, Th） Th 细胞是组成性表达 TCRαβ 和 CD4 分子的 T 细胞，其 TCR 识别抗原肽受 MHC II 类分子限制。由于受抗原性质、微环境细胞因子及 APC 所表达共刺激分子等多种因素调控，Th 细胞可分化为 Th0、Th1、Th2、Th17 和 Th3 等不同功能亚群（图 7 - 6）。

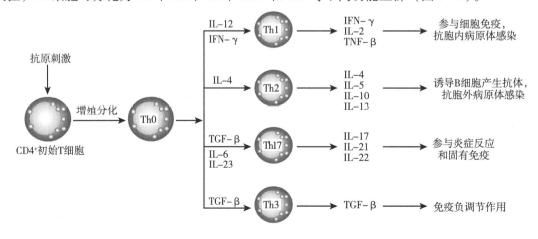

图 7 - 6 CD4$^+$Th 细胞亚群形成及其产生的细胞因子和主要功能

1）Th0 未受抗原刺激的初始 $CD4^+T$ 细胞接受抗原刺激后先分化为 Th0 细胞，可分泌低水平 IL-4 和 IFN-γ。Th0 细胞向不同谱系的分化受抗原的性质、种类、结构、剂量以及共刺激分子和细胞因子等因素的调控，而最重要的影响因素是细胞因子的种类和细胞因子之间的平衡。例如，胞内病原菌和肿瘤抗原以及 IL-12、IFN-γ 诱导 Th0 向 Th1 细胞分化；胞外病原菌和可溶性抗原以及 IL-4 诱导 Th0 向 Th2 细胞分化；TGF-β 和 IL-6 诱导 Th0 分化为 Th17 细胞；TGF-β 诱导 Th0 分化为 Th3 细胞。

2）Th1 主要分泌 IFN-γ、IL-2 和 TNF-β 等 Th1 型细胞因子，它们能促进 Th1 细胞的进一步增殖，进而发挥细胞免疫效应，同时还能抑制 Th2 细胞增殖。IFN-γ 可活化 Mφ 并增强其对已吞噬病原体的杀伤；IL-2 和 IFN-γ 可协同刺激 CTL 细胞的增殖和分化；TNF-β 可直接诱导靶细胞凋亡和促进炎症反应。因此 Th1 细胞的主要效应是通过分泌细胞因子增强细胞介导的抗感染免疫，特别是抗胞内病原体的感染。Th1 细胞也是迟发型超敏反应的主要效应 T 细胞，故也称为迟发型超敏反应 T 细胞（T_{DTH}）。在病理情况下，Th1 参与许多自身免疫性疾病的发生和发展，如类风湿关节炎和多发性硬化症等。

3）Th2 主要分泌 IL-4、IL-5、IL-10、IL-13 等 Th2 型细胞因子，与 B 细胞的增殖、分化和成熟及抗体的生成有关，故可增强抗体介导的体液免疫应答，具有抗胞外病原体感染的免疫作用，同时抑制 Th1 细胞增殖。Th2 细胞在超敏反应及抗寄生虫感染中也发挥重要作用，如 IL-4 和 IL-5 可诱导 IgE 生成和嗜酸粒细胞活化。特应性皮炎和支气管哮喘的发病与 Th2 细胞因子分泌过多有关。

4）Th17 是一种能够分泌 IL-17 的 T 细胞亚群，在自身免疫性疾病和机体防御反应中具有重要的意义。TGF-β、IL-6、IL-23 和 IL-21 在 Th17 细胞的分化形成过程中起着积极的促进作用，而 IFN-γ、IL-4 等则抑制其分化。

5）Th3 主要分泌 TCF-β，具有免疫负调节作用，抑制细胞和体液免疫应答。Th3 细胞功能过高或过低与某些肿瘤或自身免疫病的发生相关。

6）Tfh 滤泡辅助 T 细胞（follicular helper T cell，Tfh）是一种存在于外周免疫器官淋巴滤泡的 $CD4^+T$ 细胞，其产生的 IL-21 在 B 细胞分化为浆细胞、产生抗体和 Ig 类别转换中发挥重要作用，是辅助 B 细胞应答的关键细胞。

需要指出的是，不同亚群的 Th 分泌不同的细胞因子只是反映了这些细胞处于不同分化状态，不同的分化状态在一定条件下可以相互转变。

（2）细胞毒性 T 细胞（cytotoxic T lymphocyte，CTL） 即 $CD8^+T$ 细胞，虽然 γδT 细胞、NKT 细胞也具有细胞毒作用但并不属于 CTL 的范畴。CTL 是组成性表达 TCRαβ 和 CD8 分子的 T 细胞。CTL 通过其细胞膜表面的 TCR 识别抗原时受到 MHC I 类分子的限制，CTL 主要特异性识别内源性抗原肽（存在于被病毒等胞内寄生病原体感染的靶细胞或肿瘤细胞中），进而发挥特异性杀伤靶细胞也就是细胞毒作用，同时也可分泌细胞因子，参与免疫调节。活化的 CTL 可通过以下作用机制产生细胞毒作用：一是释放穿孔素（perforin）、颗粒酶（granzyme）及淋巴毒素（LTα），直接使靶细胞溶解破坏或发生凋亡；二是高表达 FasL 或分泌 TNF-α，分别与靶细胞表面 Fas 或 TNF 受体（TNFR）结合，通过 Fas-FasL 途径或 TNF-TNFR 途径诱导靶细胞凋亡。CTL 在杀伤靶细胞的过程中自身不受损伤，可连续杀伤多个靶细胞。此外，还可通过分泌 Th1 型细胞因子（IL-2、IFN-γ、TNF-β）或 Th2 型细胞因子（IL-4、5、6、10、13）发挥免疫调节作用。

（3）调节性 T 细胞（regulatory T cell，Treg） 通常所称的 Treg 是 $CD4^+CD25^+Foxp3^+$ 的 T 细胞。Foxp3（forkhead box p3）是一种转录因子，不仅是 Treg 的重要标志，也参与 Treg 的分化和功能。Treg 在免疫耐受、自身免疫病、感染性疾病、器官移植、肿瘤等多种疾病中发挥重要的作用。按来源不同，Treg 可分为两类：一是自然调节性 T 细胞（natural Treg，nTreg），直接从胸腺分化而来，占外周血 $CD4^+$

T 细胞的 5% ~10%，主要通过细胞间直接接触发挥抑制功能；二是诱导调节性 T 细胞（inducible Treg，iTreg），或称适应性调节 T 细胞，由初始 CD4⁺T 细胞分化产生，主要包括 Tr1 和 Th3 两种亚群，分别主要通过分泌细胞因子 IL - 10 和 TCF - β 发挥抑制功能。另外，CD8⁺T 细胞中也存在一类 CD8⁺调节性 T 细胞（CD8⁺ Treg），对自身反应性 CD4⁺T 细胞具有抑制活性，同时能抑制移植物排斥反应。

> **⊕ 知识链接**
>
> ### Treg 细胞与自身免疫病
>
> 目前，Treg 细胞过继转移疗法已进入治疗某些自身免疫病的临床试验阶段，主要实施办法是从患者体内分离出部分 Treg 细胞，经过体外活化和扩增，再输回患者体内。Marek - Trzonkowska 等近期的研究表明，给刚出现 1 型糖尿病的患儿过继自身来源的 Treg 细胞能够有效保护胰岛 B 细胞的功能，缓解 1 型糖尿病的发生。另外对系统性红斑狼疮的研究指出，缺少 Treg 细胞的小鼠会出现以产生大量抗双链 DNA 抗体为特点的症状；SLE 患者体内的 Treg 细胞数量较健康人明显减少，缺乏正常免疫调节活性，并且更容易发生由 Fas 介导的凋亡；当体外扩增 SLE 患者的 Treg 细胞时，其免疫调节活性有所恢复，向患者回输后可以改善病情。
>
> 尽管 Treg 细胞免疫治疗在 1 型糖尿病、SLE、重症肌无力等自身免疫病中取得了良好的免疫效果，但已有的研究表明 Treg 细胞免疫治疗在其他自身免疫病模型中的治疗效果尚差强人意。这种结果的差异可能与自身免疫病患者体内微环境不同密切相关。Treg 细胞与自身免疫病的关系有待进一步研究。

二、B 淋巴细胞

B 淋巴细胞（B lymphocyte）由哺乳动物骨髓（bone marrow）或鸟类法氏囊（bursa of Fabricius）中的淋巴样干细胞分化发育而来，故称 B 细胞。成熟 B 细胞主要定居于外周免疫器官（淋巴结皮质浅层和脾脏红髓及白髓）的淋巴滤泡内。在外周血中 B 细胞占淋巴细胞总数的 20% ~25%。根据 B 细胞的表面标志和功能特征及是否表达 CD5 分子，可将 B 细胞分为两个亚群：B1 细胞是执行非特异免疫应答的固有免疫细胞；B2 细胞是执行特异性体液免疫应答的适应性免疫细胞，通过产生抗体发挥特异性体液免疫功能，同时也是重要的抗原提呈细胞，并参与免疫调节。

（一）B 细胞的分化发育

B 细胞的分化、发育可分为抗原非依赖和抗原依赖两个阶段。人和哺乳动物的 B 细胞在骨髓中以抗原非依赖的方式发育成熟，经历了祖 B 细胞→前 B 细胞→未成熟 B 细胞→成熟 B 细胞四个阶段，在上述 B 细胞四个发育阶段 CD19 和 CD45R 在细胞膜面的表达贯穿始终（图 7 - 7）。

1. 祖 B 细胞阶段 祖 B 细胞（pro - B cell）由骨髓淋巴干细胞衍生而来，其表面具有多种黏附分子、干细胞生长因子受体（SCFR）和白细胞介素 - 7 受体（IL - 7R）；而不表达 B 细胞抗原受体（BCR/mIgM）。骨髓微环境中始祖 B 细胞通过表面迟现抗原 - 4（very late antigen - 4，VLA - 4）等黏附分子与骨髓基质细胞表面 VCAM - 1 等相应黏附分子结合相互作用，进而通过表面 SCFR 和 IL - 7R 接受骨髓基质细胞表面膜型 SCF（mSCF）及其分泌的 IL - 7 刺激后，分化发育为前 B 细胞。

2. 前 B 细胞阶段 前 B 细胞（pre - B cell）胞质中出现 IgM 的重链分子即 μ 链，膜表面出现少量由 μ 链与替代性轻链组成的前 B 细胞受体（pre - BCR）。此种前 B 细胞受体虽然没有抗原识别结合能力，但与前 B 细胞的进一步分化发育有关。

3. 未成熟 B 细胞阶段 未成熟 B 细胞（immature B cell）由前 B 细胞分化而来，表达完整膜型 IgM （mIgM/BCR），此阶段发生 B 细胞发育的阴性选择。凡 BCR 可与骨髓基质细胞表面自身抗原以高亲和力结合的未成熟 B 细胞克隆发生凋亡或失能（anergy），凡 BCR 不与骨髓基质细胞表面自身抗原的未成熟 B 细胞克隆，则将能够继续分化发育成熟，形成能识别外来抗原的众多特异性 B 细胞克隆。异常情况下，自身反应性 B 细胞若逃逸上述选择而存活，则将导致自身免疫病发生。

4. 成熟 B 细胞阶段　成熟 B 细胞（mature B cell）表面可同时表达 mIgM 和 mIgD，参与构成 BCR 的主要组分，且分别与 Igα 和 Igβ 结合为复合物，表达 CD19、CD21 和 CD81 组成的辅助受体，以及补体受体、某些丝裂原受体和细胞因子受体等。

成熟 B 细胞随血液循环迁移至外周淋巴器官，在此未受抗原刺激的成熟 B 细胞称初始 B 细胞（naïve B cell）。在受到抗原刺激后，B 细胞随即发生增殖、分化为浆细胞进而产生抗体，此即 B 细胞发育的抗原依赖期。

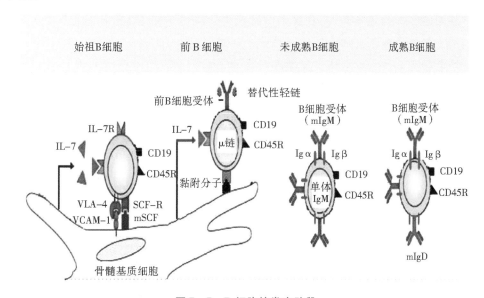

图 7 - 7　B 细胞的发育阶段

（二）B 细胞的表面分子及其作用

1. B 细胞抗原受体复合物　B 细胞表面最重要的分子就是 B 细胞抗原受体（B cell receptor，BCR）复合物。BCR 复合物由一个膜结合型免疫球蛋白分子（mIg）和与其相连的 Igα/Igβ 异二聚体组成。mIg 结合抗原表位，Igα/Igβ 传递抗原刺激信号。

（1）BCR　是 B 细胞表面特异性识别抗原的受体，也是所有 B 细胞的特征性表面标志，其化学本质是膜型免疫球蛋白。未成熟 B 细胞只表达 mIgM，成熟 B 细胞除表达 mIgM 外，还高表达 mIgD。BCR 是由两条相同的重链和两条相同的轻链通过链间二硫键共价结合组成的一个四肽链分子：BCR 胞外区肽链 N 端为可变区，其内各有三个氨基酸组成和排列顺序高度易变的超变区，从而造就了 BCR 的高度多样性和对相应抗原表位识别结合的高度特异性；BCR 胞内区短小，没有传递细胞活化信号的功能，其疏水性跨膜区含带正电荷的氨基酸残基，借此能与跨膜区带负电荷氨基酸残基的 Igα/Igβ 异二聚体非共价结合组成 BCR - Igα/Igβ 复合体，如图 7 - 8 所示。

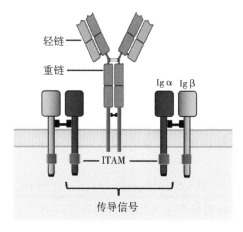

图 7 - 8　BCR - Igα/Igβ 复合体示意图

（2）Igα/Igβ（CD79a 和 CD79b） Igα 和 Igβ 均属于免疫球蛋白超家族，两条肽链通过链间二硫键连接组成的跨膜蛋白，其胞内区含免疫受体酪氨酸激活基序（immunoreceptor tyrosine – based activation motif, ITAM）结构域，转导 mIg 结合抗原后产生的活化信号。

B 细胞表面 BCR – Igα/Igβ 复合体与 T 细胞表面 TCR – CD3 复合体不同，可直接识别结合暴露于抗原分子表面的 B 细胞表位。B 细胞通过表面 BCR – Igα/Igβ 复合体交联识别结合抗原表位后，可使其胞浆内与 Igα/Igβ 异二聚体尾肽相关的蛋白酪氨酸激酶（BLK、Fyn 或 Lyn）活化，导致 Igα/Igβ 胞质区 ITAM 磷酸化，启动 B 细胞后续活化信号的转导。

⊕ **知识链接**

抗原受体 BCR、TCR 多样性产生机制

免疫应答的特异性是建立在 T、B 淋巴细胞抗原受体的多样性上。BCR（或 Ig）是由四条多肽链组成，两条轻链和两条重链；TCR 由两条多肽链组成，αβ 链或 γδ 链。不论是哪一种肽链，其胞膜外区均包括可变区和恒定区。识别各种抗原的抗原受体可变区（V 区）是由不同的 V 基因编码的。编码 BCR 和 TCR 各条多肽链的胚系基因结构是在不同的染色体或同一条染色体的不同部位，各基因结构中包括编码 V 区的众多 V、D、J 基因片段群和编码 C 区的 C 基因。在 T、B 淋巴细胞发育过程中，抗原受体 BCR、TCR 的表达通过基因重排，V、D、J 片段或 V、J 片段随机连接组成 V 基因，众多 V 区基因片段的组合和轻重链的组合，造成了抗原受体的多样性。此外，V、D、J 基因片段连接的不准确或 N – 核苷酸的插入，也产生了多样性。在 BCR，除上述机制外，其 V 区基因尚有体细胞高频突变造成的多样性。这几种机制的综合，使 T、B 淋巴细胞能在相对有限的基因数目的基础上，建立巨大的、具有各种特异性的抗原受体库，以识别各种不同的抗原。

2. B 细胞共受体 B 细胞表面的 CD19 与 CD21、CD81 分子以非共价键相连，形成一个 B 细胞特有的多分子活化辅助受体，即共受体。其作用是增强 BCR 与抗原结合的稳定性并与 Igα/Igβ 共同传递 B 细胞活化的第一信号。其中 CD19 分子在 B 细胞谱系发育的各个阶段和活化 B 细胞表面均可表达（浆细胞除外），是 B 细胞特有的表面标志；CD21 分子是补体 C3 裂解产物 C3d 的受体，可结合 C3d 形成 CD21 – C3d – 抗原 – BCR 复合物，发挥 B 细胞共受体的作用。另外，CD21 也是 EB 病毒受体，与 EB 病毒选择性感染 B 细胞有关；CD19 与 CD21 紧密相连，其胞质功能区含酪氨酸残基并连有蛋白酪氨酸激酶、参与 B 细胞活化信号的转导；CD81 为跨膜蛋白，其作用目前还不十分清楚，可能具有稳定 D19/CD21/CD81 复合体的作用。

外周免疫器官淋巴滤泡中的滤泡树突状细胞能够借助相应受体识别结合可溶性抗原与 IgG 抗体或 C3d 结合形成的复合物，并将复合物长期滞留于细胞表面，B 细胞通过表面 BCR – Igα/Igβ 复合体及其辅助受体（CD21/CD19/CD81 复合体）与抗原 – 抗体 – C3d 复合物或抗原 – C3d 复合物中相应抗原表位和 C3d 交联结合，可使 CD19 胞质区与信号转导相关的酪氨酸磷酸化并激活相关的蛋白酪氨酸激酶，加强 BCR 下游信号转导。研究证实，在 BCR 辅助受体参与下，B 细胞对抗原刺激的敏感性可提高 1000 倍以上。

3. 共刺激分子 抗原与 B 细胞的 BCR 结合，所产生的信号经由 Igα/Igβ 和 CD19 转导至细胞内，此即诱导产生 B 细胞活化的第一信号。但仅有第一信号不足以使 B 细胞活化，还需要第二信号也就是共刺激信号。B 细胞通过表面 CD40 和 ICAM – 1 等共刺激分子与 Th 细胞表面相应 CD40L 和 LFA – 1 共刺激分子结合相互作用，此即诱导产生 B 细胞活化的第二信号，进而 B 细胞活化增殖产生适应性体液免疫应答。另外，B 细胞还能以专职提呈细胞的身份通过其表面共刺激分子的表达促进 T 细胞的增殖。

（1）CD40　是 B 细胞表面最重要的共刺激分子，属肿瘤坏死因子受体超家族（TNFRSF）成员，组成性地表达于成熟 B 细胞。B 细胞在接受抗原刺激产生活化第一信号的基础上，通过 B 细胞表面 CD40 与活化 CD4$^+$Th 细胞表面相应共刺激分子配体 CD40L（CD154）结合相互作用，可诱导产生共刺激信号，使 B 细胞活化。CD40 与 CD40L 的结合是 B 细胞活化的第二信号，对 B 细胞分化成熟和抗体的产生起重要作用。

（2）CD80 和 CD86　CD80（B7-1）和 CD86（B7-2）分子在静息 B 细胞不表达或低表达，在活化 B 细胞表达增强。B 细胞作为专职抗原提呈细胞，在提呈抗原时与 CD4$^+$Th 细胞结合相互作用产生 T 细胞活化第一信号的基础上，通过 B7-1、B7-2 与 CD28 相应配体分子结合相互作用，可诱导产生共刺激信号（T 细胞活化的第二信号），导致 T 细胞活化。而 B7-1、B7-2 与 CTLA-4 相互作用抑制 T 细胞活化。

（3）黏附分子　Th 细胞对 B 细胞的辅助以及活化 B 细胞向 T 细胞提呈抗原，均需要细胞间的接触，黏附分子在此过程中起重要作用。ICAM-1（CD54）分子是表达于 B 细胞表面的黏附分子，与活化 CD4$^+$Th 细胞表面相应黏附分子 LFA-1 结合可诱导产生共刺激信号，促进 B 细胞活化第二信号的产生。

4. 丝裂原受体及其他表面分子

（1）丝裂原受体　B 细胞表面具有脂多糖受体（lipopolysaccharides receptor, LPS-R）、葡萄球菌 A 蛋白受体（staphylococal protein A receptor, SPA-R）和美洲商陆受体（PWM-R），他们接受相应丝裂原刺激后可高表达 B7 等共刺激分子和其他黏附分子，并发生非特异性有丝分裂，使多克隆 B 细胞转化为淋巴母细胞，可用于检测 B 细胞功能状态。

（2）IgG Fc 受体Ⅱ（FcγRⅡ）　多数 B 细胞表达 IgG Fc 受体Ⅱ（FcγRⅡ），包括 FcγRⅡ-A 和 FcγRⅡ-B 两种类型。FcγRⅡ-A 为活化性受体，B 细胞通过表面 FcγRⅡ-A 与抗原-抗体复合物中 IgG Fc 段结合，不仅有助于 B 细胞对抗原的捕获，而且能促进 B 细胞活化。FcγRⅡ-B 是 B 细胞表面的抑制性受体，其胞质区含 ITIM 结构域，可转导抑制 B 细胞活化的信号，下调体液免疫应答。

（3）细胞因子受体　静息 B 细胞接受抗原或丝裂原刺激后，可表达多种与其活化、增殖、分化密切相关的 IL-1R、IL-2R、IL-4R、IL-5R、IL-6R、IL-7R、IL-10R、IL-21R 及 IFNγR 等细胞因子受体。相关细胞因子与不同分化阶段 B 细胞表面相应细胞因子受体结合后，可诱导 B 细胞活化、增殖，最终分化为合成分泌不同类型抗体的浆细胞。

（4）补体受体　多数 B 细胞表面表达可与补体 C3b 和 C3d 结合的受体，分别称为 CR1 和 CR2（即 CD35 和 CD21）。CR 与相应配体结合后，可促进 B 细胞活化。CR2 也是 EB 病毒受体，在体外可用 EB 病毒感染 B 细胞，使之转化为 B 淋巴母细胞系，从而达到永生化（immortalized）。

（三）B 细胞的亚群及功能

B 细胞为异质性群体，具有不同的表面标志和功能。根据 B 细胞发生、分布、功能特征及是否表达 CD5 分子，将 B 细胞分为执行固有免疫应答的 B1 细胞和执行适应性体液免疫应答的 B2 细胞两个亚群（表 7-2）。

1. B1 细胞　占 B 细胞总数的 5%～10%，产生于个体发育的早期，主要分布于腹膜腔、胸膜腔和肠道固有层中。B1 细胞的发生不依赖于骨髓细胞，在个体发育胚胎期由胎肝发育而来，具有自我更新能力。小鼠 B1 细胞表面标志为 CD5 分子，人 B1 细胞尚未找到特异性标志。B1 细胞的抗原识别谱较窄，主要识别细菌多糖类 TI 抗原和某些变性自身抗原。B1 细胞属于固有免疫细胞，其产生抗体无需 Th 细胞协助；在免疫应答早期发挥作用，接受抗原刺激后 48 小时即可产生相应低亲和力 IgM 类抗体；不发生抗体类别转换；无免疫记忆。B1 细胞参与对多种细菌（尤其腹膜腔中）的抗感染免疫，属于一类承担非特异性免疫功能的重要细胞，构成了机体免疫的第一道防线。慢性淋巴细胞白血病（chronic lymphocytic leukemia）中的 B 细胞均表达 CD5，一般认为其来源于 B1 细胞。

2. B2 细胞　即通常所指的 B 细胞，是分泌抗体参与体液免疫应答的主要细胞。B2 细胞在个体发育过程中出现相对较晚，由骨髓多能造血干细胞分化而成，但没有自我更新能力。成熟的 B2 细胞定位于外周淋巴器官的滤泡区，因而也称为滤泡 B 细胞（follicular B, FOB）。B2 细胞主要识别蛋白质抗原。在 Th 细胞的辅助下，B2 细胞可介导对胸腺依赖抗原的免疫应答，最终分化成浆细胞（plasma cell），进而产生高亲和力特异性抗体，行使体液免疫功能。初次免疫应答后保留下来的部分高亲和力细胞分化成记忆 B 细胞（memory B cell），当再次感染时记忆 B 细胞可快速分化为浆细胞，迅速做出再次免疫应答。B2 细胞的具体功能如下。

（1）摄取加工提呈抗原　B 细胞作为专职抗原提呈细胞，可通过表面 BCR 直接识别结合进而摄取外源性抗原，并将加工形成的抗原性短肽（线性表位）以抗原肽 – MHC Ⅱ 类分子复合物的形式转运到细胞表面，供 CD4$^+$T 细胞（主要是 CD4$^+$Th2 细胞）识别结合并活化，活化的 CD4$^+$Th 辅助适应性体液免疫应答产生。

（2）合成分泌抗体、介导体液免疫效应　B 细胞作为免疫应答细胞，接受相应抗原刺激后，在活化 CD4$^+$Th2 细胞协助下可增殖分化为浆细胞。浆细胞是合成分泌抗体的效应细胞，在不同细胞因子的作用下，可产生不同类型的抗体发挥免疫效应：与相应病原体或细菌外毒素特异性结合，可产生抑菌和中和病毒或毒素作用；IgG 类抗体与相应抗原结合后，在吞噬细胞参与下可产生促进吞噬的免疫调理作用；IgG 或 IgM 类抗体与抗原结合形成的免疫复合物激活补体经典途径，产生溶菌效应和 C3b 介导的调理作用；IgG 类抗体可与肿瘤或病毒感染靶细胞表面相应抗原特异性结合后，通过 ADCC 效应使上述靶细胞溶解破坏；特异性 IgE 抗体通过其 Fc 段与肥大细胞或嗜碱性粒细胞表面 FcεR 结合使之致敏后，再次与相应变应原接触可引发 Ⅰ 型超敏反应。

（3）合成细胞因子参与免疫调节　B 细胞也可产生细胞因子，如 IL – 6、IL – 10、TNF – α 等参与调节巨噬细胞、树突状细胞、NK 细胞及 T 细胞的功能。

表 7 – 2　B1 细胞和 B2 细胞的比较

比较项目	B1 细胞	B2 细胞
更新的方式	自我更新	由骨髓产生
主要分布	胸膜腔、腹膜腔、肠道固有层	脾、淋巴结、黏膜相关淋巴组织
表面标志	CD5$^+$、mIgM$^+$	CD5$^-$、mIgM$^+$/IgD$^+$
自发性 Ig 的产生	高	低
识别的抗原	多糖抗原为主	可溶性蛋白质抗原为主
特异性	多反应性	单特异性，尤其在免疫后
分泌 Ig 的类型	IgM > IgG	IgG > IgM
体细胞高频突变	低/无	高
免疫记忆	无	有

第二节　抗原提呈细胞与抗原的加工处理及提呈

一、抗原提呈细胞

抗原提呈细胞（antigen – presenting cell, APC）指能摄取、加工处理抗原，并将抗原以抗原肽 –

MHC 分子复合物的形式提呈给 T 淋巴细胞的一类免疫细胞，在机体免疫应答过程中发挥重要作用。此类细胞能辅助和调节 T 细胞、B 细胞识别抗原并对抗原产生应答，故又称为辅佐细胞（accessory cell）。根据 APC 细胞表面膜分子表达情况和功能的差异，可将其分为专职 APC 和非专职 APC 两类：前者组成性表达 MHC Ⅱ类分子和其他参与 T 细胞活化的共刺激分子和黏附分子，包括单核－巨噬细胞、树突状细胞、B 细胞；后者包括内皮细胞、成纤维细胞、上皮细胞等，通常情况下它们并不表达 MHC Ⅱ类分子，但在特定条件下，如炎症或感染的局部受到 IFN－γ 等细胞因子的诱导时也可表达 MHC Ⅱ类分子、共刺激分子和黏附分子，但加工、提呈抗原的能力相对较弱。

另外，机体有核细胞能将内源性蛋白抗原降解处理为多肽片段，后者与 MHC Ⅰ类分子结合为复合物表达在细胞表面，提呈给 CD8$^+$CTL 识别。如所有表达 MHC Ⅰ类分子的有核细胞一旦被病毒感染或发生突变即可提呈抗原（指被胞内病原体感染产生的病原体抗原或因细胞基因突变产生的突变抗原，均属于内源性抗原），此类细胞亦是 CTL 杀伤攻击的目标，一般统称为靶细胞，这些能表达 MHC Ⅰ类分子参与抗原提呈的有核细胞广义上也属于 APC。

（一）专职抗原提呈细胞

1. 树突状细胞（dendritic cell，DC）　由美国学者 Steinman 于 1973 年发现，因其成熟细胞具有许多树突样或伪足样突起而得名。DC 是目前所知体内功能最强的专职 APC，与其他 APC 相比，其最大特点是能够刺激初始 T 细胞活化增殖，而 Mφ、B 细胞则仅能刺激已活化的或记忆性 T 细胞，故 DC 是机体免疫应答的启动者，在免疫系统中占有独特的地位。

DC 主要由骨髓中髓样干细胞分化而来，与单核－巨噬细胞有共同的前体细胞，这些髓系来源的 DC 称为髓样 DC。部分 DC 由淋巴样干细胞分化而来，与淋巴细胞有共同的前体细胞，此类淋巴系来源的 DC 称为淋巴样 DC。上述两类 DC 各有不同的组织分布、表面标志和功能特点。

从骨髓造血干细胞分化而来的 DC 前体细胞受多种趋化因子吸引，经血液分布于各种实体器官和上皮组织，称为未成熟 DC（immature DC），未成熟 DC 的抗原摄取加工能力强于抗原提呈能力。未成熟 DC 摄取抗原后在趋化因子作用下迁移到外周淋巴器官并逐渐发育成熟，表达大量树突样突起，此时成熟 DC 的抗原提呈能力明显强于抗原摄取加工能力。

DC 广泛分布于脑以外的全身各组织和器官，但数量极少，人外周血 DC 仅占单个核细胞的 1% 以下，根据分布部位的不同将 DC 分为以下三类。①淋巴组织中的 DC：包括分布于淋巴结浅皮质区和脾脏淋巴滤泡内的滤泡 DC，分布于淋巴组织胸腺依赖区和次级淋巴组织中的并指状 DC，分布于胸腺皮质与髓质交界处的胸腺 DC。②非淋巴样组织中的 DC：包括分布于表皮和胃肠上皮的朗格汉斯细胞和分布于内脏实质器官间质毛细管附近的间质细胞。③体液中的 DC：即迁移期体液中的 DC，分布于全身淋巴管。

人 DC 的相对特征性标志为 CD1a 和 CD83，另外还表达 CD4、FcR、MHC 分子、共刺激分子及某些黏附分子等。DC 是体内最重要的 APC，在机体多种生理和病理过程中发挥关键作用，具有重要的生物学功能。

（1）识别和摄取抗原，参与固有免疫　DC 通过三种方式摄取抗原：受体介导的内吞作用摄取可溶性抗原；胞饮作用摄取液相抗原；吞噬作用摄取大颗粒或微生物。

（2）加工和提呈抗原，启动适应性免疫　抗原被 DC 摄入后，经加工、处理，最终形成抗原肽－MHC 复合物表达于 DC 细胞表面，提呈给 T 细胞识别。DC 是初始 T 细胞活化的唯一启动者。

（3）调节免疫应答　DC 能分泌多种细胞因子（如 IL－1、IL－6、IL－8、IL－12、TNF－α、IFN 及 GM－CSF 等），能调节免疫细胞分化、发育、活化及移行等，例如：IL－12 可促进 CD4$^+$Th0 细胞分化发育为 Th1 细胞。此外，DC 还能诱导 CD8$^+$T 细胞及 B 细胞发育。未成熟 DC 或体外用 IL-10 等处理的 DC 能诱导免疫耐受，从而为设计防治移植排斥反应、自身免疫病等的临床干预措施提供了新思路。

> **⊕ 知识链接**
>
> ### DC 与临床
>
> DC 分化、成熟和功能异常（过度活化或低反应性）均可参与多种免疫过程。
>
> ①DC 与感染性疾病：DC 与机体针对细菌、病毒、原虫等多种病原体感染产生的保护性应答密切相关。②DC 与自身免疫病：多种自身免疫病（糖尿病、SLE 等）存在 DC 分化成熟及功能障碍，如 SLE 患者 pDC 表面 TLR 可识别宿主自身 DNA、RNA 及相关蛋白而被激活，从而产生大量 IFN，参与 SLE 发病。③DC 与肿瘤：一方面，DC 存在于肿瘤微环境中，与肿瘤免疫逃逸及转移密切相关；另一方面，基于 DC 的肿瘤生物治疗获得重要进展，如 2010 年 FDA 已批准首个 DC 疫苗（Provenge）治疗晚期前列腺癌。

2. 单核 – 巨噬细胞 单核细胞（monocyte）由骨髓中的前单核细胞发育而来，从血液中移行至组织器官中称为巨噬细胞（macrophage，Mφ）。不同组织器官的 Mφ 具有不同的名称和功能特征（表 7-3），单核 – 巨噬细胞具有强大的吞噬功能，通过受体介导的内吞作用、胞饮作用、吞噬作用等摄取抗原。大多数单核 – 巨噬细胞表达低水平 MHC Ⅰ 类分子、Ⅱ 类分子和共刺激分子，其摄取加工处理抗原的能力远强于抗原提呈能力，此外，单核 – 巨噬细胞还可表达黏附分子、补体受体、Fc 受体、细胞因子受体、模式识别受体等表面分子，发挥各种生物学功能。

表 7-3 正常组织中的单核 – 巨噬细胞

存在部位	细胞名称
骨髓	造血干细胞→单核母细胞→前单核细胞
骨髓和血液	单核细胞→巨噬细胞
组织间隙	组织细胞（结缔组织）、库普弗（kupffer）细胞（肝）、肺泡巨噬细胞（肺）、游走及固定巨噬细胞（淋巴结、脾）、固定巨噬细胞（骨髓）、腹腔和胸腔巨噬细胞（腹腔、胸腔）、破骨细胞（骨）、小胶质细胞（神经组织）、组织细胞（皮肤）、滑膜 A 型细胞（关节）

3. B 淋巴细胞 B 细胞是参与体液免疫应答的重要免疫细胞，也是一类重要的专职 APC。B 细胞高表达 MHC Ⅱ 类分子，能摄取、加工处理抗原，并将抗原肽 – MHC Ⅱ 复合物表达于细胞表面，提呈给 Th 细胞。一般情况下，B 细胞不表达共刺激分子 B7-1 和 B7-2，但受抗原刺激后可表达。B 细胞无吞噬功能，主要通过如下途径摄取抗原。①BCR 途径：B 细胞表面 BCR 可特异性识别和结合抗原，再进行内吞。此效应具有浓缩抗原的效应，在抗原浓度非常低的情况下是有效摄入和提呈抗原的方式。另外，BCR 在特异性识别和结合抗原的同时，也向 B 细胞提供了第一活化信号，故此途径对激发针对 TD 抗原的体液和细胞免疫应答均具有重要意义。②非特异性胞饮作用：此作用不涉及 BCR，经该途径摄取的抗原故仅激活 Th 细胞而不激活 B 细胞。B 细胞对抗原的加工处理方式也与 Mφ 不尽相同。

二、抗原提呈及其机制

T 细胞借助其表面 TCR 识别抗原物质，但一般不能直接识别可溶性蛋白抗原，而仅识别与 MHC 分子结合成复合物的抗原肽：CD4$^+$T 细胞识别 APC 表面抗原肽 – MHC Ⅱ 类分子复合物；CD8$^+$T 细胞识别靶细胞表面抗原肽 – MHC Ⅰ 类分子复合物。细胞将胞质内自身产生或摄入胞内的抗原消化降解为一定大小的抗原肽片段，与胞内 MHC 分子结合，此过程称为抗原加工（antigen processing）。抗原肽与 MHC 分

子结合成抗原肽 – MHC 分子复合物，并表达在细胞表面，以供 T 细胞识别，此过程称为抗原提呈（antigen presenting）。

根据被提呈抗原的来源不同，可将其分为外源性抗原（exogenous antigen）和内源性抗原（endogenous antigen）：前者为来源于细胞外的抗原，如被吞噬细菌等；后者是细胞内合成的抗原，如病毒感染细胞所合成的病毒蛋白、肿瘤细胞合成的蛋白以及胞内某些自身正常成分等。APC 加工处理外源性抗原后形成的抗原肽，常由 MHC II 类分子提呈给 CD4$^+$T 细胞，此为溶酶体途径或 MHC II 类途径；内源性抗原在胞内加工后形成的抗原肽则与 MHC I 类分子结合，提呈给 CD8$^+$T 细胞，此为胞质溶胶途径或 MHC I 类途径。上述两条抗原提呈途径的比较见表 7 – 4。另外，还存在交叉提呈以及 MHC 非依赖性的抗原提呈途径，即 CD1 分子提呈途径。

表 7 – 4 抗原提呈的胞质溶胶途径与溶酶体途径的比较

特点	胞质溶胶途径	溶酶体途径
抗原来源	内源性	外源性
降解抗原部位	胞质蛋白酶体	内体、溶酶体
提呈抗原肽的 MHC 分子	I 类分子	II 类分子
MHC 分子荷肽部位	内质网腔	M II C 或 C II V
分子伴侣	钙联蛋白、TAP	钙联蛋白、Ii 链
抗原提呈细胞	所有有核细胞	专职 APC
应答细胞	CD8$^+$T 细胞	CD4$^+$T 细胞

1. MHC I 类分子途径

（1）内源性抗原的加工处理和转运　胞内合成的内源性抗原在胞浆内被处理和转运。内源性抗原在多种酶和 ATP 的作用下与泛素（ubiquitin）结合，泛素化的内源性抗原被解除折叠，以线性进入蛋白酶体（proteosome），内源性蛋白通过蛋白酶体的孔道，可被降解为含 6～30 个氨基酸的多肽片段。经蛋白酶体降解的抗原肽片段须进入内质网（ER）才能与 MHC I 类分子结合，该过程依赖于 ER 的抗原加工相关转运体（transporter associated with antigen processing，TAP）。胞浆中的抗原肽先与 TAP 的胞质区结合，在 TAP 分子的 ATP 结合结构域作用下，使 ATP 降解，导致 TAP 异二聚体结构改变，孔道开放，抗原肽通过孔道进入 ER 腔（图 7 – 9）。

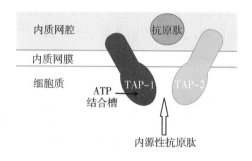

图 7 – 9　TAP 转运抗原肽示意图

（2）MHC I 类分子的组装和提呈抗原肽　MHC I 类分子在粗面 ER 中合成后，被转运至光面 ER。在伴随蛋白参与下，MHC I 类分子组装为二聚体，其 α 链的 α_1 及 α_2 功能区构成抗原肽结合槽，与适合的抗原肽结合，形成复合物。

MHC I 类分子与 ER 上的 TAP 相连，再与经 TAP 转运的抗原肽结合，形成抗原肽 – MHC I 类分子复合物，然后与 TAP、伴随蛋白解离，移行至高尔基复合体，通过分泌囊泡再移行至细胞表面，提呈给

CD8$^+$T 细胞（图 7 – 10）。

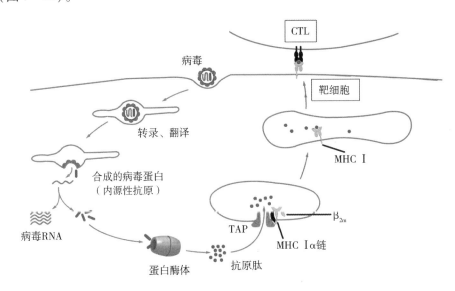

图 7 – 10　内源性抗原提呈的胞质溶胶途径

2. MHCⅡ类分子途径

（1）外源性抗原的加工处理　APC 通过胞饮作用、吞噬作用、受体介导的内吞作用和内化作用摄入外源性抗原，所摄入的外源性抗原由胞浆膜包裹，在胞内形成内体，逐渐向胞浆深处移行，并与溶酶体融合形成内体/溶酶体。内体/溶酶体中含有组织蛋白酶、过氧化氢酶等多种酶，且为酸性环境，可使蛋白抗原降解为含 13～17 个氨基酸的肽段，适合与 MHCⅡ类分子结合。

（2）MHCⅡ类分子的生成和转运　MHCⅡ类分子 α 链和 β 链在粗面 ER 中生成，并在钙联蛋白参与下折叠成异二聚体，插入粗面 ER 膜中。粗面 ER 膜上存在 Iα 相关恒定链（Iα–associated invariant chain, Ii 链），与 MHCⅡ类分子结合，形成九聚体（αβIi)$_3$复合物。Ii 链的作用是：①参与 α 链和 β 链折叠和组装，促进 MHCⅡ类分子二聚体形成；②阻止粗面 ER 中内源性肽与 MHCⅡ类分子结合；③促进 MHCⅡ类分子从 ER 移行，经高尔基复合体进入 MⅡC。

胞内合成的 MHCⅡ类分子被高尔基体转运至一囊泡样腔室，后者称为 MHCⅡ类区室（MHC class Ⅱ compartment, MⅡC）。含外来抗原多肽的内体/溶酶体可与 MⅡC 融合。随后，在酸性蛋白酶作用下，使与 MHCⅡ类分子结合的 Ii 链被部分降解，仅在 MHCⅡ类分子抗原肽结合槽中残留一小段，称为 MHCⅡ类分子相关的恒定链多肽（class Ⅱ–associated invariant chain peptide, CLIP）。

（3）MHCⅡ类分子组装和提呈抗原肽　MHCⅡ类分子的 α$_1$ 和 β$_1$ 功能区折叠为 2 个 α 螺旋和 1 个 β 片层，形成抗原肽结合槽，其两端为开放结构，使与之结合的多肽在 N 端及 C 端可适当延伸，最适的多肽长度在 13～18 个氨基酸之间。

存在于 MⅡC 中的 MHCⅡ类分子，其抗原肽结合槽由 CLIP 占据，故不能与抗原肽结合。HLA – DM 分子（属非经典 MHC 类分子）可使 CLIP 与抗原肽结合槽离解，此时抗原肽才可与 MHCⅡ类分子结合为复合物。

抗原肽 – MHCⅡ类分子复合物随 MⅡC 向细胞表面移行，通过胞吐作用而表达于细胞表面，供 CD4$^+$T 细胞识别，完成外源性抗原肽提呈过程（图 7 – 11）。

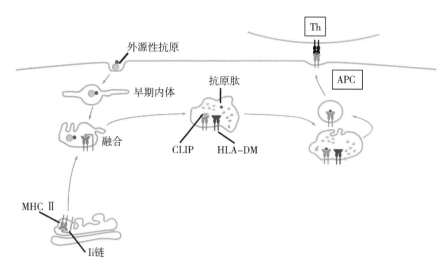

图 7-11　外源性抗原提呈的溶酶体途径

3. 非经典抗原提呈途径——交叉提呈

（1）外源性抗原的交叉提呈途径　某些外源性抗原可从内体/溶酶体中逸出而进入胞质，或直接穿越胞膜而进入胞质，使外源性抗原按内源性抗原提呈途径进行加工和处理。此外，MHC Ⅰ类分子可经 ER 和高尔基复合体进入内体/溶酶体，与其中所含外源性抗原肽结合，或溶酶体中外源性抗原肽经胞吐作用排出胞外，与细胞表面 MHC Ⅰ类分子结合，形成外源性抗原肽–MHC Ⅰ类分子复合物，提呈给 $CD8^+T$ 细胞。

（2）内源性抗原的交叉提呈途径　在某些情况下，胞质内蛋白抗原可进入自吞小泡，后者与内体/溶酶体融合，使内源性抗原按外源性抗原提呈途径进行加工、处理。此外，由于 ER 中的 MHC Ⅱ类分子与 Ii 链亲和力低，导致Ⅱ类分子肽结合槽不能被覆盖，使 ER 中的内源性抗原肽与 MHC Ⅱ类分子结合，形成内源性抗原肽–MHC Ⅱ类分子复合物，移行至细胞表面并提呈给 $CD4^+T$ 细胞。

4. 脂类抗原的 CD1 分子提呈途径　CD1 蛋白属 MHC Ⅰ类样分子，由 CD1a～e 5 种分子组成，可与 $\beta_2 m$ 组成异二聚体。CD1 表达于 APC（如 DC）表面，还可存在于 APC 的内体/溶酶体抗原处理腔室中。此种腔室的酸性环境可改变 CD1 分子构象，使脂类或糖脂抗原与之结合。CD1 对脂类抗原的处理和提呈不依赖于 TAP 或 DM 分子，可能有其他分子参与脂类抗原的加工、处理和对 CD1 的转运等，其机制尚不清楚。

⊕ 知识链接

CD1 提呈途径的生物学意义

脂质抗原通过 MHC 非依赖性方式激活 CD1 限制性 T 细胞，在针对分枝杆菌的抗感染免疫应答中发挥重要作用。此外，CD1 不具有多态性，因而提呈的脂质抗原通常是病原微生物不易随机突变的关键组分，将其作为亚单位疫苗开发具有独特优势，为疫苗研制开拓了新领域。

第三节　临床应用

一、T 细胞及其亚群检测的临床意义

正常机体中各 T 淋巴细胞亚群相互作用，维持着机体的正常免疫功能。当不同淋巴细胞亚群的数量

和功能发生异常时，就可导致机体免疫紊乱并发生一系列的病理变化。目前越来越多的研究说明，T淋巴细胞亚群在各种临床疾病如自身免疫病、免疫缺陷病、变态反应性疾病、再生障碍性贫血、病毒感染、恶性肿瘤等都有异常改变。因此，T淋巴细胞亚群的检测对控制这些疾病的发生、发展，了解疾病的机制、指导临床治疗都有极其重要的意义，已作为临床研究的一种重要手段。

1. 自身免疫病和免疫缺陷病　T淋巴细胞亚群异常改变现已被普遍认为存在于自身免疫病和免疫缺陷病中，CD8$^+$T细胞的数量和功能的低下是发病的重要因素，有时也会出现CD4$^+$T细胞数量和功能的增高。最典型的例子就是活动性SLE，该疾病的患者外周血单个核细胞中CD8$^+$细胞百分率下降，常伴有CD4$^+$T细胞百分率增高，CD4$^+$/CD8$^+$比值升高。AIDS患者中，存在CD4$^+$T细胞数显著减少的现象，故经常出现CD4$^+$/CD8$^+$比值倒置。

2. 病毒感染性疾病　现已证明，很多感染性疾病和免疫抑制有关，CD4$^+$/CD8$^+$比值倒置被认为是病毒感染性疾病的重要指征。在水痘、猩红热、麻疹患者中就发现有CD4$^+$T细胞数减少，CD8$^+$T细胞数增多，CD4$^+$/CD8$^+$比值降低。在急性期和复发的传染性单核细胞增多症中也有CD4$^+$/CD8$^+$比值降低的现象，主要是由CD8$^+$T细胞数增高引起的。

3. 肿瘤　在实体瘤如消化系统恶性肿瘤及乳腺癌等患者中通常有CD4$^+$T细胞数降低，CD8$^+$T细胞数增多，CD4$^+$/CD8$^+$比值明显降低的现象。在血液系非实体肿瘤患者中T淋巴细胞亚群的异常变化就更为复杂。肿瘤患者的细胞免疫功能处于免疫抑制状态，机体免疫系统对识别和杀伤突变细胞的能力下降，因此助长了肿瘤的生长、转移。通过检测肿瘤患者T淋巴细胞亚群的异常变化，了解机体的免疫动态，可指导临床上使用免疫调节剂及其他药物治疗肿瘤患者，以调节其免疫功能，增强机体的抗肿瘤能力。

二、DC 在肿瘤治疗中的应用

DC是目前已知功能最强的抗原提呈细胞，与肿瘤的发生、发展存在着一定的关系。研究发现肿瘤细胞表达的抗原（包括肿瘤特异性抗原）可以负载在DC上，在体外触发免疫反应。DC作为抗肿瘤疫苗对各类肿瘤（如乳腺癌、多发性骨髓瘤、前列腺癌、肾细胞癌、恶性黑色素瘤、结直肠癌和非小细胞肺癌）进行了抗原脉冲DC的临床试验。相关研究表明，载有抗原的DC疫苗是治疗肿瘤安全且有前景的疗法，但临床疗效有待确定。因此，研究DC肿瘤疫苗对肿瘤免疫治疗具有重大意义。

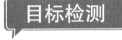

答案解析

一、名词解释

1. 阳性选择　2. 阴性选择　3. TCR　4. BCR　5. 共刺激分子　6. 抗原提呈　7. APC

二、简答题

1. T细胞在胸腺中主要的发育阶段和意义是什么？

2. T细胞表面有哪些主要分子？其功能是什么？

3. T细胞有哪些亚群？各自的功能是什么？

4. B细胞表面有哪些主要分子？其功能是什么？

5. B细胞有哪些主要亚群？各亚群B细胞的主要功能是什么？

6. 试述抗原提呈细胞的类型及提呈抗原特点。

7. 试述内源性抗原和外源性抗原提呈途径的异同。

书网融合……

本章小结　　　　　微课　　　　　题库

第八章 固有免疫系统及其介导的免疫应答

PPT

📖 学习目标

知识要求：

1. 掌握 固有免疫系统的组成；模式识别受体和病原相关分子模式的概念及其相互关系；固有免疫应答的识别特点及其意义。

2. 熟悉 固有免疫应答的作用时相；固有免疫应答与适应性免疫应答的相互关系。

3. 了解 固有免疫的临床应用。

技能要求：

具备利用本章知识解释相关临床现象的能力。

素质要求：

树立严谨求实的科学态度和勇于进取的创新精神。

根据种系和个体免疫的进化、发育和免疫效应机制以及作用特征的不同，机体的免疫可分为固有免疫和适应性免疫两类。固有免疫是在长期种系进化过程中逐渐形成的，其特点为：个体出生时即具备，作用范围广，并非针对特定抗原，故亦称为非特异性免疫或先天性免疫。固有免疫在机体防御机制中具有重要意义，可视为机体抵御致病微生物感染的第一道防线。固有免疫应答在机体非特异性抗感染免疫过程中具有重要意义，在特异性免疫应答的启动、调节和效应阶段也起重要作用。

⇨ 案例引导

案例：患儿，2岁，因发热伴呕吐2天入院，体温39℃，患者2天前无明显诱因开始出现乏力，之后开始出现后颈部疼痛，发热伴呕吐。再次入院，头颅CT显示脑积水。血培养、脑脊液培养肺炎球菌均为阳性，入院第5天出现频繁抽搐，呼吸急促，病情逐渐恶化，于入院第12天抢救无效死亡。

讨论：该患者的临床诊断是什么？为什么儿童容易发生该病？

第一节 固有免疫系统的组成

固有免疫系统由屏障结构、固有免疫细胞和固有免疫分子组成。

一、屏障结构

（一）皮肤黏膜及其附属成分的屏障作用

覆盖于体表的皮肤及与外界相通的腔道内衬着的黏膜共同构成皮肤黏膜屏障，是机体抵御微生物入侵的第一道防线。

1. 物理屏障作用 由致密上皮细胞组成的皮肤和黏膜组织具有机械屏障作用，在正常情况下可有效阻挡病原体侵入体内。黏膜物理屏障作用相对较弱，但黏膜上皮细胞的迅速更新、呼吸道黏膜上皮细胞纤毛的定向摆动及黏膜表面分泌液的冲洗作用，均有助于清除黏膜表面的病原体。

2. 化学屏障作用　皮肤和黏膜分泌物中含有多种杀菌、抑菌物质，主要包括：皮脂腺分泌的不饱和脂肪酸，汗腺分泌的乳酸，胃液中的胃酸及唾液、泪液、呼吸道、消化道和泌尿生殖道黏液中的溶菌酶、抗菌肽和乳铁蛋白等。这些抗菌物质在皮肤黏膜表面形成抗御病原体的化学屏障。

3. 微生物屏障作用　寄居于皮肤和黏膜表面的正常菌群，可通过与病原体竞争结合上皮细胞和营养物质的作用方式，或通过分泌某些杀、抑菌物质对病原体产生防御作用。

（二）血 - 脑屏障

血 - 脑屏障由软脑膜、脉络丛的毛细血管壁和包在壁外的星形胶质细胞形成的胶质膜组成。该结构致密，能阻挡血液中的病原体和其他大分子物质进入脑组织及脑室，从而对中枢神经系统产生保护作用。婴幼儿血 - 脑屏障尚未发育完善，故易发生中枢神经系统感染。

（三）血 - 胎屏障

血 - 胎屏障由母体子宫内膜的基蜕膜和胎儿的绒毛膜滋养层细胞共同构成。该屏障不妨碍母子间营养物质的交换，但可阻止母体内病原体和有害物质进入胎儿体内，因此可以保护胎儿免遭感染。妊娠早期（3 个月内）血 - 胎屏障发育尚未完善，此时孕妇若感染某些病原生物（如风疹病毒）等，可导致胎儿畸形或流产。

二、固有免疫细胞

固有免疫细胞主要包括单核 - 巨噬细胞、中性粒细胞、树突状细胞、NK 细胞、B1 细胞、γδT 细胞、肥大细胞等。固有免疫细胞通常具有以下特征：不表达特异性抗原识别受体；可通过模式识别受体（pattern recognition receptor，PRR）或有限多样性抗原识别受体识别病原体及其感染细胞或衰老损伤的细胞；产生非特异性抗感染、抗肿瘤等免疫保护作用。

（一）吞噬细胞

吞噬细胞包括血液中的单核细胞、中性粒细胞和组织器官中的巨噬细胞，这些细胞作为固有免疫作用的效应细胞，可及时清除入侵体内的病原微生物，在机体抗感染免疫早期发挥重要作用。感染发生时，在局部某些细菌或其产物（如 LPS）、某些补体裂解片段（如 C3a、C5a）和促炎细胞因子（如 IL - 1、IL - 8、MCP - 1、TNF 等）作用下，血液中的中性粒细胞、单核细胞及组织中的巨噬细胞可穿越血管内皮细胞和组织间隙，迁移募集至感染并产生炎症的部位，对侵入的病原微生物形成"围歼"之势。这些聚集在炎症部位的吞噬细胞可通过表面模式识别受体与病原微生物表面相应配体，即病原体相关分子模式（pathogen associated molecular pattern，PAMP）结合，或通过表面调理性受体与结合了 IgG 抗体和 C3b 的病原微生物相结合，而迅速产生吞噬杀菌效应，使病原微生物在胞内氧依赖/氧非依赖杀菌系统和多种蛋白水解酶的作用下，被杀伤破坏、消化降解。中性粒细胞寿命短，发挥吞噬杀菌效应后裂解破坏。巨噬细胞兼备吞噬杀菌和抗原加工提呈作用；活化后具有杀瘤效应，同时还可释放一系列细胞因子和其他炎性介质产生免疫调节作用或介导炎症反应。

（二）自然杀伤细胞

自然杀伤细胞（natural killer cell，NK cell）来源于骨髓淋巴样干细胞，主要分布于骨髓、外周血、肝脏、脾脏、肺脏和淋巴结等处。NK 细胞是一类独立的淋巴细胞群，其不同于 T 细胞和 B 细胞，无需抗原预先致敏就可直接杀伤某些肿瘤、病毒或胞内寄生菌感染的靶细胞。NK 细胞表达不同的表面标志，但多为与其他免疫细胞所共有。目前将 CD3$^-$、CD56$^+$、CD57$^+$、CD16$^+$ 淋巴样细胞鉴定为 NK 细胞。

NK 细胞具有识别正常自身组织细胞和体内异常组织细胞的能力，表现为其仅杀伤病毒感染细胞和突变的肿瘤细胞，而对宿主正常组织细胞一般无细胞毒作用。近年发现，NK 细胞表面具有两类受体。①可激发 NK 细胞杀伤作用的受体：称为杀伤细胞活化受体（killer activatory receptor，KAR），该类受体膜外段含糖类蛋白识别受体，能广泛识别并结合分布于自身组织细胞、病毒感染细胞和某些肿瘤细胞表面的糖类配体。其分子胞浆段含有免疫受体酪氨酸活化基序（immunoreceptor tyrosine - based activation motif，ITAM），可介导活化信号的传递，使 NK 细胞活化并产生杀伤作用。此 ITAM 激活信号途径可被 NK 细胞表面 KIR 所产生的抑制信号阻断。②能够抑制 NK 细胞杀伤作用的受体：称为杀伤细胞抑制受体（killer inhibitory receptor，KIR）。该类受体分子结构特点是胞浆段均含免疫受体酪氨酸抑制基序（immunoreceptor tyrosine - based inhibitory motif，ITIM）。KIR 的配体是自身 MHC I 类分子或自身肽/MHC I 类分子复合物。当配体与 KIR 结合后，胞浆内 ITIM 发生酪氨酸磷酸化，启动负调节信号，阻断 NK 细胞活化，抑制其杀伤活性。NK 细胞可同时表达 KAR 和 KIR，二者协同发挥生物学效应：KAR 与靶细胞表面相应糖类配体结合，通过 ITAM 信号转导途径介导杀伤效应（图 8 - 1）；KIR 与靶细胞表面自身 MHC I 类分子结合，可启动杀伤抑制信号，该信号在胞内起主导作用，能阻断活化信号的传递（图 8 - 2）。

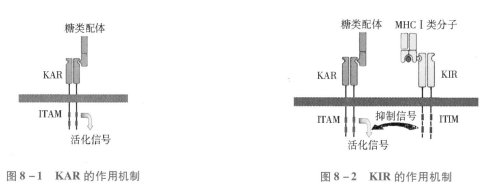

图 8 - 1　KAR 的作用机制　　　　　　图 8 - 2　KIR 的作用机制

（三）固有免疫样淋巴细胞

γδT 细胞、NKT 细胞和 B1 细胞是一类介于适应性免疫细胞和固有免疫细胞之间的固有样淋巴细胞。这类细胞存在于一些特殊部位，其抗原识别受体具有有限多样性，可直接识别某些靶细胞或病原体所共有的特定表位分子。

1. γδT 细胞　T 细胞是高度异质性的细胞群体，根据其 TCR 双肽链的构成不同，可分为表达 TCRαβ 的 T 细胞（αβT 细胞）和表达 TCRγδ 的 T 细胞（γδT 细胞）。γδT 细胞是执行非特异免疫作用的 T 细胞，主要分布于黏膜和上皮组织。γδT 细胞表面抗原受体缺乏多样性，识别的抗原种类有限，主要是某些病原微生物或感染/突变细胞表达的共同抗原，如感染后产生或表达于感染细胞表面的热休克蛋白、CD1 提呈的脂类抗原、某些磷酸化抗原和病毒蛋白等。它们对抗原的识别也与 αβT 细胞不同，即可直接识别结合某些完整的多肽抗原，且不受 MHC 限制。γδT 细胞是皮肤黏膜局部抗病毒感染的重要效应细胞，对肿瘤细胞也有一定的杀伤作用，其杀伤机制与 CD8[+]CTL 基本相同。此外，活化 γδT 细胞还可通过分泌多种细胞因子参与免疫调节。

2. NKT 细胞　是一群细胞表面既有 T 细胞表面标志（TCR），又有 NK 细胞表面标志（CD56）的固有淋巴细胞。主要分布于肝脏、骨髓和胸腺。NKT 细胞 TCR 缺乏多样性，抗原识别谱窄，主要针对不同靶细胞表面 CD1 分子提呈的共有脂类和糖脂类抗原，不受 MHC 限制。NKT 细胞的主要生物学功能是：①非特异性杀伤肿瘤、病毒或胞内寄生菌感染的靶细胞，其杀伤机制与 CD8[+]CTL 类似；②分泌 IL - 4、IFN - γ 和 MCP - 1α 和 MIP - 1β 等细胞因子参与免疫调节和介导炎症反应。

3. B1 细胞　是指表面具有 CD5 和单体 IgM 分子的 B 细胞（CD5$^+$、mIgM$^+$B 细胞），来源于胚肝，主要存在于腹腔、胸腔和肠壁固有层，具有自我更新能力。B1 细胞抗原受体缺乏多样性，抗原识别谱较窄，主要识别某些细菌表面共有的多糖类抗原。B1 细胞接受相应多糖抗原刺激后，48 小时内即可产生以 IgM 为主的低亲和力抗体，但不发生 Ig 类别转换，也不产生免疫记忆。

三、固有免疫分子

（一）补体系统

补体系统是参与固有免疫应答的最重要的一类免疫效应分子。研究证实，多种病原微生物逾越屏障，侵入机体后，可通过旁路途径和 MBL 途径迅速激活补体系统，并由此而产生溶菌或病毒溶解作用。此外，某些补体裂解产物（如 C3a、C5a）具有趋化和致炎作用，可吸引吞噬细胞到达感染部位，发挥吞噬杀菌作用和引起炎症反应；有些补体裂解产物（如 C3b、C4b）具有调理和免疫黏附作用，可促进吞噬细胞对病原体的吞噬清除。

（二）细胞因子

微生物感染机体可刺激免疫细胞和非免疫细胞（如感染的组织细胞）产生多种细胞因子。细胞因子发挥非特异性效应，如致炎、致热、引发急性期反应、趋化炎症细胞、激活免疫细胞、抑制病毒复制、细胞毒作用等。

（三）防御素

防御素（defensin）是一组耐受蛋白酶的一类富含精氨酸的小分子多肽，对细菌、真菌和某些有包膜病毒具有广谱的直接杀伤活性。哺乳动物（包括人类）体内存在两种防御素，即 α - 防御素和 β - 防御素。α - 防御素属阳离子多肽，由中性粒细胞和小肠 Paneth 细胞产生，主要作用于某些细菌和包膜病毒。近期发现 α - 防御素的某些亚型具有阻止病毒（包括 HIV）复制的作用。β - 防御素主要由上皮细胞产生，其效应机制尚不清楚。

（四）溶菌酶

溶菌酶是一种不耐热的碱性蛋白质，广泛存在于各种体液、外分泌液和吞噬细胞溶酶体中。溶菌酶能够裂解 G$^+$菌细胞壁中 N - 乙酰葡萄糖胺与 N - 乙酰壁酸之间的 β - 1,4 - 糖苷键，使细胞壁的重要组分肽聚糖破坏，从而导致细菌溶解破坏。G$^-$菌由于在其肽聚糖外还有脂多糖和脂蛋白包裹，所以对溶菌酶不敏感。但在相应抗体和补体存在条件下，G$^-$菌也可被溶菌酶溶解破坏。

第二节　固有免疫的识别机制

固有免疫的发生及其效应也涉及复杂的识别机制，这是人们对固有免疫认识上的一个飞跃。已证实，固有免疫具有不同于特异性免疫的识别特点，其表现如下。

1. 识别的抗原种类　固有免疫系统一般仅识别微生物及其产物（某些情况下可识别变应原和衰老、突变的细胞），而特异性免疫不仅可识别微生物，也识别非微生物来源的抗原（包括合成的化学物质或大分子）。

2. 识别的靶分子结构　固有免疫识别的靶结构通常是仅存在于微生物病原体（而不存在于哺乳动物细胞）或其产物的某些特征性组分，它们一般是特定类别微生物共有的、高度保守的结构，统称为病原体相关分子模式，负责识别的受体称为模式识别受体。

3. 识别的泛特异性　固有免疫的识别仅具有相对局限的特异性，或称泛特异性，表现为：特异性免疫可区分同种之间的不同微生物，甚至区分同一微生物表达的不同抗原组分；固有免疫仅能识别不同种类的微生物。

一、模式识别受体

模式识别受体是指一类存在于固有免疫细胞表面、非克隆性分布、能够直接识别结合病原微生物或宿主凋亡细胞表面某些共有的特定分子结构的受体。

与 TCR 或 BCR 相比，PRR 具有以下特点。

（1）较少多样性　TCR 和 BCR 是体细胞基因重组后的编码产物，具有极大的多样性，而 PRR 是胚系基因编码产物，所具有的多样性远少于 TCR 和 BCR。

（2）非克隆性表达　PRR 存在于多种固有免疫效应细胞，尤其是巨噬细胞等专职 APC 表面，其表达为非克隆性即同一类型细胞（如巨噬细胞）表达的 PRR 具有相同的特异性。

（3）介导快速的生物学反应　PRR 一旦识别 PAMP，效应细胞立即被激活并发挥效应，一般不涉及细胞增殖，由此决定固有免疫具有快速反应性。

PRR 包括多个家族成员，固有免疫中主要涉及的 PRR 及其配体 PAMP 见表 8-2。

表 8-2　固有免疫中的 PRR 及其配体 PAMP

PRR	PAMP	功能
MBL	微生物表面的甘露糖富集的寡糖	调理作用、激活补体、MBL 途径
CRP	细菌细胞壁磷酰胆碱	调理作用、补体活化
LBP	革兰阴性菌 LPS	将 LPS 传递给 CD14 促进
CD14	革兰阴性菌 LPS	LPS 与 TLR 结合
巨噬细胞甘露糖受体	甘露糖富集的寡糖	吞噬作用
清道夫受体（SR）	革兰阳性/阴性菌表面成分、全细菌	吞噬作用、清除 LPS 等
TLR2	革兰阳性菌磷壁酸和肽聚糖、细菌脂蛋白、分枝杆菌细胞壁组分、钩端螺旋体 LPS、酵母菌的酵母多糖等	活化胞内信号传导、产生黏附分子和炎性细胞因子
TLR4	革兰阴性菌 LPS	同上
TLR9	非甲基化 CpG 基序	产生 Th1 型细胞因子、使 NK 细胞具有细胞毒性

二、病原体相关分子模式

病原体相关分子模式是 PRR 识别结合的配体分子，是病原微生物表面某些共有的高度保守的分子结构，也包括宿主凋亡细胞表面某些共有的特定分子结构。PAMP 具有如下特征：①通常为病原微生物所共有；②为微生物生存和致病性所必需；③是宿主泛特异性识别的分子基础。膜 PRR 识别结合的配体分子（PAMP）数量有限，但这些配体分子在病原微生物中分布广泛，主要包括 G^- 菌的脂多糖、G^+ 菌的肽聚糖和脂磷壁酸，分枝杆菌和螺旋体的脂蛋白和脂肽、细菌和真菌的甘露糖、细菌非甲基化 DNA CpG 序列、病毒双股 RNA（dsRNA）以及宿主凋亡细胞表面的磷脂酰丝氨酸等。上述 PAMP 中，除细菌非甲基化 CpG 序列和病毒 dsRNA 能以游离形式存在外，其余通常只表达于某些特定病原微生物和宿主凋亡细胞表面，而不存在于正常宿主细胞表面。借此，固有免疫细胞可通过表面 PRR 区分"自己"与"非己"成分，并对表达 PAMP 的病原微生物和宿主凋亡细胞，以及作为 PAMP 的某些病原微生物的产物发生应答。

第三节　固有免疫应答的作用时相

一、瞬时固有免疫应答阶段

瞬时固有免疫应答发生于感染 0～4 小时之内。皮肤黏膜及其分泌液中的抗菌物质和正常菌群作为物理、化学和微生物屏障，可阻挡外界病原体对机体的入侵，具有瞬时免疫防卫作用。当少量病原体突破机体屏障结构，进入皮肤或黏膜下组织后，可被局部存在的巨噬细胞迅速吞噬清除。有些病原体，如 G⁻菌可通过直接激活补体旁路途径而被溶解破坏；补体活化产物 C3b/C4b 可介导调理作用，显著增强吞噬细胞的吞噬杀菌能力；C3a/C5a 则可直接作用于组织中肥大细胞，使之脱颗粒释放组胺、白三烯和前列腺素 D2 等血管活性胺类物质和炎性介质，导致局部血管扩张通透性增强。中性粒细胞是机体抗细菌、抗真菌感染的主要效应细胞，中性粒细胞浸润是细菌感染性炎症反应的重要特征。在感染部位组织细胞产生的促炎细胞因子（IL－8、IL－1 和 TNF 等）和其他炎性介质作用下，局部血管内中性粒细胞可被活化，并迅速穿过血管内皮细胞进入感染部位，发挥强大吞噬杀菌效应，通常绝大多数病原体感染终止于此时相。

二、早期诱导性固有免疫应答阶段

早期诱导性固有免疫应答发生于感染后 4～96 小时之内。此时，在某些细菌成分如脂多糖（LPS）和感染部位组织细胞产生的 IFN－γ，MIP－1α 和 GM－CSF 等细胞因子作用下，巨噬细胞被募集到炎症反应部位并被活化，以增强局部抗感染免疫应答能力。与此同时，活化巨噬细胞又可产生大量促炎细胞因子和其他低分子量炎性介质如白三烯、前列腺素和血小板活化因子等，进一步增强扩大机体固有免疫应答能力和炎症反应，产生以下主要反应：①在低分子量炎性介质作用下，使局部血管扩张，通透性增强，有助于血管内补体、抗体等免疫效应分子和吞噬细胞进入感染部位发挥抗感染免疫作用；②在 MIP－1α/β 和 MCP－1 等趋化性细胞因子作用下，使血管内单核细胞和周围组织中更多的吞噬细胞聚集至感染部位，使局部抗感染免疫作用显著增强；③TNF 和血小板活化因子可使局部血管内皮细胞和血小板活化，引起血凝形成血栓封闭血管，从而有效阻止局部病原体进入血流向全身扩散；④促炎细胞因子 TNF－α、IL－1 和 IL－6 作为内热源，可作用于下丘脑体温调节中枢引起发热，对体内病原体的生长产生抑制作用；⑤促炎细胞因子也是引发急性期反应的主要物质，可促进骨髓细胞生成并释放大量中性粒细胞入血，以提高机体抗感染免疫应答能力；还可刺激肝细胞合成分泌一系列急性期蛋白，如 C 反应蛋白（CRP）、甘露聚糖结合凝集素（MBL）和脂多糖结合蛋白（LPS－binding protein, LBP）等，其中 CRP 和 MBL 可激活补体，进一步增强调理作用和产生溶菌效应。此外，B1 细胞接受某些细菌共有多糖抗原，如脂多糖、荚膜多糖等刺激后，可在 48 小时之内产生相应以 IgM 为主的抗菌抗体，此种抗体在血清补体协同作用下，可对少数进入血流的表达上述共有多糖抗原的病原菌产生杀伤溶解作用；NK 细胞、γδT 细胞和 NKT 细胞则可对某些病毒感染和胞内寄生菌感染的细胞产生杀伤破坏作用，在早期抗感染免疫过程中发挥作用。

三、适应性免疫应答启动阶段

适应性免疫应答启动阶段发生于感染 96 小时之后。此时，活化巨噬细胞和树突状细胞作为专职抗原提呈细胞，可将摄入的病原体加工处理为具有免疫原性的小分子多肽，并以抗原肽－MHC 分子复合物的形式表达于细胞表面，同时表面协同刺激分子（如 B7 和 ICAM 等）表达上调，为特异性免疫应答的启动做好准备；然后经淋巴、血液循环进入外周免疫器官，通过与抗原特异性淋巴细胞之间的相互作用，诱导产生特异性免疫应答。

第四节 固有免疫应答的特点及其与适应性免疫应答的关系

一、固有免疫应答的特点

固有免疫应答由固有免疫细胞和分子介导，其主要特点是固有免疫细胞识别多种"非己"异物共同表达的分子，而不是抗原表位，因而，对多种病原微生物或其产物均可应答，并迅速产生免疫效应。

固有免疫细胞（如吞噬细胞）表面具有多种趋化性细胞因子或趋化因子（如 C3a、C5a）的受体。在感染部位趋化性细胞因子或趋化因子作用下，吞噬细胞等固有免疫细胞经趋化并聚集在感染部位，并通过细胞表面 PRR 直接与病原微生物或宿主凋亡细胞表面相应配体分子（PAMP）结合而被激活。活化固有免疫细胞与抗原特异性 T/B 淋巴细胞不同，它们未经克隆扩增即可迅速产生免疫效应。此外，固有免疫细胞寿命较短，在对病原微生物的应答过程中不产生免疫记忆，通常也不会形成免疫耐受。

二、固有免疫应答与适应性免疫应答的关系

免疫系统的三大功能之一是抗感染，固有免疫作为机体抵御微生物侵袭的第一道防线，在抗感染中的作用毋庸置疑。近年在基础免疫学领域取得的重要进展之一是认识到固有免疫对适应性免疫应答具有重要意义。大量研究表明，参与固有免疫的细胞和分子在很大程度上参与免疫系统对"自己"与"非己"的识别，并参与适应性免疫应答的启动，以及影响免疫应答的强度、类型、免疫记忆形成与维持等（图 8 - 3）。

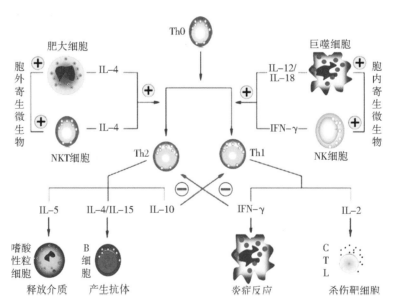

图 8 - 3 固有免疫对适应性免疫的调控

（一）固有免疫参与并调控特异性免疫应答的启动

抗原特异性 T 细胞的激活有赖于双信号，即 TCR 特异性识别抗原肽启动第一信号，以及 APC 与 T 细胞表面黏附分子对相互作用产生第二信号。若缺乏第二信号，T 细胞将失能。巨噬细胞和 DC 等固有免疫细胞可将经过加工处理的抗原肽提呈给 T 细胞，从而提供 T 细胞活化的第一信号。同时，成熟巨噬

细胞和 DC 等高表达共刺激分子（如 B7 分子等），可提供 T 细胞激活的第二信号。换言之，固有免疫细胞是启动适应性免疫应答的关键细胞。

（二）固有免疫影响特异性免疫应答的强度

B 细胞表面的 CD21（补体受体 2）与 CD19、CD20 作为 BCR 的共受体，与 BCR-Igα/Igβ 共同组成 BCR 共受体复合物。被补体活化片段 C3d 包被的抗原可同时与 CD21 和 BCR 结合，从而降低 B 细胞对抗原产生应答的阈值，增强 B 细胞对 TD 抗原初次应答的强度。同样，在特异性 T 细胞应答中，危险因素激活 APC 使之表达 B7，其所提供的 B7/CD28 共刺激信号可降低 T 细胞活化的阈值。

（三）固有免疫影响适应性免疫应答的类型

在适应性免疫应答中，初始 T 细胞具有分化为不同效应细胞的潜能，其具体分化方向主要取决于微环境的组成（尤其是细胞因子的种类）。

固有免疫细胞借助其模式识别机制，不仅能区分"自己"与"非己"，且可识别病原体的类别，从而启动不同类型的特异性免疫应答而清除病原体。其机制是：固有免疫效应细胞表面表达 PRR，通过识别不同 PAMP 而被激活，其表达的细胞因子谱各异，从而诱导初始 T 细胞分化为不同亚群，并决定特异性免疫应答的类型。

（四）固有免疫影响 B 细胞记忆、阴性选择和自身耐受

参与固有免疫的 DC 和补体/补体受体等在诱导和维持免疫记忆中发挥重要作用。例如：B 细胞记忆克隆的维持有赖于抗原的持续刺激，而滤泡树突状细胞（FDC）借助其所表达的补体受体（CR1、CR2），可将以免疫复合物形式存在的抗原长时间滞留在细胞表面，从而维持记忆 B 细胞的形成。还发现，补体在 B 细胞阴性选择和自身耐受形成中也发挥重要作用，其确切机制有待阐明。

第五节　临床应用

一、固有免疫与移植排斥

TLR2 与 TLR4 激动剂或配体可以介导急性移植排斥，或打破已建立的移植耐受。例如：LPS 可以通过激活 TLR4 而终止免疫耐受；可溶性 CD14 则可减轻 LPS 的效应。此外，人体内存在针对猪组织细胞表面某些抗原的预存天然抗体，通过快速激活补体可以介导猪-人异种移植的超急速排斥反应。

二、固有免疫与炎症性疾病

1. 肠道炎症　肠道内环境稳定取决于肠上皮细胞、宿主免疫系统和多样化共生菌群的相互作用。固有免疫细胞表面 PRR 参与多种肠道炎症性疾病，如肠道感染性结肠炎、炎症性大肠炎、结肠癌的发生。

2. 心血管疾病　固有免疫参与多种心血管疾病，如动脉粥样硬化、病毒性心肌炎、扩张型心肌病的发生。

3. 代谢性疾病　PRR 可识别某些内源性分子，通过介导慢性无菌性炎症而引发多种慢性代谢性疾病，如肥胖、糖尿病、痛风等。

4. 肝脏疾病　肝细胞表面 TLR 可参与肝损伤和修复，并与多种肝脏疾病相关，如乙肝、丙肝、酒精性肝病、肝硬化等。

知识链接

调控 APC 启动适应性免疫应答的重要机制——PRR

（1）APC 细胞表面 PRR（如甘露糖受体和清道夫受体）识别并结合病原体细胞壁组分，可介导 APC 吞噬、摄取病原体，此乃抗原提呈的始动环节。

（2）APC 细胞表面 Toll 样受体识别 PAMP，启动胞内信号转导，上调共刺激分子（B7）和 MHC Ⅱ 类分子表达，直接促进特异性 Th 细胞激活。

（3）TLR 启动的胞内信号可诱导细胞因子（如 IL-12、趋化因子等）表达，参与 Th 细胞活化、增殖和定向迁移。

目标检测

答案解析

一、名词解释

1. 模式识别受体（PRR）　　　　2. 病原体相关分子模式（PAMP）

二、选择题

1. 早期诱导性固有免疫应答发生于（ 　 ）

　　A. 感染后 4~96 小时内　　　B. 感染后 4~24 小时内　　　C. 感染后 4~48 小时内

　　D. 感染 0~4 小时内　　　　E. 感染 96 小时内

2. 固有免疫细胞所不具备的应答特点是（ 　 ）

　　A. 直接识别病原体某些共有高度保守的配体分子

　　B. 经克隆扩增和分化后，迅速产生免疫效应

　　C. 识别结合相应配体后，立即产生免疫应答

　　D. 没有免疫记忆功能，不能引起再次应答

　　E. 免疫应答维持时间较短

三、简答题

1. 简述巨噬细胞在固有免疫应答各阶段中的主要作用。

2. 何为模式识别受体？简述其特征和识别的配体分子。

3. 固有免疫应答的识别特点是什么？

书网融合······

本章小结

微课

题库

第九章　适应性免疫应答

PPT

📖 学习目标

知识要求：

1. **掌握**　细胞免疫应答及体液免疫应答的过程；抗体产生的一般规律。

2. **熟悉**　B 细胞对 TI 抗原的免疫应答；适应性免疫应答的生物学意义。

3. **了解**　T 细胞和 B 细胞活化的信号转导。

技能要求：

根据适应性免疫应答的特点，理解其在相关临床疾病诊断和治疗中的运用。

素质要求：

具备辩证分析问题的能力，能正确地理解适应性免疫应答对机体的作用具有两面性。

⇨ 案例引导

案例：患儿，男，9 岁，因面色苍白伴乏力就诊。体格检查发现腹部包块。血常规：WBC $8.4 \times 10^9/L$，RBC $3.65 \times 10^{12}/L$，Hb 61g/L，PLT $672 \times 10^9/L$。腹部 CT 示：肠系膜及腹膜后见多个小结节，$0.3 \sim 0.5$ cm。PET – CT 示：右侧腹部部分小肠及升结肠肠壁明显增厚，伴代谢异常增高；右侧心缘旁、膈上、肠系膜间隙淋巴结略增大伴代谢增高，以上部位高代谢均考虑淋巴瘤浸润。手术切除后病理示：B 细胞淋巴瘤待除外弥漫大 B 细胞淋巴瘤（非特殊型）GCB 型。累计化疗 9 疗程，局部放疗 10 次，应用 5 次利妥昔单抗，效果不佳。后选择以共刺激分子 4 – 1BB 提供信号的鼠源化二代 CD19 CAR – T 细胞进行免疫治疗，37 天后完全缓解。

讨论：1. CAR – T 细胞进入体内是如何杀伤肿瘤细胞的？

2. 为什么要对 T 细胞进行这样的改造？

3. CAR – T 治疗肿瘤存在哪些缺点和不足？

第一节　概　述

适应性免疫应答（adaptive immune response）又称获得性免疫应答（acquired immune response）或者特异性免疫应答（specific immune response），是指体内抗原特异性 T/B 细胞被相应抗原激活，增殖分化为效应细胞后，通过释放细胞因子、细胞毒性介质和分泌抗体产生一系列生物学效应的全过程。

一、适应性免疫应答的类型

1. 细胞免疫和体液免疫　根据参与免疫应答细胞种类及其效应机制，可将适应性免疫应答分为 T 细胞介导的细胞免疫应答和 B 细胞介导的体液免疫应答两种类型。细胞免疫和体液免疫不是截然分开的，而是适应性免疫应答相辅相成、不可分割的两个方面。细胞免疫过程中，B 细胞可以参与抗原提呈；体液免疫过程中，T 细胞可以辅助 B 细胞活化。

2. 初次应答和再次应答 抗原初次刺激机体产生的免疫应答称为初次应答（primary response），再次刺激机体产生的应答成为再次应答（secondary response）。初次应答潜伏期长，应答强度弱，而再次应答由于存在初次应答产生的记忆细胞，因此潜伏期短，可以产生高效、持久的应答。这个特点对细胞免疫和体液免疫都是适用的，也证实了适应性免疫应答的抗原特异性和记忆性。

二、适应性免疫应答的过程

当固有免疫应答无法完全清除病原体时，就会启动适应性免疫应答来发挥作用。适应性免疫应答发生的主要场所是外周免疫器官，包括淋巴结、脾脏和黏膜相关淋巴组织。病原微生物可以穿越皮肤屏障通过淋巴循环进入局部的淋巴结，或者被局部的抗原提呈细胞如树突状细胞摄取进入引流的淋巴结。由静脉进入机体的抗原性异物通常聚集于脾，因此脾脏是血源抗原发生免疫应答的主要场所。经过口服或吸入的途径进入的抗原性异物，可以被黏膜局部的免疫细胞识别启动黏膜免疫应答。免疫应答是一个连续的过程，无论是细胞免疫还是体液免疫都可分为三个阶段：淋巴细胞识别抗原阶段；淋巴细胞活化、增殖和分化阶段；效应细胞和产物的产生及效应阶段。

1. 淋巴细胞识别抗原阶段 是指 T/B 淋巴细胞通过 TCR/BCR 识别抗原的过程。其中，B 细胞可以直接识别抗原表位，而 T 细胞识别抗原的机制和 B 细胞不同，只能识别抗原提呈细胞提呈的抗原表位。

2. 淋巴细胞活化、增殖和分化阶段 T/B 细胞的活化均需要双信号，识别抗原获得第一信号，协同刺激分子提供第二信号，双信号启动一系列信号转导，引起基因的转录激活和表达，使 T/B 细胞快速增殖，进而分化成为效应细胞。

3. 效应阶段 T 细胞活化增殖分化为效应 T 细胞，$CD4^+$ T 细胞分化为辅助性 T 细胞分泌细胞因子，发挥相应的生物学作用；$CD8^+$ T 细胞分化为细胞毒性 T 细胞释放细胞毒素，杀伤靶细胞。B 细胞分化为浆细胞，主要功能是产生抗体，从而发挥清除抗原的作用。

三、适应性免疫应答的特点

1. 特异性 是指抗原特异性，一种抗原识别受体（TCR/BCR）只能识别一种抗原表位，因此某个抗原特异性淋巴细胞受此抗原刺激、活化后，发生克隆扩增，类似一把钥匙一把锁。

2. 多样性 参与获得性免疫应答的淋巴细胞，其抗原识别受体部位结构的多变性，使机体能够识别数量非常大的抗原，称之为多样性。

3. 记忆性 适应性免疫应答中效应 T/B 淋巴细胞中的少部分可以分化为长寿命的记忆细胞，使机体再次遇到相同抗原，可以快速产生高强度的免疫应答，从而能快速、有效地清除病原体。

第二节 T 细胞介导的细胞免疫应答

细胞免疫应答是一个非常复杂的过程，需要 T 细胞和其他免疫细胞相互协调，共同完成。T 细胞从胸腺分化发育成熟后，随血液循环进入外周免疫器官，如果遇到其特异性识别的抗原，便会启动免疫应答，整个应答过程是连续的，我们人为将其分为三个阶段：T 细胞特异性识别抗原阶段；T 细胞活化、增殖和分化阶段；效应 T 细胞发挥效应阶段。

一、T 细胞对抗原的识别

T 细胞表面抗原识别受体（TCR）与抗原提呈细胞表面的 MHC – 抗原肽复合物（pMHC）特异性结合的过程称为抗原识别。这一过程遵循 MHC 限制性，是指 T 细胞在特异性识别抗原提呈细胞提呈的抗原肽的同时，必须同时识别 pMHC 的自身 MHC 分子，也称为 T 细胞的双识别。这个过程分为两个阶段，需要很多黏附分子的辅助。

1. T 细胞与 APC 非特异性结合　外周免疫器官中的 T 细胞和 APC（主要是 DC）最初的结合是随机的，由黏附分子（LFA－1/ICAM 等）介导的低亲和力的结合。这有利于 T 细胞表面的 TCR 识别 APC 表面的 pMHC，如果不能特异性结合，T 细胞和 APC 会解离，因此这个阶段是短暂、可逆的。如果能够特异性结合，则进入特异性结合阶段。

2. T 细胞与 APC 特异性结合　T 细胞的 TCR 若能特异性结合 APC 表面的 pMHC 就会向胞内传递特异性识别信号，从而使黏附分子 LFA－1 变构并增强其与 ICAM 的亲和力，使 T 细胞和 APC 能够稳定、长时间的结合。在 T 细胞与 APC 相互作用过程中，多个 TCR－抗原肽－MHC 分子复合物向中央移动，周围环绕着 CD28/B7、LFA－1/ICAM－1 等共刺激分子，形成相对密闭的圆柱状结构（图 9－1）。这个在 T 细胞与 APC 的结合面形成、由 TCR 和 pMHC 复合物及聚集的黏附分子有序排列形成的圆柱状结构，称为免疫突触（immunological synapse）。此结构为 T 细胞的活化及增殖提供了有效的刺激信号，是 T 细胞活化、增殖的必要条件。

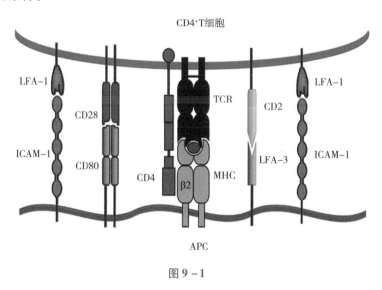

图 9－1

二、T 细胞的活化、增殖和分化

T 细胞受特异性抗原刺激活化，需要两个来自胞外的信号，即淋巴细胞活化的双信号。活化后会大量增殖，进而分化为效应 T 细胞。

1. T 细胞活化的信号

（1）T 细胞活化的第一信号　来自抗原，T 细胞表面的 TCR－CD3 复合物特异性识别 APC 提呈的 MHC－抗原肽复合物，其中 TCR 负责识别 MHC－抗原肽复合物，CD3 负责将抗原信号传递到胞内。此外，CD4 和 CD8 分子作为共受体，可分别与 MHC Ⅱ类和 MHC Ⅰ类分子结合。此即第一信号，使 T 细胞初步活化。

（2）T 细胞活化的第二信号　来自于协同刺激分子，也称协同刺激信号，是由 APC 表面和 T 细胞表面多种黏附分子（如 B7/CD28、LFA－1/ICAM－1、CD2/LFA－3 等）的结合所产生。TCR 识别抗原时，如果只有第一信号而无第二信号，则使抗原特异性 T 淋巴细胞凋亡，或被诱导呈失能状态。

T 细胞活化需要的协同刺激分子中，最重要的是 T 细胞表面 CD28 分子与 APC 表面相应配体 B7－1（CD80）和 B7－2（CD86）的结合。其主要作用是促进 IL－2 基因转录和稳定 IL－2 mRNA，从而促进 IL－2 合成。与 CD28 高度同源的 CTLA－4 的配体也是 CD80 和 CD86，不同的是 CTLA－4 传递的是抑制性信号，而且 CTLA－4 是 T 细胞活化诱导性表达，其和 CD80/CD86 结合的亲和力远远大于 CD28，可竞争性抑制 CD28 的作用从而启动抑制性信号（图 9－2），调节 T 细胞的适度免疫应答。

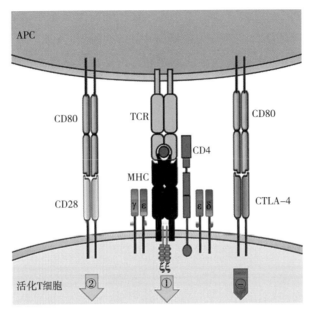

图 9 - 2

（3）细胞因子促进 T 细胞增殖和分化　T 细胞活化后，多种细胞因子（IL - 1、IL - 2、IL - 4、IL - 6、IL - 10、IL - 12、IL - 15 等）介导的信号转导会使 T 细胞进一步增殖和分化。其中 IL - 2 对 T 细胞的增殖至关重要，其他细胞因子参与 T 细胞的增殖与分化。如果没有细胞因子的参与，活化的 T 细胞不能充分增殖和分化，导致 T 细胞活化后凋亡。

2. T 细胞活化的信号转导　T 细胞活化的信号是通过跨膜分子传递到胞内，在一系列激酶的作用下，使转录因子激活，启动基因转录来实现的，此过程称为信号转导（signal transduction）。TCR 识别抗原后，发生受体交联，Fyn 和 Lck 激酶相互磷酸化激活，从而使 CD3 胞内段的 ITAM 被磷酸化激活，招募 ZAP - 70，后者活化后使衔接蛋白（LAT、SLP - 76）磷酸化，接头蛋白将信号分子带入特定的细胞器中，并促进信号转导。TCR 的信号转导途径主要有两条：磷脂酶 C - γ（phospholipase C - γ，PLC - γ）途径和丝裂原激活蛋白激酶（mitogen activated protein kinase，MAPK）途径。前者可以激活转录因子（nuclear factor of activated T cell，NFAT）和 NF - κB，后者激活转录因子 AP - 1（包括 Jun 和 Fos），参与基因转录。TCR 活化信号胞内转导的两条主要途径见图 9 - 3。

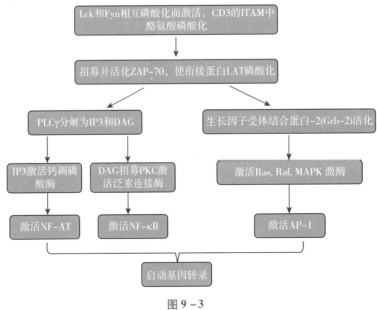

图 9 - 3

上述通过信号转导活化的转录因子入核后会结合到相应的基因调控区，启动基因的转录进而表达蛋白参与 T 细胞的增殖和分化。

3. T 细胞的增殖和分化 T 细胞在双信号活化后，可以分泌 IL-2 并表达高亲和力的 IL-2R，在自分泌或旁分泌的作用下增殖，这是促进 T 细胞增殖重要的条件。T 细胞通过有丝分裂而大量增殖，在细胞因子的作用下进一步分化为效应 T 细胞，发挥辅助功能（Th）或杀伤功能（CTL）。

（1）CD4$^+$ T 细胞的分化 初始 CD4$^+$ T 细胞被双信号活化增殖后仍处于亚群分化前状态，称为 Th0，在局部微环境中受不同细胞因子的调控分化为不同的细胞亚群。IFN-γ 和 IL-12 可以诱导 Th0 向 Th1 分化，主要介导细胞免疫；IL-4 可诱导 Th0 细胞向 Th2 分化，主要介导体液免疫；TGF-β 和 IL-2 可诱导 Th0 向 Treg 分化，发挥免疫调节作用；TGF-β 和 IL-6 可诱导 Th0 向 Th17 分化，参与炎症和固有免疫；IL-21 和 IL-6 能诱导 Th0 分化为 Tfh，促进 B 细胞的活化、增殖及抗体分泌（图 9-4）。

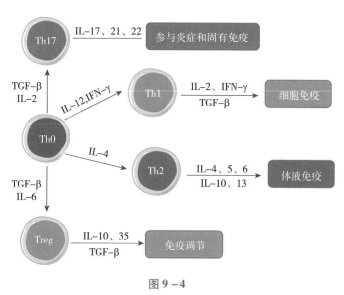

图 9-4

（2）CD8$^+$ T 细胞的分化 CD8$^+$ T 细胞活化成为 CTL，能够特异性杀伤病毒感染的细胞、肿瘤细胞等靶细胞，是控制病毒感染和肿瘤发展的重要的 T 细胞亚群。初始 CD8$^+$ T 细胞不能发挥细胞毒作用，只有被相应抗原激活、增殖分化为效应 CTL 时，才能对上述靶细胞产生细胞毒作用。需要指出的是，当靶细胞低表达或不表达共刺激分子时，不能有效激活初始 CD8$^+$ T 细胞，因此需要 APC 和 Th 细胞的辅助来激活 CD8$^+$ T 细胞，使其增殖分化为 CTL。

三、T 细胞的免疫效应

初始 T 细胞接受抗原刺激后增殖、分化为效应 T 细胞，效应 T 细胞可分泌多种活性分子，如细胞因子、细胞毒素（穿孔素、颗粒酶等）等发挥不同的生物学效应。

（一）Th1 细胞的效应

Th1 可以通过直接接触诱导 CTL 分化，还可以分泌多种细胞因子作用于巨噬细胞、中性粒细胞等，促进细胞免疫应答。

1. 对巨噬细胞的作用 Th1 细胞可产生多种细胞因子，通过多途径作用于巨噬细胞。

（1）诱生并募集巨噬细胞至感染部位 Th1 细胞通过分泌 IL-3 和 GM-CSF，促进骨髓造血干细胞分化为单核-巨噬细胞，还可以产生 TNF-α、LTα 和 MCP-1 等细胞因子，通过诱导血管内皮细胞高表达黏附分子使巨噬细胞黏附于血管内皮，继而穿越血管壁，到达感染部位。

（2）激活巨噬细胞　Th1 细胞分泌 IFN - γ 可诱导巨噬细胞活化；活化的 Th1 细胞表面表达 CD40L 与巨噬细胞表面 CD40 结合，可向其提供刺激信号，并促进其活化。活化的巨噬细胞高表达协同刺激分子，从而具有更强的提呈抗原和激活 CD4$^+$ T 细胞的能力，进一步增强 Th1 的效应。

（3）清除慢性感染的巨噬细胞　慢性感染胞内寄生菌的巨噬细胞丧失活化和杀伤能力，成为病原体的庇护所。活化的 Th1 细胞表达 FasL 与巨噬细胞表面的 Fas 结合，可使巨噬细胞凋亡，Th1 分泌的 TNF - α 也可以诱导巨噬细胞凋亡，从而释放出胞内菌，后者再被其他吞噬细胞吞噬杀伤有效清除，产生抗感染免疫作用。

2. Th1 细胞对中性粒细胞的作用　Th1 细胞释放淋巴毒素和 TNF - α，可活化中性粒细胞，促进其杀伤病原体。

3. Th1 细胞对 T 细胞的作用　Th1 细胞分泌 IL - 2 等细胞因子，可促进 Th1 细胞、CTL 等增殖，从而放大免疫效应。

（二）Th2 细胞的效应

（1）辅助体液免疫应答　Th2 细胞可以通过直接接触辅助 B 细胞活化，还可以分泌 IL - 4、IL - 5、IL - 10 和 IL - 13 等细胞因子，辅助 B 细胞增殖分化成为浆细胞并产生抗体，促进体液免疫应答。

（2）参与超敏反应性炎症　Th2 细胞可以分泌 IL - 5 等细胞因子激活嗜酸性粒细胞、肥大细胞和嗜碱性粒细胞，有助于抵抗寄生虫感染和参与超敏反应的发生。

（三）CTL 的效应

CTL 的主要功能是特异性杀伤胞内病原体（病毒、某些胞内寄生菌等）感染细胞、肿瘤细胞等。CD8$^+$ T 细胞在外周免疫器官被激活进而增殖分化成为 CTL，在趋化因子的作用下到达感染灶或肿瘤部位发挥细胞毒作用。CTL 杀伤靶细胞的过程为：① CTL 通过 TCR 复合物特异性识别靶细胞表面的 MHC Ⅰ类分子与抗原肽，通过黏附分子与靶细胞非特异性结合，形成免疫突触；②TCR 和共受体向 CTL 和靶细胞结合的部位聚集，导致 CTL 线粒体和着丝粒等细胞器的极化，保证 CTL 释放的细胞毒素能有效作用于靶细胞；③ CTL 细胞对靶细胞进行致死性打击，使病毒感染或肿瘤细胞溶解破坏或发生凋亡，而对周围正常组织细胞没有杀伤作用。效应 CTL 杀伤靶细胞后可与之分离，并以同样的作用方式在数小时内连续攻击杀伤数个表达相同抗原的靶细胞（图 9 - 5）。

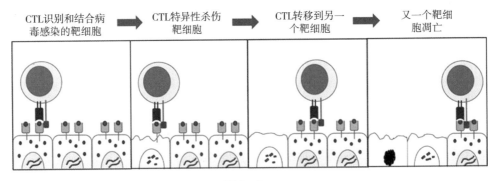

图 9 - 5

CTL 杀伤靶细胞主要通过两个途径：一是穿孔素/颗粒酶途径，CTL 释放穿孔素和颗粒酶，穿孔素类似补体 C9，可以插入细胞膜，在钙离子的帮助下，多个穿孔素聚合形成孔道，使颗粒酶等迅速进入细胞，激活相关的酶系统使靶细胞凋亡；二是通过死亡受体途径，CTL 可以表达 FasL 与靶细胞表面的 Fas 结合诱导靶细胞凋亡，或者分泌 TNF - α 和靶细胞表面的 TNF 受体结合诱导靶细胞凋亡。

四、活化 T 细胞的转归

机体通常对特定抗原的适应性免疫应答不会持续进行，抗原被清除后，大部分效应 T 细胞会被抑制或清除，只有少部分分化成记忆细胞存活下来。

第三节　B 细胞介导的体液免疫应答 🄴 微课

外来抗原进入机体后诱导抗原特异性 B 细胞活化、增殖并最终分化为浆细胞，产生特异性抗体，存在于体液中，发挥重要的免疫效应作用，此过程称为体液免疫应答。根据抗原的不同又分为 TD 抗原诱导的免疫应答和 TI 抗原诱导的免疫应答。前者激活 B 细胞需要 Th 细胞的辅助，后者不需要，它们免疫应答的特点也不同，我们将分别进行介绍。通常我们提到的体液免疫应答是指 B 细胞对 TD 抗原的免疫应答。

一、B 细胞对 TD 抗原的免疫应答

（一）B 细胞对 TD 抗原的识别

B 细胞依靠其表面的 BCR 来识别抗原，与 TCR 不同的是，BCR 不仅识别蛋白质抗原，还能识别多肽、核酸、多糖类、脂类和小分子化合物；BCR 能特异性识别完整抗原的天然构象，也可识别抗原降解所暴露的表位构象；抗原无需经 APC 的加工和处理，也无 MHC 限制性。

BCR 特异性结合抗原，产生 B 细胞活化的第一信号。同时，B 细胞会内化与其 BCR 结合的抗原，并加工处理，形成抗原肽 – MHC Ⅱ 类分子复合物，提呈给抗原特异性 Th 细胞识别。Th 活化后通过表达的 CD40L 与 B 细胞表面 CD40 结合，提供 B 细胞活化的第二信号。必须指出的是：B 细胞和 T 细胞须识别同一抗原的不同表位，称为联合识别。

（二）B 细胞活化需要的信号

与 T 细胞活化相似，B 细胞活化也需要两个信号：BCR 特异性识别抗原提供第一信号，共刺激分子提供第二信号使 B 细胞完全活化。同样，B 细胞充分活化和增殖有赖于细胞因子的参与。

1. B 细胞活化的第一信号　即抗原刺激信号，由 BCR – CD79a/CD79b 和 BCR 共受体复合物（CD19/CD21/ CD81）共同传递。BCR 与抗原结合，导致 BCR 交联而产生第一信号，由于其胞内段很短，因此该信号由 BCR 复合物中的 CD79a 和 CD79b 传入 B 细胞浆内。此外，CD19/CD21/ CD81 复合物可以显著增强 B 细胞的活化。滤泡树突状细胞将抗原以免疫复合物的形式，保留在其表面相当长的时间而不会被破坏。这种复合物中的抗原，一方面能通过补体 C3 的降解产物（iC3b、C3d 及 C3dg）与 CD21（CR2）结合，另一方面又与 B 细胞表面的 BCR 特异结合，完成 BCR – Ag – C3dg – CD21 的交联，使 CD19 胞内段相连的酪氨酸激酶和 CD79a/CD79b 相关的酪氨酸激酶发生磷酸化，启动信号转导。BCR 的信号转导和 TCR 的类似，都是通过一系列级联反应，激活转录因子 NFAT、NF – κB 和 AP – 1，从而诱导一系列 B 细胞应答必需基因的表达，使 B 细胞激活和增殖。

2. B 细胞活化的第二信号　即共刺激信号，由 Th 细胞表面与 B 细胞表面多个黏附分子对的相互作用所提供，其中最重要的是 CD40 与 CD40L 这一对。CD40 主要表达在 B 细胞、单核细胞和 DC 细胞表面，CD40L 主要表达在活化的 CD4$^+$ T 细胞表面，因此 B 细胞的活化需要 Th 细胞的辅助。与 T 细胞类似，B 细胞如果只有第一信号没有第二信号，也不能活化，会进入失能的状态。

B 细胞和 Th 细胞的相互作用是双向的，一方面 Th 细胞提供了 B 细胞活化所必需的第二信号，Th

细胞分泌的细胞因子也可以辅助 B 细胞活化、增殖和分化；另一方面，B 细胞作为 APC 可以提呈抗原给 T 细胞提供 T 细胞活化的第一信号，活化的 B 细胞还可以表达更多共刺激分子给 T 细胞活化提供第二信号（图 9 - 6）。

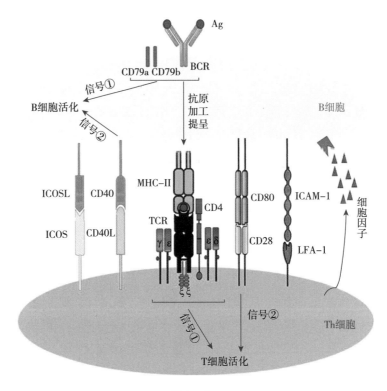

图 9 - 6

3. 细胞因子的作用 多种细胞因子，如 Th 细胞分泌的 IL - 2、IL - 4、IL - 5、IL - 6、IL - 13 等也参与 B 细胞活化，是 B 细胞充分活化和增殖的必要条件。

（三）B 细胞的增殖和分化

B 细胞在双信号的激活作用下具备了增殖和继续分化的能力，其中部分迁移至淋巴组织髓质，分化为浆母细胞，形成初级聚合灶分泌抗体，提供即刻的防御性反应。这部分浆母细胞寿命较短，只能存活数天，不能迁移到骨髓。另一部分 B 细胞会迁移至附近的淋巴滤泡，快速增殖形成生发中心，在生发中心经历体细胞高频突变，抗体的亲和力成熟和类别转换的过程后，一部分发育成为浆细胞迁入骨髓产生抗体，另一部分分化成为记忆 B 细胞，留在淋巴滤泡或参与再循环（图 9 - 7）。

1. 体细胞高频突变和亲和力成熟 极少量迁移到淋巴滤泡的活化 B 细胞在生发中心的中央进行指数级的快速增殖，此区细胞密集，称为暗区。此时活化的 B 细胞又称为中心母细胞（centroblast），分裂能力强，不表达 mIgM，当其分裂速度降低或停止，形成

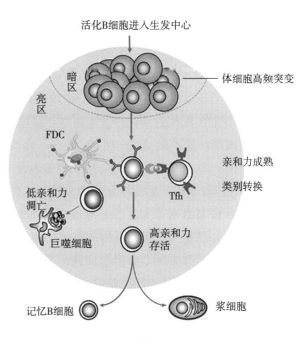

图 9 - 7

的子细胞体积较小，不再分裂，称为中心细胞（centrocyte），中心细胞向 FDC 丰富的外侧迁移，形成生发中心的明区。

体细胞高频突变（somatic hypermutation）发生于生发中心的母细胞，是指每次细胞分裂时 IgV 区基因的高频率点突变，大约每 1000 个 bp 就有一对碱基发生突变，而一般体细胞的突变率是 $1/10^{10} \sim 1/10^{7}$ bp。高频突变会产生多种不同亲和力的 BCR，也是形成抗体多样性的主要机制之一。体细胞高频突变后，B 细胞进入明区，大多数突变的 B 细胞 BCR 的亲和力降低，不能和滤泡树突状细胞表面的抗原有效结合，就会发生凋亡被清除。只有表达高亲和力 BCR 的 B 细胞，才能有效地结合抗原，被抗原选择出来，在 Tfh 细胞的辅助下分化增殖，产生高亲和力的 Ig，此过程称为抗体亲和力成熟（affinity maturation）。即使在再次应答抗原浓度较低时，抗原也能优先结合高亲力的特异性 BCR，产生高亲和力抗体。

2. 抗体的类别转换　B 细胞在受抗原刺激后，首先合成 IgM，然后转为合成 IgG 等类别的抗体，称为类别转换。类别转换时抗体可变区不变，即结合抗原的特异性相同，但其重链类别发生改变，从 IgM 向其他类别或亚类 Ig 转换，使抗体生物学效应呈现多样性。抗体的类别转换的机制是 Ig 恒定区基因重排造成的。Ig 的类别转换在抗原诱导下发生的，Th 细胞分泌的多种细胞因子直接调节 Ig 转换的类别。IL–4 诱导 IgG4 和 IgE 的产生，TGF–β 诱导向 IgA 的转换，IFN–γ 增强 IgG2a 和 IgG3 的应答，抑制其他类别的产生。

（四）B 细胞免疫应答的效应

B 细胞应答的主要效应分子为抗体，通过多种机制发挥免疫效应，清除抗原。

（1）中和作用　与病原微生物及其产物结合，发挥中和毒素、阻碍病原入侵等防御功能。

（2）调理作用　抗体的 Fc 段与吞噬细胞表面 FcR 结合，可增强吞噬细胞对细菌等抗原性异物的吞噬杀伤或清除作用。

（3）激活补体　抗体与相应病原体结合后，可激活补体经典途径使病原体溶解破坏。

（4）抗体依赖细胞介导的细胞毒作用（ADCC）　抗体与靶细胞表面相应抗原表位特异性结合后，通过其 Fc 段与 NK 细胞或吞噬细胞表面 FcR 结合，有助于其杀伤病毒感染的细胞及肿瘤细胞。

二、B 细胞对 TI 抗原的免疫应答

有少数抗原激活 B 细胞，无需抗原特异性的 T 细胞的辅助，如细菌多糖、聚合蛋白以及脂多糖等，这类抗原称为胸腺非依赖性抗原（TI–Ag）。根据 TI 抗原激活 B 细胞的方式不同，可将其分为 TI–1 和 TI–2。

（一）B 细胞对 TI–1 抗原的应答

TI–1 抗原又称为 B 细胞丝裂原，可激活成熟和不成熟的 B 细胞，诱导产生低亲和力的 IgM，主要为细菌胞壁成分，如脂多糖（LPS）。高浓度的 LPS 可与 B 细胞上的相应丝裂原受体（LPS–R）结合，非特异性激活多克隆 B 细胞，导致 B 细胞活化；低浓度的 LPS 仅激活表达特异性 BCR 的 B 细胞，因为仅此类 B 细胞可从低浓度抗原中竞争性结合到足够量抗原，从而被激活（图 9–8）。由于无需 T 细胞辅助，其应答发生于胸腺依赖性免疫应答之前，感染初期即可产生特异性抗体，从而在抵御某些细胞外病原体中发挥重要作用。但 TI–1 抗原单独作用不足以诱导 Ig 类别转换、抗体亲和力成熟和记忆 B 细胞的产生。

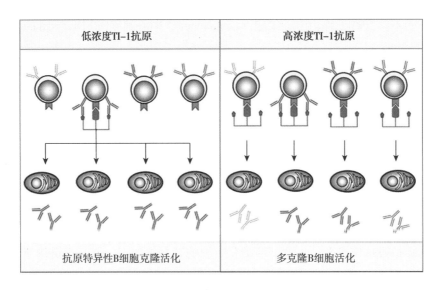

低浓度TI-1抗原　　　　高浓度TI-1抗原

抗原特异性B细胞克隆活化　　　多克隆B细胞活化

图 9 - 8

（二）B 细胞对 TI - 2 抗原的应答

TI - 2 抗原多属细菌细胞壁成分、荚膜多糖、多聚鞭毛蛋白等，仅可激活成熟的 B 细胞，以 B1 细胞为主。TI - 2 抗原具有重复性抗原决定簇，通过其重复性抗原决定簇使 B 细胞的 mIg 发生广泛交联而激活。但这种交联也可能诱导成熟 B 细胞的无反应性，因此表位的密度在 TI - 2 抗原激活 B 细胞的过程中可能起决定性作用。密度过低，mIg 交联的程度不足以激活 B 细胞；密度过高，可使 B 细胞 BCR 广泛交联致使细胞膜不流动，引起无反应性，这也是 B 细胞对某些抗原出现耐受的机制之一。

T 细胞在 TI - 2 抗原的应答中作用尚不十分清楚，但 T 细胞分泌的细胞因子可明显增强 B1 细胞的免疫应答，并可发生抗体类别转换，产生 IgM 及 IgG。这些抗体可通过调理作用，促进吞噬细胞对病原体的吞噬清除，以及抗原特异性 T 细胞的活化。B1 细胞对 TI - 2 抗原的应答在抗具有荚膜多糖的细菌感染中具有重要意义。由于人体的 B1 细胞要在 5 岁左右才发育成熟，因此婴幼儿易感染含有 TI - 2 抗原的病原体。

三、抗体产生的一般规律

（一）初次应答

初次应答 B 细胞产生的抗体数量少、亲和力低，其产生过程可人为划分为四期。

1. 潜伏期（lag phase）　指抗原进入机体至血清中特异性抗体可以被检测出的阶段，受机体状况、抗原的性质及其进入机体的途径等因素影响，在此期体内不能检出抗体，多数情况为 7 ~ 10 天。

2. 对数期（log phase）　指抗体水平呈指数增长的时期，抗原的性质、剂量是决定抗体量增长速度的重要因素。

3. 平台期（plateau phase）　此期血清中抗体水平相对稳定，不同的抗原刺激机体产生抗体的水平、维持的时间、到达平台期所需要的时间也不相同。

4. 下降期（decline phase）　由于抗体被降解或与抗原结合被清除，抗体水平逐渐下降。

初次应答的特点是：潜伏期长，所产生的抗体以 IgM 类抗体为主，亲和力低，在体内维持时间短。

（二）再次应答

相同或相似抗原再次侵入机体时，由于免疫记忆细胞的存在，免疫系统可迅速、高效地产生特异性应答。由于记忆 B 细胞在初次应答的生发中心已经历亲和力成熟及抗体类别转换等过程，表达高亲和力

BCR，因此仅需很低抗原量即可有效启动再次免疫应答（图9-9）。

再次免疫应答具有如下特征：①潜伏期短，大约为初次免疫应答潜伏期的一半；②启动应答所需抗原剂量较小；③应答强度高，抗体合成可快速到达平台期，平台高且持续时间长；④下降期平缓，体内合成抗体的时间长；⑤抗体以IgG为主；⑥抗体亲和力高。

机体通过再次免疫应答，提高了清除抗原的能力。再次应答的强弱与两次抗原间隔的时间长短有关。间隔过短或过长，免疫应答都会减弱。过短由于初次应答遗留的抗体可与再次进入的抗原结合形成复合物而被清除掉，过长则由于因为记忆细胞并非永生，其数量减少因而应答也弱。再次应答的免疫效应可持续数月或数年，因此很多情况下机体一旦被某病原体感染后，可以在相当长时间获得抵抗力。

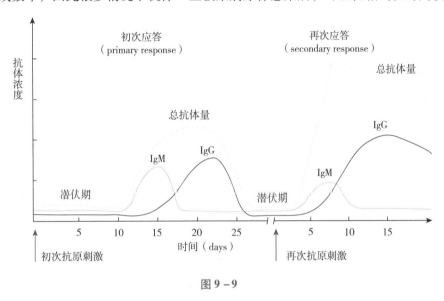

图9-9

第四节　临床意义

一、适应性免疫应答是机体抗感染的重要途径

对于机体感染的病原体，固有免疫是第一道防线，在感染早期发挥作用，而真正能清除病原体的是感染后期启动的适应性免疫应答，包括细胞免疫和体液免疫。细胞免疫应答主要作用于胞内菌（如结核分枝杆菌、麻风杆菌、伤寒杆菌等）感染、病毒感染、真菌感染和寄生虫感染。Th细胞通过释放细胞因子，如IL-2、IFN、TNF等，促使巨噬细胞活化从而杀灭胞内病原体，CTL可以特异性杀伤病毒感染的靶细胞。体液免疫是对抗胞外菌的主要保护性免疫应答，一方面胞外菌的胞壁、荚膜等成分可以直接激活B1细胞产生抗体，另一方面胞外菌表面的蛋白抗原在T细胞的辅助下可以激活B2细胞产生抗体，抗体可以通过中和作用，调理作用，ADCC作用，激活补体等来消灭胞外菌。

机体抗感染的结局取决于病原体的毒力和机体免疫力之间的抗衡，因此免疫缺陷或低下的患者一旦感染，治疗将更加困难，如化疗的患者要特别注意护理，避免感染。此外，由于适应性免疫应答具有免疫记忆，可以通过疫苗注射，让机体预先接触少量减毒或灭活的抗原，从而使机体获得对某种病原体的防御能力，如乙肝疫苗、新型冠状病毒疫苗等。

二、适应性免疫应答参与机体抗肿瘤

免疫系统可以识别肿瘤细胞表面的肿瘤抗原产生免疫应答，从而产生一系列的免疫效应。细胞免疫被认为发挥着抗肿瘤的主导作用，CTL 细胞可直接杀伤带有特异性抗原的肿瘤细胞，Th 细胞分泌的细胞因子如 TNF、IFN、IL－2 等既是效应分子，又可活化其他肿瘤杀伤细胞。B 细胞介导的体液免疫的作用具有双重性，理论上抗体可以通过多种机制清除肿瘤细胞，然而研究发现抗体反而具有促进肿瘤生长和转移的作用，其作用机制尚不明确，因此，抗肿瘤的免疫治疗更多的依赖于 T 细胞的细胞免疫。嵌合抗原受体（chimeric antigen receptor, CAR）修饰的 T 细胞就是针对肿瘤设计的，目前治疗白血病的疗效已经得到了验证，对于实体肿瘤的治疗效果仍有待提高。此外，细胞因子诱导的杀伤细胞（cytokine－induced killer cell, CIK）和肿瘤浸润淋巴细胞（tumor－infiltration lymphocyte, TIL）也具有较强的杀伤肿瘤细胞的能力，是有较大潜力的肿瘤免疫治疗手段。

三、适应性免疫应答参与移植排斥反应

器官移植术后，移植物中的活细胞、脱落细胞或由于移植前灌洗不彻底而残留在器官中的淋巴细胞都可以作为抗原被受体的免疫系统识别并产生应答，称为移植排斥反应。细胞免疫和体液免疫都参与移植排斥过程。目前认为，细胞免疫应答是移植排斥反应发生的主要机制，Th1 细胞和 CTL 细胞是主要的效应细胞。因此，器官移植过程中会常规使用免疫抑制剂，如环孢素 A（CsA）、他克莫司（FK506）等，就是通过抑制 T 细胞的信号转导从而抑制 T 细胞的增殖活化来抑制免疫应答。此外，移植术后进行免疫监测有助于早期诊断移植排斥反应，以便采取相应的防治措施。

四、适应性免疫应答介导的免疫损伤与某些疾病密切相关

机体对特异性抗原的免疫应答不会持久进行，一旦抗原清除，免疫系统必须恢复平衡，大量活化的淋巴细胞可通过 Fas 与其配体 FasL 结合，启动该细胞死亡信号的转导引起凋亡，称之为活化诱导的细胞死亡（activation－induced cell death, AICD）。如果 Fas 或 FasL 基因突变，就会引起自身免疫性淋巴组织增生综合征。此外，自身抗原 T/B 淋巴细胞的激活和扩增，产生针对自身的适应性免疫应答，从而导致的病理损伤是自身免疫病形成的关键步骤（详见第十二章）。

⊕ 知识链接

嵌合抗原受体 T 细胞免疫疗法

T 淋巴细胞是肿瘤的天敌，但肿瘤对免疫系统具有抑制作用，使 T 淋巴细胞抗肿瘤的作用不能很好地发挥。CAR－T（嵌合抗原受体 T 细胞）是利用基因工程技术将能够特异性识别并结合肿瘤抗原的抗体与 T 细胞的活化基序形成嵌合体，可以特异性地识别肿瘤相关抗原，使效应 T 细胞的靶向性、杀伤活性和持久性均较常规应用的免疫细胞高，从而发挥抗癌作用，是过继细胞免疫治疗的一种类型。CAR 由一个胞外抗原识别域（通常是一个单链抗体，也可以是多肽或者其他蛋白质）和一个胞内信号域组成。CAR 的胞外部分用来识别特异性的肿瘤抗原，随后胞内信号域会刺激 T 细胞增殖，并且通过细胞溶解和细胞因子释放来消除肿瘤细胞。

自 1998 年 Gross 首次将 CAR 的结构重新转入 T 细胞并发挥特异性杀伤以来，CAR－T 细胞疗法在早期的临床试验中并没有表现出惊人的疗效，直到 2010 年 5 岁的 Emily 被诊断出患有 B 细胞急性淋巴性白血病，由于病情复发且十分凶险，便接受了 CD19 CAR－T 细胞免疫疗法并取得了很大的成功，随后 CAR－T 开始应用于白血病及多种肿瘤治疗，CAR－T 产品成了抗肿瘤领域的新星。

答案解析

目标检测

一、名词解释

1. 适应性免疫应答　　2. 免疫突触　　3. 体细胞高频突变　　4. 亲和力成熟

5. 初次应答　　　　　6. 再次应答

二、简答题

1. 简述适应性免疫应答的基本过程。

2. 简述 Th1 细胞的效应。

3. 简述 CTL 杀伤靶细胞的机制和特点。

4. 简述 Th 细胞和 B 细胞的相互作用。

5. 简述抗体产生的一般规律。

6. 简述适应性免疫应答的临床意义。

书网融合……

本章小结　　　　微课　　　　题库

第十章　感染免疫

PPT

📖 学习目标

知识要求：

1. **掌握**　抗感染免疫的概念；不同病原体的抗感染免疫机制。

2. **熟悉**　不同病原体的免疫逃逸机制。

3. **了解**　抗感染免疫在相关疾病中的临床应用。

技能要求：

引导学生运用感染免疫相关知识思考并分析社会实际医学问题。

素质要求：

具备运用抗感染免疫机制、病原体免疫逃逸机制，提高感染性疾病诊治能力，树立辩证统一思维，提升创新能力，培养分析、批判精神。

→ 案例引导

案例：患儿，女，10个月。2周前受凉后出现咳嗽、咳痰，呈黄色脓痰，伴发热，体温最高41.7℃，嗜睡状态，伴四肢痉挛，在送往医院的途中死亡。实验室检查：尸检取血液、咽拭子、脑脊液培养均检出流感嗜血杆菌。尸体解剖发现无脾脏，诊断为先天性无脾症。

讨论：结合病例资料，从免疫学角度试分析先天性无脾为什么会造成患儿死亡？

第一节　病原生物免疫应答概述

宿主识别病原生物，依次诱导固有免疫和适应性免疫，最终清除病原体所产生的一系列生理和病理性免疫应答就是抗感染免疫。免疫系统通过多种机制共同作用发挥抗感染作用（免疫防御），同时各种病原生物也通过各种不同的机制逃避宿主免疫应答（免疫逃逸）。

1. 引起感染的病原体种类　引起感染的病原生物可以分为病原微生物和寄生虫。其中病原微生物包括细菌、真菌、病毒以及支原体、衣原体、立克次体、螺旋体、放线菌等其他致病性微生物。

2. 固有免疫和适应性免疫共同参与抗感染免疫　固有免疫通过模式识别受体识别病原生物的共有成分，通过分泌炎症性细胞因子，增强吞噬细胞功能促进病原生物的清除。适应性免疫则通过抗原特异性受体（BCR、TCR）识别病原体抗原表位，通过分泌抗体和效应T细胞清除病原生物。固有免疫与适应性免疫对于抗感染均必不可少。

3. 不同类型的病原生物诱导产生不同类型免疫应答　由于病原体的入侵部位、方式和克隆定植机制各不相同，清除这些病原体需要不同的免疫机制。

4. 抗感染免疫效应决定病原体在宿主的存活和致病性　感染发生后，宿主发生抗病原生物免疫应答，同时病原生物抵抗免疫应答，"抗感染免疫应答"和"病原体抵抗免疫应答"之间的博弈决定了感染的结局。机体强有力的抗病原生物免疫应答的结果通常是病原生物被清除，有时也发生免疫病理损伤；弱的免疫应答结局常常是病原生物发生免疫逃逸，感染扩散或迁延不愈。

第二节 抗细菌免疫

一、机体抗细菌感染的免疫机制

根据致病菌与宿主细胞的相互关系，细菌可分为胞外菌和胞内菌。人类致病菌多为胞外菌，感染部位发生在宿主细胞外的组织间隙和体液中，例如在血液循环、结缔组织、消化道、呼吸道、泌尿生殖道等增殖的细菌。胞外菌可以通过引发炎症导致感染部位的组织损伤；亦可通过分泌毒素加剧炎症反应，引起组织损伤。

胞内菌在人体细胞内生存和繁殖，因此可以逃避吞噬细胞、补体及抗体的攻击。常见感染致病的胞内菌有结核分枝杆菌、伤寒杆菌、布鲁氏菌、肺炎军团菌以及胞内寄生的立克次体、沙眼衣原体等。胞内菌常见的靶细胞有上皮细胞、内皮细胞、肝细胞和巨噬细胞等。因为巨噬细胞具有运动能力，所以胞内菌感染巨噬细胞后可播散至全身。

抗胞外菌固有免疫应答的机制主要是补体活化、吞噬细胞的吞噬杀伤作用和炎症反应（图 10 – 1）。

（1）补体活化 细菌细胞壁所含有的肽聚糖可直接通过旁路途径活化补体系统；细菌的致病组分脂多糖可在没有抗体存在的情况下直接通过旁路途径活化补体系统；细菌表面的甘露糖可直接结合凝集素，通过凝集素途径激活补体系统。无论以何种方式激活补体，最终都会通过共同末端通路形成膜攻击复合物破坏细菌。

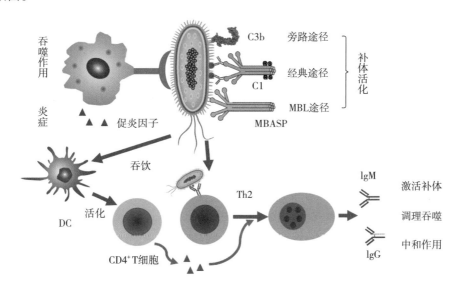

图 10 – 1 机体对胞外菌的先天和适应性免疫防御机制

（2）吞噬作用 宿主吞噬细胞对胞外菌非特异吞噬效率较低，但宿主细胞可通过其细胞膜表面模式识别受体（如甘露糖受体、清道夫受体、Toll 样受体及补体受体）结合胞外菌，提高其吞噬细菌的效率；另一方面，补体系统活化后的小片段 C3b、C4b 等可通过补体调理作用促进免疫细胞对细菌的吞噬。

（3）炎症反应 促进吞噬细胞发挥杀菌活性。吞噬细菌后的吞噬细胞随即被活化而分泌细胞因子，后者一方面招募白细胞浸润到感染局部，从而启动炎症反应，导致组织损伤；另一方面，引起感染的全身表现如发热、合成急性期蛋白等。

抗胞外菌的适应性免疫应答以体液免疫为主。宿主产生主要针对胞壁成分或毒素的抗体，通过中和作用、调理吞噬作用、激活补体经典途径等清除胞外菌感染，其中，中和作用主要依赖高亲和力 IgG 和 IgA；补体激活主要靠 IgM 和 IgG；发挥调理作用则主要是 IgG 的某些亚型。

抗胞内菌的免疫机制与抗胞外菌的机制不同，抗胞内菌固有应答主要依赖单核 – 巨噬细胞吞噬。中性粒细胞在感染早期有一定作用，NK 细胞可直接杀伤感染的靶细胞。抗胞内菌感染的适应性免疫主要是由 Th1 细胞和 CTL 细胞来完成。CD4$^+$Th1 可分泌多种细胞因子（IFN – γ、TNF – α 等），激活并增强巨噬细胞对靶细胞的杀伤能力。CTL 在抗某些胞内菌（如结核分枝杆菌）感染中可直接杀伤靶细胞。抗体虽然无法进入细胞内发挥作用，但可阻断细菌侵入细胞，这对于阻断胞内菌的扩散有积极意义。

二、细菌免疫逃逸机制

在免疫压力的作用下，部分细菌也会进化出免疫逃逸的机制。

（1）细菌抗原表位改变逃避免疫系统的攻击。例如：肺炎链球菌至少有 80 种以上的血清型，不同的血清型可致同一个体的反复感染。结核分枝杆菌通过不断的抗原突变，使免疫应答持续低下甚至发生耐受，导致慢性肺结核。

（2）细菌还可分泌多种蛋白，干扰和拮抗感染。机制包括干扰补体系统、分解抗体、抗吞噬、干扰抗原的处理提呈、干扰宿主细胞因子的产生、诱导宿主细胞凋亡等。

（3）胞外菌可通过形成胞壁外特殊结构荚膜逃逸免疫攻击。荚膜有抵抗吞噬作用，荚膜含有的唾液酸可抑制补体替代途径。胞内菌可隐藏在宿主细胞内呈休眠状态，逃避细胞免疫和体液免疫的攻击，例如：结核分枝杆菌、嗜肺军团菌因隐匿于巨噬细胞内得以长期存活，临床上常表现为慢性感染迁延不愈，给治疗带来很大的困难。

⊕ **知识链接**

结核分枝杆菌与免疫逃逸机制

结核分枝杆菌为兼性胞内寄生菌，隐匿于巨噬细胞内长期存活。溶酶体中含有多种杀菌和降解物质，而胞质不含杀菌物质，结核分枝杆菌可阻碍吞噬体与溶酶体的融合，使细菌免于降解。还可通过脂阿拉伯甘露聚糖和 PI3P 磷酸酶，抑制 PI3P 生成和膜定位，从而抑制吞噬小体的成熟，逃避被降解。不仅如此，结核分枝杆菌通过产生尿素酶，抑制吞噬小体的酸化，从而抑制吞噬小体与溶酶体融合。结核分枝杆菌还可抑制结核抗原从吞噬小体的释放，抑制Ⅰ类分子提呈抗原和 CD8$^+$T 细胞激活；分泌超氧化物歧化酶（SOD）等基因产物、干扰巨噬细胞凋亡和抗原释放，从而帮助逃避细胞免疫和体液免疫的攻击。

第三节　抗病毒免疫

病毒是形态最微小、结构最简单的微生物，必须在活细胞内才能显示出生命活性。病毒可通过破损的皮肤黏膜进入机体，入侵易感细胞，并在其中完成其自身复制、装配和后代病原体的释放。病毒感染致病的原因有：①通过杀宿主细胞、引起宿主细胞凋亡、稳定感染引起的免疫清除作用、病毒基因整合转化宿主细胞等对宿主细胞的致病作用等；②与宿主细胞相互作用，诱发包括抗体参与的Ⅱ型和Ⅲ型超敏反应、细胞介导的Ⅳ型超敏反应、炎症因子引起的免疫病理损伤等。病毒感染的结局取决于宿主、病毒和其他影响机体免疫应答的因素。因此，同一种病毒感染不同个体，其感染及抗感染的结局不尽相同。同胞内菌感染相似，病毒主要引起细胞免疫应答。

一、机体抗病毒感染的免疫机制

1. 抗病毒固有免疫　屏障作用和固有免疫细胞是针对病毒感染的第一道防线（图10-2）。例如胎盘屏障可以保护胎儿免受母体所感染病毒的侵害；NK细胞和巨噬细胞具有重要的抗病毒功能。巨噬细胞经固有免疫信号通路激活后分泌 I 型干扰素（IFN-α/β），IFN可以抑制病毒的复制，同时也能增强NK细胞的杀伤能力。

2. 抗病毒适应性免疫　体液免疫和细胞免疫的抗病毒作用都很重要。抗体可清除细胞外的病毒，并可有效抑制病毒通过病毒血症向靶组织扩散。中和性抗体可中和游离的病毒体，主要对再次病毒感染发挥保护机体作用。抗体（IgG、IgM）可通过调理作用增强吞噬细胞吞噬杀灭病毒的能力，黏膜sIgA抗体对经消化道、呼吸道、泌尿道、生殖道入侵的黏膜感染病毒具有中和作用。

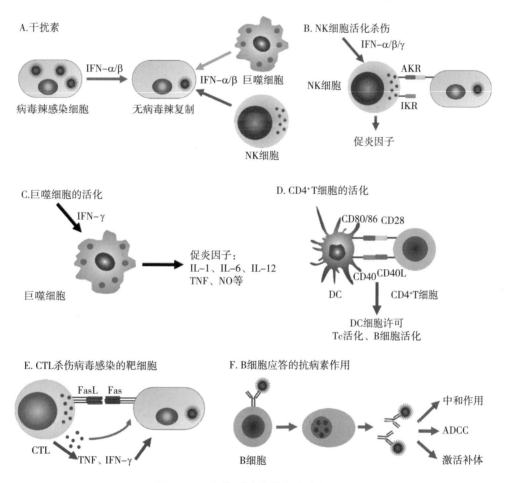

图10-2　机体对病毒的免疫防御机制

细胞免疫在抗病毒感染中起重要作用，构成病毒适应性细胞免疫应答的主要效应细胞是 CD8⁺ CTL 和 CD4⁺ Th1 细胞。对于已建立感染的病毒，CTL 发挥最关键的作用，CTL 可特异性杀伤病毒感染的靶细胞，使病毒失去复制环境而死亡。CTL 通过穿孔素-颗粒酶途径、FasL-Fas 途径诱导感染细胞凋亡，同时通过分泌 IFN-γ、TNF-α 等细胞因子发挥抗病毒作用。

二、病毒免疫逃逸机制

病毒在长期进化的过程中发展出了各种逃避宿主免疫监视的策略。决定病毒感染结局的既有病原体因素也有宿主的因素。

不同病毒利用本身因素逃避机体免疫的机制不尽相同，常见的原因有以下5种。

（1）抗原变异 例如流感病毒包膜蛋白经常发生突变，从而逃避既往感染产生的抗体中和作用，这也是流感流行的最主要原因。

（2）抑制被感染细胞的凋亡 许多痘病毒编码产物丝氨酸蛋白酶抑制剂，通过抑制胱天蛋白酶激活，最终抑制凋亡。

（3）抑制 NK 细胞的杀伤功能 例如 CMV 病毒感染细胞，促使细胞表达 MHC I 的类似物，使得 NK 细胞不能识别和活化。

（4）逃避补体杀伤 例如疱疹病毒分泌物可以导致补体系统活化障碍。

（5）干扰宿主分泌细胞因子 如 EB 病毒产生 IL-10 的类似物 BCRF-1，抑制 Th1 细胞产生 IL-2、TNF-α 和 IFN-γ。

需要注意的是，各种病毒往往综合应用多种机制逃逸并破坏免疫系统。

第四节　抗寄生虫免疫

寄生虫包括单细胞的原生动物和多细胞的蠕虫，寄生虫除了在胞外增殖还可在胞内增殖。寄生虫生存还会有较复杂的中间宿主（蚊、蝇、螺）生活史，经常会引起宿主的组织及器官损伤。

一、机体抗寄生虫感染的免疫机制

不同种类的寄生虫引起的免疫应答类型不同，这主要取决于寄生虫的大小、结构和生活周期。一般来说，生活在细胞内的原生动物与病毒相似，主要引起 Th1 应答，而蠕虫可以抵抗巨噬细胞和中性粒细胞的杀伤，其感染主要引起 Th2 应答。

1. 抗寄生虫固有免疫 当寄生虫进入到宿主血液或组织后刺激宿主体内免疫应答，吞噬细胞对入侵的寄生虫吞噬、消化、杀伤。当宿主补体系统活化后可参与机体的防御机能。寄生在宿主体内的寄生虫通过失去与补体结合的表面分子或获得宿主调节蛋白如 DAF 可抵抗补体的破坏。宿主血清中高密度脂蛋白（HDL）对虫体也有毒性作用。大多数原虫能被巨噬细胞吞噬，但多数原虫抵抗巨噬细胞杀伤而在宿主细胞内繁殖。

2. 抗寄生虫适应性免疫 蠕虫体积一般较大，寄生在宿主组织中，因而抗体应答对于抗蠕虫免疫更为重要。而原虫主要寄生在宿主细胞内，巨噬细胞高度活化所需 IFN-γ 主要来源于 Th1 效应细胞，如寄生在宿主细胞内的利什曼原虫可被活化的巨噬细胞有效的清除。因而 Th1 应答对抗巨噬细胞内感染原虫免疫极为重要。

抗蠕虫感染主要涉及 IgE、肥大细胞和嗜酸性粒细胞，Th2 细胞因子 IL-4、5、13 对于抗蠕虫应答非常重要，IL-4 可驱动 B 细胞向 IgE 转换，IL-5 促进嗜酸性粒细胞的发育和活化并抵御寄生虫进一步的黏附定植。蠕虫感染宿主时，蠕虫抗原结合到细胞表面的 IgE 触发肥大细胞脱颗粒并结合嗜酸性粒细胞表面 FcεR，后者脱颗粒释放主要碱性蛋白（MBP）杀伤蠕虫，IgE 触发肥大、嗜碱性粒细胞脱颗粒，颗粒中组胺除对寄生虫有直接毒性作用之外，还引起宿主肠道、呼吸道平滑肌收缩，促进宿主排出寄生虫（图 10-3）。

需要注意的是适应性免疫可彻底清除寄生虫感染，同时也常会造成宿主免疫病理损伤。例如：日本血吸虫虫卵可以引起肝脏严重纤维化、门静脉高压和肝硬化，这主要是由于虫卵沉积于宿主肝脏、刺激 CD4+ T 细胞活化巨噬细胞导致 DTH 肉芽肿形成。

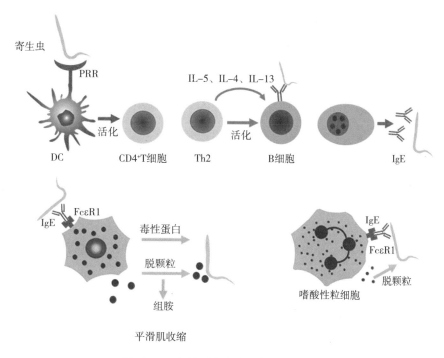

图 10-3　机体对寄生虫的免疫防御机制

二、寄生虫免疫逃逸机制

寄生虫可在免疫力正常的宿主体内长期生存，表明寄生虫具有逃避宿主免疫攻击的能力，不同种类的寄生虫逃避宿主免疫攻击的策略并不一样，多周期的寄生虫可以通过多种机制逃避免疫攻击。例如：利什曼原虫可将自己隔离在寄生宿主巨噬细胞中以此来逃避宿主抗体的攻击，血吸虫可摄取宿主的糖脂和球蛋白外壳伪装自己，导致宿主的免疫系统难以识别"异己"，从而阻止抗体与寄生虫表面抗原的结合；弓形虫入侵宿主细胞可抵抗宿主溶酶体的裂解和酸化过程，防止被宿主细胞清除；原虫和蠕虫均可通过干扰宿主 T 细胞免疫应答来保护自身的存活；利什曼原虫感染后可结合巨噬细胞上 CR3 和 FcγR，降低这些细胞产生 IL-12、抑制 Th1 应答；肝泡型棘球蚴病发生发展的各阶段有不同的细胞因子 IL-10、IL-17 等先后或同时被激活，这些增加的细胞及细胞因子抑制了宿主体内免疫应答从而保护棘球蚴不被清除。

第五节　临床应用

一、适应性免疫在细菌感染的临床应用

适应性免疫可用于细菌感染的临床诊断、治疗等方面。细菌感染的常规实验室诊断指标主要包括涂片检查、细菌培养、核酸检测、免疫学检查等，其中免疫学检查因其方便快捷的优势也被列为了临床诊断重要指标之一。在结核分枝杆菌的临床诊断中，干扰素 -γ 释放试验由于标本获取方便、结果获得较快、特异性较高，成为目前筛查及协助诊断活动及潜伏性结核感染的新助力。人体内被结核分枝杆菌攻击过的 T 淋巴细胞，在体外培养环境中再次被基因工程技术表达的结核特异性抗原刺激后，会产生特异性的细胞因子。其中，检测干扰素 -γ（IFN-γ）和白细胞介素 -2（IL-2）的浓度，能判断其是否存在结核分枝杆菌特异性的细胞免疫反应，IFN-γ 联合 IL-2 可辅助诊断潜伏性结核病。此外，IFN-γ

及 IL-2 在结核病疗效评价上也有一定意义。

二、适应性免疫在病毒感染的临床应用

适应性免疫亦可用于病毒感染的临床诊断、治疗等方面。美国科学家开展的动物实验显示，1249A8 人类单克隆抗体或能应对新冠病毒及其所有变体，包括德尔塔和奥密克戎。随着研究的不断深入，相信单克隆抗体疗法的价值将得到更多印证，有望在治愈新冠肺炎乃至未来其他感染性疾病的救治中发挥更重要的作用。

慢性乙型肝炎治疗主要包括抗病毒、免疫调节、抗炎保肝、抗纤维化和对症治疗，其中抗病毒治疗是关键。我国慢性乙型肝炎防治指南（2021 版）中荟萃分析表明，HBeAg 阳性患者经普通 IFN-α（普通干扰素-α）治疗 4~6 个月后，治疗组和未治疗组 HBV DNA 转阴率（杂交法）分别为 37% 和 17%，HBeAg 转阴率分别为 33% 和 12%，HBsAg 转阴率分别为 7.8% 和 1.8%，其疗效与基线血清 ALT 水平和肝组织学病变程度呈正相关。研究发现，普通 IFN-α 疗程至少 1 年才能获得较好的疗效。

目标检测

答案解析

简答题

1. 宿主抗胞外病原体免疫与抗胞内病原体免疫有何不同？
2. 以宿主抗胞外菌感染为例阐述固有免疫、适应性免疫如何协同。
3. 以宿主抗病毒免疫为例阐述 T-B 细胞如何协同。
4. 胞内病原体有哪些免疫逃逸机制？

书网融合……

本章小结

微课

题库

第十一章　超敏反应

PPT

📖 学习目标

知识要求：

1. 掌握　超敏反应的概念和分型；Ⅰ型超敏反应的发生机制、特点及防治原则。

2. 熟悉　Ⅱ、Ⅲ、Ⅳ型超敏反应的发生机制及特点；各型超敏反应的常见疾病。

3. 了解　Ⅰ型超敏反应的参与成分。

技能要求：

具备利用本章知识解释相关临床疾病的能力。

素质要求：

树立严谨求实的科学态度和勇于进取的创新精神。

超敏反应（hypersensitivity）是指机体受到某些抗原刺激后，出现生理功能紊乱或组织细胞损伤的异常适应性免疫应答。根据发生机制及临床特点的不同，将超敏反应分为Ⅰ、Ⅱ、Ⅲ、Ⅳ四型。

⇒ 案例引导

案例：患者，女，24岁，因扁桃体炎在社区门诊肌内注射青霉素80万U，皮试（-）。5分钟后患者在回家的路上，突感胸闷、气促，并跌倒在地。被路人发现急拨120。急救人员到场发现患者意识不清，口唇发绀，脉搏细速，血压测不到，立即现场急救，但最终抢救无效，患者死亡。

讨论：1. 患者发生了什么情况？什么原因造成的？

2. 这种情况应该怎么处理？

3. 如何预防这种情况的发生？

第一节　Ⅰ型超敏反应

Ⅰ型超敏反应又称速发型超敏反应或过敏反应。

一、参与Ⅰ型超敏反应的主要成分

（一）变应原

变应原（allergen）是指能诱导机体产生IgE，引起Ⅰ型超敏反应的抗原，多为蛋白质抗原和能与组织蛋白结合的小分子半抗原。临床常见的变应原主要如下。

1. 某些药物与化学物质　如青霉素、头孢菌素、普鲁卡因和有机碘化物等，多为半抗原，本身没有免疫原性，与机体某种蛋白质结合后获得免疫原性而成为变应原。

2. 吸入性变应原　如花粉颗粒、尘螨及其排泄物、真菌菌丝及孢子、昆虫毒液、动物皮毛等。

3. 食物变应原 如花生、大豆、牛奶、鸡蛋、鱼虾、蟹贝等食物蛋白和肽类物质。

4. 某些酶类物质 如尘螨中的半胱氨酸蛋白酶、细菌酶类物质（如枯草菌溶素）、蜂毒中的磷脂酶A2等。

（二）IgE 及其受体

变应原进入机体诱导产生 IgE，引起 I 型超敏反应。正常人血清中的 IgE 含量很低，而过敏患者体内的 IgE 含量异常增高。IgE 主要由鼻咽、扁桃体、气管和胃肠道黏膜下固有层淋巴组织中的 B 细胞产生，这些部位也是变应原易于侵入并引发过敏反应的部位。IL-4 在诱导 B 细胞产生的过程中至关重要。

IgE 为亲细胞抗体，可在不结合抗原的情况下通过其 Fc 段与肥大细胞或嗜碱性粒细胞表面的 IgE Fc 受体（高亲和力 FcεR I）结合，使机体处于致敏状态。

（三）肥大细胞、嗜碱性粒细胞和嗜酸性粒细胞

肥大细胞和嗜碱性粒细胞是参与 I 型超敏反应的主要效应细胞。肥大细胞广泛分布于呼吸道、胃肠道、泌尿生殖道黏膜下层和皮下血管周围的结缔组织中；嗜碱性粒细胞主要分布于外周血，数量较少，但也可被招募到过敏反应部位发挥作用。肥大细胞和嗜碱性粒细胞均高表达 FcεR I，胞质中含有嗜碱性颗粒，颗粒中储存有组胺、激肽原酶及趋化因子等生物活性介质。

嗜酸性粒细胞主要分布于呼吸道、消化道和泌尿生殖道黏膜组织中，在循环血中仅有少量存在。嗜酸性粒细胞被某些细胞因子激活后，可表达高亲和性 FcεR I，并导致脱颗粒，释放一系列生物活性介质。

二、I 型超敏反应的发生机制

（一）致敏阶段

变应原通过呼吸道、消化道、皮肤和黏膜等途径进入人体内，刺激机体产生相应的 IgE 抗体，通过其 Fc 段与肥大细胞或嗜碱性粒细胞表面的 FcεR I 结合，形成致敏细胞，使机体处于致敏状态。通常致敏状态可维持数月甚至更长，如长期不接触变应原，致敏状态可逐渐消失。

（二）激发阶段

处于致敏状态的机体再次接触相同变应原时，变应原与肥大细胞或嗜碱性粒细胞表面两个或两个以上的 IgE 结合，使膜表面的 FcεR I 发生交联（图 11 -1），诱导肥大细胞或嗜碱性粒细胞活化、脱颗粒，释放组胺、激肽原酶等一系列生物活性介质。

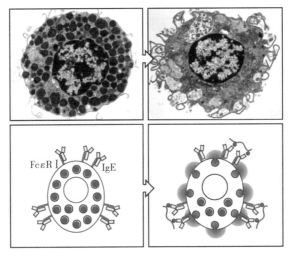

图 11 -1　变应原结合 IgE 使 FcεR I 交联活化细胞示意图

（三）效应阶段

生物活性介质作用于效应组织器官，迅速引起平滑肌收缩、腺体分泌增多、毛细血管扩张且通透性增加等病理改变，从而出现临床症状。

Ⅰ型超敏反应中释放的生物活性介质有多种。

1. 储存于颗粒内的介质

（1）组胺　是引起Ⅰ型超敏反应的主要活性物质。可以使平滑肌收缩、毛细血管扩张和通透性增强、呼吸道和消化道等部位的腺体分泌增加，可引起皮肤和黏膜充血、水肿或消化道、呼吸道症状。若组织胺大量释放，可使全身组织毛细血管扩张和通透性增高，并因有效血容量减少而导致血压下降，进而发生过敏性休克。

（2）激肽原酶　从颗粒中释放出的激肽原酶可将血浆中的激肽原转变为缓激肽和其他激肽类物质，导致平滑肌特别是支气管平滑肌的收缩和较强的血管扩张作用，还可以增加局部毛细血管的通透性，具有刺激痛觉神经纤维引起局部疼痛的作用。

（3）趋化因子　肥大细胞颗粒中释放出的趋化因子主要有嗜酸性粒细胞趋化因子 A 和中性粒细胞趋化因子等，它们与局部的白细胞浸润有关。

2. 新合成的介质

（1）白三烯（LTs）　其引起支气管平滑肌收缩的能力要比组胺强 100～1000 倍，而且效应持续时间长，是哮喘时支气管持续性痉挛的主要原因。此外，亦有增加毛细血管通透性及腺体分泌功能的作用。

（2）前列腺素 D_2（PGD_2）　具有很强的支气管平滑肌收缩作用。

（3）血小板活化因子（PAF）　具有凝聚和活化血小板的作用，能使之释放组胺、5－羟色胺等血管活性介质，从而引起毛细血管扩张和通透性增加。

根据Ⅰ型超敏反应发生的快慢和持续时间的长短，可分为速发相反应（immediate reaction）和迟发相反应（late－phase reaction）两种类型。速发相反应通常在接触变应原后数秒钟内发生，可持续数小时，主要由组胺引起，表现为毛细血管扩张、血管通透性增强、平滑肌收缩、腺体分泌增加。迟发相反应发生在变应原刺激后 4～6 小时，可持续数天以上，主要由 LTs、PAF 等新合成介质引起，表现为局部以嗜酸性粒细胞（约占 30%）、中性粒细胞、巨噬细胞等浸润为特征的炎症反应（图 11－2）。

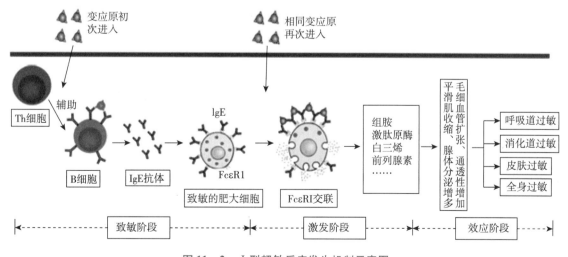

图 11－2　Ⅰ型超敏反应发生机制示意图

Ⅰ型超敏反应的特点如下。

（1）反应在致敏机体再次接触相同变应原后发生，症状发生快，消退也快。

（2）由 IgE 介导，肥大细胞、嗜碱性粒细胞等释放生物活性介质引起的局部或全身反应。

（3）通常只导致机体生理功能紊乱，较少引起组织细胞损伤。

（4）有明显个体差异和遗传倾向。

⊕ 知识链接

遗传与环境因素

某些人接触抗原物质刺激后易发生Ⅰ型超敏反应性疾病，被称为特应性（atopy）个体。特应性个体具有异常高水平的 IgE。Ⅰ型超敏反应性疾病的发生与个体的遗传因素及所处的外界环境密切相关。

1. 遗传因素　过敏反应具有家族性，在双亲都有过敏症状的家庭里，50% 的孩子会有过敏反应；单亲有过敏史的家庭里，30% 的孩子会发生过敏反应；而在没有过敏史的家庭里，只有 19% 的孩子有过敏反应。目前认为与过敏有关的包括 13 个染色体区域和 20 多个基因。

2. 环境因素　卫生假说（hygiene hypothesis）认为：增加超敏反应概率的环境因素主要是儿童早期接触病原体、暴露于动物和土壤微生物及建立肠道正常菌群不足，其机制主要是由于儿童早期接触微生物，易于激活 Th1 应答及 Th1 细胞因子的产生，阻断 IgE 抗体的产生。

三、临床常见Ⅰ型超敏反应性疾病

（一）全身过敏反应

这是一种最严重的Ⅰ型超敏反应性疾病。致敏患者通常在接触变应原后几分钟内即出现症状，表现为烦躁不安、胸闷、气急、脸色苍白、血压下降以致意识障碍、昏迷、抽搐等，若抢救不及时，可导致死亡。

1. 药物过敏性休克　以青霉素过敏性休克最为常见。青霉素本身无免疫原性，但其降解产物青霉噻唑醛酸或青霉烯酸是半抗原，可与体内蛋白共价结合为完全抗原后成为变应原。当机体再次接触青霉素降解产物时，引发过敏反应，严重者可发生过敏性休克甚至死亡。青霉素制剂在弱碱性溶液中易形成青霉烯酸，因此使用青霉素时应临用前配制，放置 2 小时后不宜使用。少数人在初次注射青霉素时就可发生过敏性休克，这可能与其曾经使用过被青霉素污染的注射器等医疗器械，或吸入空气中青霉菌孢子而使机体处于致敏状态有关。

2. 血清过敏性休克　临床上用动物免疫血清如破伤风抗毒素、白喉抗毒素进行治疗或紧急预防时，有些患者可因曾经注射过相同的血清，机体已被致敏，从而发生过敏性休克。

（二）局部过敏反应

1. 呼吸道过敏反应　常因吸入花粉、尘螨、毛屑等或呼吸道病原微生物感染引起。临床以过敏性鼻炎和过敏性哮喘最为常见。

2. 消化道过敏反应　少数人进食牛奶、鸡蛋、鱼虾、蟹贝等食物后可发生过敏性胃肠炎，出现恶心、呕吐、腹痛和腹泻等症状，严重者也可发生过敏性休克。

3. 皮肤过敏反应　可由药物、食物、花粉、肠道寄生虫或寒冷刺激等引起。主要表现为荨麻疹、特应性皮炎（湿疹）和血管神经性水肿。

四、Ⅰ型超敏反应的防治原则

（一）查明变应原，避免接触

查明变应原，避免再次接触，是预防Ⅰ型超敏反应最有效的方法。可通过询问病史及皮肤试验查明变应原。皮肤试验是将可疑变应原稀释后，取 0.1ml 在受试者前臂内侧做皮内注射，15～20 分钟后观察结果。若注射局部皮肤出现红晕、风团且直径 >1cm，则为皮试阳性，表示受试者接触该物质会发生超敏反应。

（二）脱敏治疗

1. 异种免疫血清脱敏治疗　适合于抗毒素皮试阳性但又必须注射者，方法是小剂量、短间隔（20～30 分钟）、多次注射抗毒素。其机制是多次小剂量注射抗毒素使体内致敏细胞分批脱敏，以致最终全部解除致敏状态。经此处理后再大剂量注射抗毒素血清时就不会发生超敏反应。但这种脱敏是暂时的，经一段时间后机体又可被重新致敏。

2. 特异性变应原脱敏治疗　对已查明但又难以避免接触的变应原，如花粉、尘螨等，可采用小剂量（剂量逐渐增加）、间隔时间较长（从每周逐渐到每月）、多次皮下注射特定变应原进行脱敏。主要机制为通过改变抗原进入途径，诱导机体产生 IgG 类抗体，减少 IgE 的产生，同时通过 IgG 类封闭抗体与变应原的结合，减少或阻断变应原与致敏细胞上的 IgE 结合。这一治疗过程通常需要持续 3～5 年。

（三）药物治疗

根据超敏反应的发生机制，针对其发生的主要环节选择不同的药物，阻断、干扰或抑制超敏反应的进程，从而达到治疗的目的。

1. 抑制生物活性介质的合成和释放　可使用阿司匹林、色甘酸钠、肾上腺素等。

2. 拮抗生物活性介质的作用　可使用苯海拉明、氯苯那敏、异丙嗪等。

3. 改善效应器官的反应性　肾上腺素不仅可解除支气管痉挛、还可收缩外周毛细血管而升高血压，在抢救过敏性休克时具有重要作用。还可使用葡萄糖酸钙、维生素 C 等。

（四）免疫生物疗法

根据细胞因子调控 IgE 的产生和 IgE 介导Ⅰ型超敏反应的机制，可采用免疫生物疗法进行治疗，如用人源化抗 IgE 单克隆抗体，可阻断 IgE 与肥大细胞或嗜碱性粒细胞结合，抑制活性介质的释放。

第二节　Ⅱ型超敏反应

Ⅱ型超敏反应又称细胞溶解型或细胞毒型超敏反应，是抗体（IgG、IgM）和位于细胞膜表面相应抗原结合后，在补体、吞噬细胞和 NK 细胞参与下，造成以细胞溶解或组织损伤为主的病理性免疫应答。

一、Ⅱ型超敏反应的发生机制

（一）靶细胞及其表面抗原

Ⅱ型超敏反应中被攻击杀伤的靶细胞可以是正常组织细胞、改变的自身细胞和被抗原或半抗原结合的自身组织细胞。靶细胞表面的抗原主要有：①正常存在于血细胞表面的同种异型抗原，如 ABO 血型抗原、Rh 抗原；②感染和理化因素所致改变的自身抗原；③结合在自身组织细胞表面的药物半抗原或抗原－抗体复合物；④外源性抗原与正常组织细胞之间具有的交叉抗原，如链球菌胞壁的成分与心脏瓣膜、关节组织之间的交叉抗原。

（二）靶细胞损伤机制

1. 激活补体　特异性抗体与靶细胞上的表面抗原结合后，通过经典途径激活补体使靶细胞裂解。

2. 调理吞噬作用　补体片段 C3b 和 IgG 的 Fc 段与吞噬细胞表面的 C3b 受体和 Fc 受体结合，促进吞噬细胞吞噬破坏靶细胞。

3. ADCC 作用　靶细胞表面结合的 IgG 抗体的 Fc 段与具有 Fc 受体的 NK 细胞、巨噬细胞等结合，杀伤靶细胞。

4. 细胞功能异常　这是一种特殊类型的 Ⅱ 型超敏反应。机体产生抗细胞表面受体的自身抗体，与细胞表面受体结合后，可导致靶细胞功能亢进或功能低下（图 11 – 3）。

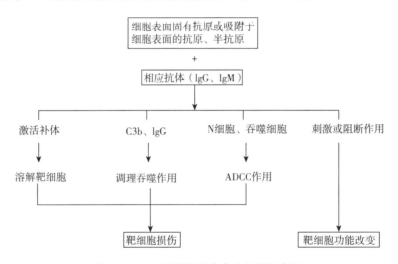

图 11 – 3　Ⅱ型超敏反应发生机制示意图

Ⅱ型超敏反应的特点为：①抗原存在于细胞表面；②参与的抗体为 IgG 或 IgM；③需要补体、Mφ、NK 的参与；④导致靶细胞溶解。

二、临床常见Ⅱ型超敏反应性疾病

（一）输血反应

输血反应多见于 ABO 血型不合的输血。人血清中存在天然血型抗体，如输入血型不符的红细胞，受血者体内的血型抗体（IgM）与输入的红细胞表面血型抗原结合，激活补体溶解红细胞，引起溶血反应。

（二）新生儿溶血症

新生儿溶血症主要因母子 Rh 血型不符而引起的。母子 ABO 血型不符的情况虽然很普遍，但症状比较轻微。多见于血型为 Rh⁻ 母亲再次妊娠 Rh⁺ 胎儿。血型为 Rh⁻ 的母亲由于输血、流产或分娩等原因受到 Rh⁺ 红细胞刺激后，可产生抗 Rh 的 IgG 类抗体。若再次妊娠且胎儿血型为 Rh⁺ 时，母体的 Rh 抗体通过胎盘进入胎儿体内，与胎儿红细胞结合，溶解红细胞，引起流产、死胎或新生儿溶血症。

初次分娩后 72 小时内给母体注射 Rh 抗体，及时清除母体内的 Rh⁺ 红细胞，可有效预防再次妊娠时发生新生儿溶血症。

（三）自身免疫性溶血性贫血

病毒感染或某些药物能引起红细胞表面抗原结构改变，刺激机体产生抗自身红细胞的抗体。此抗体与自身红细胞结合，发生溶血性贫血。

（四）药物过敏性血细胞减少症

某些药物如青霉素等，作为半抗原可吸附在不同的血细胞表面，刺激机体产生特异性抗体。抗体与结合药物的红细胞、粒细胞或血小板作用，或与药物结合形成抗原－抗体复合物，再与具有 FcγR 的血细胞结合，引起药物性溶血性贫血、粒细胞减少症或血小板减少性紫癜。

（五）肺出血－肾炎综合征

目前认为，肺泡基底膜与肾小球基底膜有共同抗原成分。当某些病毒感染使肺泡基底膜免疫原性改变，刺激机体产生相应抗体，与肺泡基底膜和肾小球基底膜都可结合，激活补体或通过调理吞噬破坏组织细胞，导致肺出血和肾炎。

（六）特殊的 Ⅱ 型超敏反应性疾病

1. 甲状腺功能亢进（Graves 病）　机体产生抗甲状腺刺激素（TSH）受体的自身 IgG 类抗体，与甲状腺细胞上 TSH 受体结合，刺激甲状腺细胞分泌大量的甲状腺素，引起甲状腺功能亢进。

2. 重症肌无力　机体产生神经－肌肉突触后膜上抗乙酰胆碱受体的自身抗体与乙酰胆碱受体结合，干扰乙酰胆碱的作用，减少受体的数量，引起进行性肌无力。

第三节　Ⅲ型超敏反应

Ⅲ型超敏反应又称免疫复合物型超敏反应，由抗原和抗体结合形成中等大小的可溶性免疫复合物沉积于局部或全身多处毛细血管基底膜后，激活补体，吸引中性粒细胞、血小板、嗜碱性粒细胞等细胞，引起的以充血水肿、局部坏死和中性粒细胞浸润为主要特征的炎症反应和组织损伤。

一、Ⅲ型超敏反应的发生机制

（一）可溶性免疫复合物的形成与沉积

可溶性抗原与相应抗体结合形成可溶性免疫复合物（immune complex，IC）。大分子的 IC，易被吞噬清除；小分子的 IC，从肾小球滤过；中等分子量大小的 IC 不易被吞噬，持续在血中循环而有机会沉积于血管壁。正常情况下中等分子量大小的 IC 可通过调理吞噬和免疫黏附作用清除，当机体吞噬细胞功能低下或补体成分缺陷使清除 IC 能力降低时，导致血液中大量 IC 存在。

血管通透性增高，有利于循环免疫复合物通过血管内皮细胞沉积于基底膜。肾小球基底膜和关节滑膜等处的毛细血管压较高，血流缓慢；动脉交叉口、脉络膜丛和眼睫状体等处易产生涡流。血管内高压与涡流均有助于免疫复合物沉积。

（二）免疫复合物引起组织损伤的机制

免疫复合物引起损伤的主要因素是补体、中性粒细胞。此外，血小板和嗜碱性粒细胞也有一定作用。

1. 补体的作用　沉积的免疫复合物激活补体系统，产生补体裂解片段 C3a 和 C5a，使肥大细胞、嗜碱性粒细胞释放组胺等生物活性介质，使局部毛细血管通透性增加，渗出增多，引起水肿；C3a、C5a 同时可趋化中性粒细胞在免疫复合物沉积部位聚集。

2. 中性粒细胞的作用　聚集的中性粒细胞在吞噬沉积免疫复合物的过程中，释放多种溶酶体酶于细胞外，造成局部组织损伤。

3. 血小板和嗜碱性粒细胞的作用 嗜碱性粒细胞活化释放的 PAF 可损伤组织,使局部血小板集聚并激活,促进血栓形成,引起局部出血、坏死。血小板活化还可释放血管活性胺类物质,进一步加重水肿(图 11-4)。

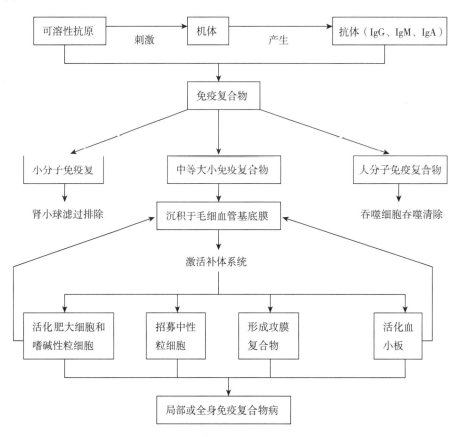

图 11-4 Ⅲ型超敏反应发生机制示意图

Ⅲ型超敏反应的特点为:①可溶性免疫复合物,存在于血循环中;②参与抗体有 IgG、IgM 或 IgA;③必须有补体参与;④以中性粒细胞浸润为主的炎症及组织损伤。

二、临床常见Ⅲ型超敏反应性疾病

(一)局部免疫复合物病

1. Arthus 反应 用马血清经皮下反复免疫家兔数周后,再次重复注射相同血清时在注射局部出现红肿、出血和坏死,此为 Arthus 反应。其机制是马血清反复免疫可诱导机体产生大量抗体,再次注射马血清后,抗体与局部抗原在血管壁相遇,结合成为 IC 并沉积,引起局部血管炎。

2. 类 Arthus 反应 胰岛素依赖型糖尿病患者局部反复注射胰岛素后可刺激机体产生相应 IgG 类抗体,若再次注射胰岛素,在注射局部出现红肿、出血和坏死等类似 Arthus 反应的炎症反应。长期吸入抗原性粉尘、真菌孢子等,再次吸入相同抗原后也能在肺泡间形成 IC,引起超敏反应性肺泡炎。

(二)全身免疫复合物病

1. 血清病 一次大量注入抗毒素血清后,刺激机体产生抗体,与尚未被完全排除的抗原结合,形成中等大小的可溶性免疫复合物,随血流沉积在全身各部位,引起发热、皮疹、淋巴结肿大、关节肿痛和一过性蛋白尿等症状。血清病具有自限性,停止注射抗毒素后可自行消退。

2. 链球菌感染后肾小球肾炎 一般多发生于 A 族溶血性链球菌感染后 2~3 周。机体产生了抗链球菌抗体，抗体和链球菌可溶性抗原结合形成免疫复合物，沉积于肾小球基底膜，引起免疫复合物型肾炎。

3. 类风湿关节炎　可能因某些病毒或支原体的持续感染，使机体产生变性的 IgG 自身抗体。这类自身抗体以 IgM 为主，临床称为类风湿因子（RF）。RF 可以与变性 IgG 结合形成免疫复合物而沉积于小关节滑膜引起关节炎。

4. 系统性红斑狼疮　患者体内出现多种抗自身细胞核抗体，与体液中核抗原结合成可溶性免疫复合物，反复沉积于全身多处毛细血管基底膜而造成组织损伤。

第四节　Ⅳ型超敏反应

Ⅳ型超敏反应又称迟发型超敏反应（delayed type hypersensitivity，DTH），是机体再次受相应变应原刺激，在 24～48 小时后发生的效应 T 细胞介导的细胞免疫应答，引起以单个核细胞浸润为主的炎症反应和组织损伤。

一、Ⅳ型超敏反应的发生机制

引起Ⅳ型超敏反应的抗原主要有胞内寄生菌、病毒、寄生虫和化学物质。Ⅳ型超敏反应的发生机制与细胞免疫的过程基本相同，只是前者在免疫应答过程中给机体带来损伤，而后者产生对机体有利的结果。

1. Th1 介导的炎症反应和组织损伤　抗原激活的效应性 Th1 细胞，通过释放 IFN－γ、TNF－α/β、IL－2、L－3 和 GM－CSF 等细胞因子，产生以吞噬细胞和淋巴细胞浸润为主的炎症反应。

2. CTL 介导的细胞毒作用　效应 CTL 与靶细胞表面相应抗原结合后，可通过释放穿孔素和颗粒酶等介质，使靶细胞溶解或凋亡；也可通过其表面的 FasL 与靶细胞表面的 Fas 结合或通过分泌大量 TNF－α，导致靶细胞凋亡（图 11－5）。

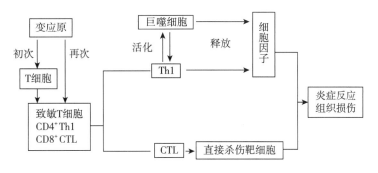

图 11－5　Ⅳ型超敏反应发生机制示意图

Ⅳ型超敏反应的特点为：①由效应 T 细胞介导；②反应发生较慢，通常发生在再次接触抗原 24 小时以后；③个体差异小；④以淋巴细胞、巨噬细胞浸润为主的炎症反应及组织损伤。

二、临床常见Ⅳ型超敏反应性疾病

（一）传染性超敏反应

胞内寄生菌（如结核分枝杆菌、麻风杆菌、布鲁氏菌等）、病毒、某些真菌以及寄生虫感染可使机体发生迟发型超敏反应。

（二）接触性皮炎

变应原常为小分子半抗原，如油漆、染料、农药、化妆品和某些药物（磺胺和青霉素）等。当机体接触这些半抗原物质，可与体内蛋白质结合成完全抗原，激发免疫应答使机体致敏。当再次接触到相同变应原时，常表现为皮肤的红肿、硬结和水疱，严重者甚至发生剥脱性皮炎。

（三）其他

器官移植时发生的移植排斥反应主要是由Ⅳ型超敏反应引起的；由 T 细胞介导的炎症性疾病，如类风湿关节炎、多发性硬化症以及胰岛素依赖型糖尿病等也属于Ⅳ型超敏反应。

第五节　临床应用

Ⅰ型超敏反应性疾病的诊断和防治的关键是明确变应原，对于儿童还有助于预测其变态反应疾病的自然进程。变应原检测方法分为体内检测和体外检测（血清学检测）两种。体内检测采用皮肤试验和激发试验。体外检测包括血清总 IgE 检测、特异性 IgE 检测和血清 IgG4 检测。细胞脱颗粒测定也是体外检测项目之一，能够更加直观地反映过敏患者体内情况，有助于判断病情和调整治疗方案。

查明变应原最简单有效的方法是皮肤试验。查明变应原，避免再次接触，是预防Ⅰ型超敏反应最有效的方法。在查明变应原却难以避免的情况下可采用脱敏疗法。治疗可以采用药物治疗或免疫生物疗法。

Ⅱ型超敏反应检测包括抗血细胞抗体检测和自身抗体检测。抗血细胞抗体检测方法包括抗球蛋白试验、微柱凝胶法、凝聚胺法和酶介质法，主要用于临床输血反应和溶血性疾病的病因筛查和监测。自身抗体检测多采用间接免疫荧光法。

Ⅲ型超敏反应的检测项目包括自身抗体检测和循环免疫复合物检测。循环免疫复合物检测方法较多，联合应用几种方法持续监测循环免疫复合物变化，才能对疾病进展和治疗效果作出准确判断。

Ⅳ型超敏反应的常见免疫学检测是Ⅳ型超敏反应皮肤试验，用于判断机体是否对变应原过敏，反映机体的细胞免疫功能状况。

根据病史选择合适的检测项目，规范操作流程，再结合体内外试验结果作出综合分析，才能对超敏反应性疾病作出正确判断，提出诊疗方案。

目标检测

答案解析

一、名词解释

1. 超敏反应　　　　2. 变应原　　　　3. 脱敏疗法

二、选择题

（1~2 题共用备选答案）

A. 初次大量注入抗毒素引起的血清病

B. 药物过敏性休克

C. 药物过敏性血细胞减少症

D. 接触性皮炎

E. 输血反应

1. 属于 I 型超敏反应性疾病的是

2. 属于 IV 型超敏反应性疾病的是

（3～4题共用备选答案）

A. 补体溶细胞作用

B. $CD8^+T$ 细胞毒作用

C. 大分子不溶性免疫复合物形成

D. $CD4^+T$ 释放淋巴因子

E. 肥大细胞脱颗粒

3. I 型超敏反应的发生机制包括

4. II 型超敏反应引起靶细胞损害的机制包括

（5～6题共用备选答案）

A. IgE 抗体

B. 抗 A 血型抗体

C. 抗链球菌溶血素 O 抗体

D. 类风湿因子

E. 抗 Rh^+ 血型抗体

5. 类风湿关节炎患者体内最易检出的自身抗体是

6. 引起过敏性休克的抗体是

三、简答题

1. 注射青霉素引起的过敏性休克属于哪一型超敏反应？其发生机制是什么？

2. 如何预防药物引起的过敏性休克？

3. 为什么 Rh^- 母亲第二次怀 Rh^+ 胎儿时会发生新生儿溶血症，而第一次不会发生？如何预防？

4. 补体参与哪几型超敏反应？其作用有何不同？

5. IV 型超敏反应和细胞免疫应答有何异同？

书网融合……

本章小结　　　　　　微课　　　　　　题库

第十二章　免疫耐受与自身免疫病

PPT

📖 学习目标

知识要求：

1. 掌握　免疫耐受的概念；免疫耐受与免疫抑制、免疫缺陷的关系；自身免疫及自身免疫病的相关概念；自身免疫病的基本特征。

2. 熟悉　免疫耐受形成的条件和机制；自身免疫病的发病机制和免疫病理损伤；自身免疫病的治疗原则。

3. 了解　自身免疫病的分类；常见自身免疫病及其实验室检查指标和临床意义。

技能要求：

具备利用本章知识解释相关临床现象的能力。

素质要求：

树立严谨求实的科学态度和勇于进取的创新精神。

⇒ 案例引导

案例：患者，女，41 岁。因反复肝功能异常 1 年，乏力，间断低热，肝区不适和关节疼痛入院，无输血史，无长期服药史及饮酒史。查体：T 37.5℃，P 80 次/分，R 20 次/分，BP 120/75mmHg，皮肤无出血点，浅表淋巴结未触及，咽（－），心肺（－），腹平软，肝肋下 2cm，质软，轻压痛和叩击痛，脾侧位刚及，腹水征（－），下肢不肿。实验室检查：Hb 126g/L，WBC 5.2×10⁹/L，尿蛋白（－），尿胆红素（－），尿胆原（－），大便颜色正常，隐血试验（－），TBIL 16.8umol/L，ALT 240U/L，AST 325 U/L，GGT 524U/L，ALP 125 U/L，查甲、乙、丙、丁、戊及庚型肝炎病毒学标志物均为阴性，抗线粒体抗体（＋），抗肝肾微粒体抗体（＋）。

讨论：1. 该患者的可能诊断是什么？其诊断依据有哪些？

2. 该类疾病的基本特征是什么？

第一节　免疫耐受

免疫耐受（immunological tolerance）是指机体免疫系统接触某种抗原后所产生的一种特异性无应答或低应答状态，表现为机体再次接触相同的抗原时，不发生免疫应答，但对其他抗原仍可产生正常免疫应答。诱导免疫耐受形成的抗原称为耐受原（tolerogen）。在生理条件下，免疫系统对"自己"抗原耐受，避免发生自身免疫病；对"非己"抗原表现为特异性免疫正应答，执行抗感染、抗肿瘤等防御功能，通过正、负免疫应答的平衡，以维持机体内环境的稳定。通常提及免疫应答，即指免疫正应答。免疫耐受和免疫正应答均是免疫系统的重要功能体现。

一、免疫耐受与免疫抑制、免疫缺陷的关系

免疫耐受与免疫抑制、免疫缺陷虽均可表现为对抗原无应答，但却不可等同视之。免疫耐受具有免疫应答的特征：即抗原特异性和免疫记忆性，是正常免疫应答的一种特殊表现形式；而免疫抑制多见于免疫抑制剂等使用期间对免疫系统引起的普遍抑制作用，停用抑制剂后，免疫应答可恢复正常；免疫缺陷多见于先天或后天因素所致的免疫系统缺陷，对抗原的不应答是非特异的、无记忆，属病理性的，常致相关疾病发生，如感染和肿瘤等。当然，在免疫抑制和免疫缺陷的状态下比较容易诱导免疫耐受，不适宜的免疫耐受也可导致疾病的发生，如持续感染和肿瘤，就与免疫耐受的存在使机体抗病原体和抗肿瘤细胞的免疫力下降有关。

二、免疫耐受现象的发现

（一）胚胎期嵌合体中天然免疫耐受现象的发现

1945 年 Owen 发现，两头具有不同血型抗原的异卵双生小牛，由于胎盘血液交流使出生后各自体内依然存在对方的红细胞，然而却没有发生传统的溶血反应和排斥反应，即形成了所谓的血型嵌合体（chimeras），此即胚胎期嵌合体中天然免疫耐受现象的发现。Medawar 等进而发现他们出生后彼此间相互进行皮肤移植也不发生排斥反应。Burnt 推测这种胚胎期形成的耐受是由于胚胎期免疫系统尚未发育成熟，异型血细胞进入胎牛体内，导致抗原特异性淋巴细胞克隆的清除或失活而形成的。目前已知，天然的免疫耐受现象还有许多，如人类和胎生动物的妊娠过程，实际上就存在母胎相互耐受的形成，因为胎儿一半的基因来源于父体，胎儿对于母体或母体对于胎儿来说均是"异物"。

（二）胚胎期及新生期人工诱导的免疫耐受

为了研究胚胎期免疫耐受的形成机制，1953 年 Medawar 等成功复制了胚胎期及新生期耐受模型。他们将成年 CBA 系小鼠的脾细胞注射入妊娠的 A 系小鼠胚胎内或新生小鼠体内，待 A 系小鼠成年后，将 CBA 小鼠的皮肤移植给 A 系小鼠，结果未被排斥，但移植无关品系 Balb/c 小鼠的皮肤，则被排斥（图12 - 1）。这一实验结果证实了 Burnet 的推测，据此，Burnet 于 1957 年提出了著名的克隆选择学说，并因此与 Medawar 于 1960 年共同获得了诺贝尔生理学或医学奖。

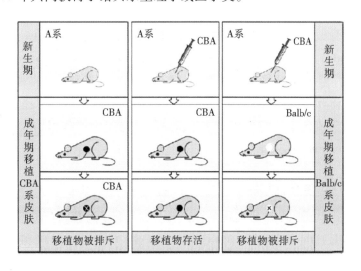

图 12 - 1 胚胎期或新生期人工诱导的免疫耐受

三、免疫耐受的分类

按照免疫耐受获得的方式不同，可分为天然耐受和获得性耐受，天然耐受是自然产生的，获得性耐受是人工诱导产生的，二者均可针对自身抗原或外部抗原，对自身抗原形成的耐受称为自身耐受（self tolerance）。按照免疫耐受形成时期不同，可分为中枢耐受和外周耐受。按照免疫耐受的程度不同，可分为完全耐受和不完全耐受。免疫系统对抗原的刺激，既无细胞免疫应答也无体液免疫应答，称为完全免疫耐受。不完全耐受形式多样，如仅 T 细胞或 B 细胞对相应抗原表位产生的耐受分别称为 T 细胞耐受或 B 细胞耐受；又如免疫活性细胞仅对抗原分子上特定表位产生耐受而不涉及对其他表位的应答；再如口服某些抗原时，诱导产生黏膜局部免疫正应答，却致全身免疫耐受，这些现象也被称为分裂耐受（split tolerance）。不完全耐受还可表现为抗体分泌细胞再次受相同抗原刺激后，产生低亲和力抗体或缺失抗体类别转换，称为免疫偏离（immune deviation）。

四、免疫耐受形成的条件和机制

免疫耐受的形成与机体免疫系统的成熟程度有关，即胚胎期或新生期动物容易建立免疫耐受，并且这种耐受易长期持续，不会轻易打破。对成年动物比较难以诱导免疫耐受，主要取决于抗原因素和机体因素两个方面。抗原因素包括：抗原剂量、抗原免疫途径、抗原的理化性质、抗原变异、缺乏第二信号的抗原持续刺激等。机体因素包括：动物种属和品系、机体免疫系统的发育程度、机体的免疫状态等。并且成年动物诱导免疫耐受后持续时间短，易随诱导因素的消失而逐渐解除。

第二节 自身免疫病

一、自身免疫与自身免疫病

机体免疫系统在正常状态下能识别"自我"，对宿主自身组织和细胞并不产生免疫应答，或仅产生微弱的免疫应答，这种现象称为自身耐受。自身耐受是维持机体内环境稳定十分重要的因素，其机制与胚胎期的免疫接触有关。

当某些原因使自身耐受破坏时，机体免疫系统就会对自身组织成分发生免疫应答，产生针对自身成分的自身抗体（autoantibody）或自身反应性 T 淋巴细胞（autoreactive T lymphocyte），这种现象称为自身免疫（autoimmunity）。低"生理"水平的自身免疫对于淋巴细胞选择和免疫自稳是必须的；中等水平的自身免疫，可出现循环抗体和轻微的组织浸润，但不出现临床后果；但在某些情况下，由于遗传和环境等因素使自身耐受和自身免疫的平衡被破坏，导致相应的自身组织器官损伤或功能障碍而出现临床病症，称为自身免疫病（autoimmune disease，AID）。

二、自身免疫病的基本特征

自身免疫病种类繁多，其诱因和临床表现各异，但一般具有下述特点：①患者体内可检测到高效价的自身抗体和（或）自身反应性 T 细胞；②自身抗体和（或）自身反应性 T 细胞介导对自身细胞或组织成分的免疫应答，造成损伤或功能障碍；③病情的转归与自身免疫反应强度密切相关，应用免疫抑制剂治疗有效；④病变组织中有 Ig 沉积或淋巴细胞浸润；⑤通过血清或淋巴细胞可以被动转移疾病，应用自身抗原或自身抗体可复制出具有相似病理改变的动物模型；⑥人群中患病率较高（7% ~ 9%），主要发生在女性、青壮年。

三、自身免疫病的分类

按病变组织的涉及范围分为器官特异性和全身性自身免疫病。前者指病变一般局限于某一特定的器官，由针对特定器官靶抗原的自身免疫反应引起，如1型糖尿病、多发性硬化症等；后者又称为系统性自身免疫病，是由针对多种器官和组织靶抗原的自身免疫反应引起，其病变分布广泛，可见于多种器官和组织，如系统性红斑狼疮、类风湿关节炎、干燥综合征等。

按疾病累及的系统区分，可分为结缔组织病、消化系统疾病、内分泌疾病等。

四、自身免疫病的发病机制

自身免疫病的起始原因和发病机制尚不清楚。但不论何种原因使机体产生了针对自身抗原的自身抗体和（或）自身反应性T细胞，都可以通过各种途径导致免疫炎症，使机体发生组织损伤或功能异常，表现出相应的临床症状。

（一）自身抗体的成因

1. 隐蔽抗原的释放　隐蔽抗原是指体内某些与免疫系统在解剖位置上隔绝的抗原成分。由于这些抗原在胚胎期未曾与免疫系统接触，其相应的淋巴细胞克隆依然存在并具有免疫活性。精子、眼内容物、髓鞘碱性蛋白通常被视为隐蔽抗原。在手术、外伤或感染等情况下，隐蔽抗原释放，得以与免疫系统接触，引发对隐蔽抗原的自身免疫应答和自身免疫病。如眼外伤导致眼内容物进入血流后，激发机体产生致敏T细胞或特异性抗体，可同时攻击伤侧和健侧眼球而引发自身免疫性交感性眼炎。

2. 自身抗原发生改变　生物因素（如细菌、病毒、寄生虫）、物理因素（如冷、热、电离辐射）、化学因素（如药物）可影响自身组织抗原的性质，诱导自身免疫应答，导致自身免疫病。例如，多种药物可改变血细胞的抗原性引起自身免疫性溶血性贫血和血小板减少性紫癜等。

3. 分子模拟（molecular mimicry）　某些微生物与人体正常组织成分具有相同或相似的抗原表位，感染人体后激发产生的抗体或效应T细胞，可攻击这些自身组织而导致自身免疫病，这种现象被称为分子模拟。如A族溶血性链球菌的胞壁成分与人体肾小球基底膜和心肌间质、心脏瓣膜及其他部位结缔组织具有相似抗原表位，此类链球菌感染人体后所产生的抗体，能与肾小球基底膜、心脏和其他部位的结缔组织发生交叉免疫反应，从而导致肾小球肾炎和风湿病。

4. 表位扩展（epitope spreading）　正常情况下，自身抗原的隐蔽表位并不暴露或水平极低，故针对其T细胞克隆可能逃逸胸腺的阴性选择，使人体成熟T细胞库中存在自身反应性T细胞。在自身免疫病发生的过程中，APC摄取组织损伤的碎片，并可能将自身抗原的隐蔽表位递呈给机体自身反应性T细胞克隆，此现象称表位扩展。随着疾病的进程，机体的免疫系统不断扩大所识别自身抗原表位的范围，因而使自身抗原不断受到新的免疫攻击，使疾病迁延不愈并不断加重。表位扩展和类风湿关节炎、系统性红斑狼疮、多发性硬化症、胰岛素依赖型糖尿病的发病相关。

（二）免疫细胞和免疫调节异常

1. 多克隆刺激剂的旁路活化　在有些情况下，机体对自身抗原的免疫耐受是由于T淋巴细胞对这些自身抗原处于耐受状态所致，B细胞仍然保持着对自身抗原的免疫应答性。多克隆刺激剂（如EB病毒、细菌内毒素）和超抗原（金黄色葡萄球菌外毒素TSST-1、肠毒素SEA等）可直接激活处于耐受状态的T细胞，辅助刺激自身反应性B细胞活化产生自身抗体，引发自身免疫病。

2. 调节性T细胞功能异常　Treg的免疫抑制功能异常是自身免疫病发生的原因之一。Treg功能缺陷小鼠易发生自身免疫病（包括1型糖尿病、甲状腺炎和胃炎等），将正常小鼠的Treg过继给缺陷小鼠可抑制其自身免疫病的发生。FoxP3基因敲除小鼠的Treg不能发挥免疫抑制作用，易发生自身免疫病。

3. MHC Ⅱ类抗原表达异常 正常情况下，大多数组织细胞仅表达 MHC Ⅰ类抗原，而不表达 MHC Ⅱ类抗原。在某些因素（如 IFN-γ）作用下，组织细胞表面可异常表达 MHC Ⅱ类抗原，从而可能将自身抗原提呈给 Th 细胞，启动自身免疫应答，导致自身免疫病。已发现原发性胆汁性肝硬化的胆管上皮和糖尿病的胰岛 B 细胞表面均表达 MHC Ⅱ类抗原。

4. 自身反应性淋巴细胞逃避"克隆丢失" 自身反应性淋巴细胞在胸腺（或骨髓）内的分化成熟过程中，通过识别基质细胞所提呈的自身抗原肽-MHC 分子而发生凋亡，此即阴性选择。由于胸腺（或骨髓）功能障碍或微环境发生改变，某些自身反应性淋巴细胞可能逃避阴性选择，该克隆细胞进入外周血即可对相应自身抗原产生应答，引起自身免疫病。

5. 免疫忽视被打破 免疫忽视（immunological ignorance）是指免疫系统对低水平抗原或低亲和力抗原不发生免疫应答的现象。在胚胎发育的过程中，由于免疫忽视的存在，针对低水平表达或低亲和力自身抗原的淋巴细胞克隆没有被完全清除，进入外周免疫系统，成为保持对自身抗原反应性的淋巴细胞克隆。

（三）Fas/FasL 表达异常

Fas/FasL 表达异常和自身免疫病的发生有关。在 Fas/FasL 基因缺陷的患者，因为激活诱导的自身应答性淋巴细胞的凋亡机制受损，易发生多种自身免疫病。正常胰岛细胞不表达 Fas，在 IDDM 发病的过程中，局部 APC 和 CTL 相互作用所产生的 IL-1β 和 NO 可选择性地使 B 细胞表达 Fas，激活的 CTL 表达 FasL，进而通过细胞间的相互作用或释放可溶性 FasL 使表达 Fas 的 B 细胞遭到破坏。多发性硬化症、桥本甲状腺炎等许多自身免疫病的发生与 Fas/FasL 表达异常有关。

（四）遗传因素

许多自身免疫病的发生与个体的 MHC 基因型有关。不同型的 MHC 分子结合提呈抗原的能力不同。有些个体的 MHC 分子适合提呈某些自身成分的抗原肽，因此易患某些自身免疫病。例如，强直性脊柱炎患者中 90% 以上为 HLA-B27 型。

（五）生理性因素

自身免疫病的发生随年龄增长而升高。临床发现，老年人自身抗体检出率高。性别也与自身免疫病有关。例如，某些自身免疫病好发于女性，RA 患者女性与男性之比为 4∶1。

五、自身免疫病损伤机制及常见自身免疫病

（一）损伤机制

自身免疫应答引起组织、器官炎症性损伤的基本机制与超敏反应类似（表 12-1）。针对自身抗原发生的免疫应答可通过下述一种或几种方式共同作用导致免疫损伤或功能异常，继而引发自身免疫病：①自身抗体与相应的可溶性自身抗原形成免疫复合物沉积于组织或器官中，通过Ⅲ型超敏反应造成组织的炎症性损伤；②针对细胞膜表面抗原的自身抗体可通过Ⅱ型超敏反应直接导致组织细胞的破坏；③自身反应性 T 细胞浸润局部组织，释放多种细胞因子，引发Ⅳ型超敏反应；④抗细胞表面受体的自身抗体可通过模拟配体的作用，或竞争性阻断配体的效应等导致靶细胞功能异常。

大多数自身免疫病是由某一型超敏反应引起，也可同时存在两种及以上的超敏反应，如有些重症肌无力患者是Ⅱ型和Ⅳ型超敏反应共同作用的结果。

表 12-1　自身免疫病的损伤机制

常见自身免疫病	自身抗原	损伤机制（超敏反应类型）	归属类型
自身免疫性血小板减少性紫癜	血小板	Ⅱ	器官特异性
弥漫性甲状腺肿	甲状腺刺激素受体	Ⅱ	器官特异性

续表

常见自身免疫病	自身抗原	损伤机制（超敏反应类型）	归属类型
类风湿关节炎	自身变性 IgG 等	Ⅱ、Ⅳ	全身性
系统性红斑狼疮	自身细胞核（DNA、核蛋白）等	Ⅱ、Ⅲ	全身性
胰岛素依赖型糖尿病	胰岛 B 细胞	Ⅳ	器官特异性

（二）常见自身免疫病

1. 毒性弥漫性甲状腺肿（Graves 病）　是由血清中促甲状腺激素受体（thyrotropin receptor）的自身 IgG 抗体引起的自身免疫病，患者表现出甲状腺功能亢进的症状。患者体内的自身 IgG 抗体持续作用于甲状腺激素受体，刺激甲状腺细胞分泌过多的甲状腺素，进而发生甲状腺功能亢进。

2. 类风湿关节炎　是以慢性进行性关节滑膜以及关节软骨损坏为特征的炎症性疾病，发病率高。尤其女性的发病率是男性的 3~4 倍，可发生于任何年龄，以 30~50 岁为发病高峰。RA 患者的滑膜组织中出现异常增多的 T、B 细胞和细胞因子、自身抗体等均提示这些物质可能参与 RA 的发生和发展。

3. 胰岛素依赖型糖尿病（insulin – dependent diabetes mellitus，IDDM）　是由自身反应性 T 淋巴细胞引起的自身免疫病，又称 1 型糖尿病。患者体内存在的自身反应性 T 淋巴细胞持续杀伤胰岛 B 细胞，致使胰岛素的分泌严重不足。

4. SLE　可累及多种组织和器官，患者血清中可检出多种自身抗体，能与细胞核成分、细胞质成分、血细胞、凝血因子、心血管结缔组织、肾小球基底膜、关节滑膜等发生反应，导致相应自身成分损伤。

第三节　临床应用

一、免疫耐受与临床医学

建立对自身抗原的免疫耐受和对异己抗原的特异性免疫应答，是维持机体免疫稳定和正常生理功能的基础和关键。免疫耐受异常与许多临床疾病的发生、发展及转归密切相关。生理条件下对自身抗原的免疫耐受，使得不发生自身免疫病；病理性的免疫耐受，对病原体或肿瘤细胞不产生特异性免疫应答，则疾病发展并迁延。通过干预、诱导和终止免疫耐受，有可能为某些疾病的防治提供新的途径。建立免疫耐受对超敏反应性疾病、自身免疫病和移植排斥反应的防治具有重要意义，打破对感染病原体及肿瘤的免疫耐受，则有助于清除病原体及肿瘤细胞，使疾病得以控制并治愈。目前，以临床治疗为目的，打破或建立免疫耐受的方法多处于临床前试验阶段，进入临床试验及治疗甚少。

二、自身免疫病的免疫学检测

实验室检查对自身免疫病的诊断非常重要，自身免疫病的检验多检测血清中的自身抗体，也可检测淋巴细胞、免疫复合物和补体等。

（一）抗核抗体谱

抗细胞内抗原的自身抗体的检测，称为抗核抗体（ANA），即抗核抗体谱。抗核抗体谱主要用于自身免疫病的筛查，包括抗核成分和胞浆成分的各种特异性抗体谱。自身抗核抗体谱的检测分析有助于：自身免疫病的诊断；观察疾病活动度和治疗反应；研究发病机理。但应注意低滴度的 ANA 可在感染性疾病、肿瘤及正常人中出现，未加稀释的正常人血清可有 1/3 呈阳性 ANA 反应，ANA 作为自身免疫性结缔组织病的筛选试验必须强调滴度。目前临床常用的 ANA 谱检测方法及临床意义见表 12－2。

表 12 - 2　临床常用的 ANA 谱检测方法及临床意义

项目		检测方法	临床意义
中文	英文		
抗 Sm 抗体	sm	间接免疫荧光抗体技术、免疫条带法、ELISA	对 SLE 有高度特异性，是 SLE 标志性抗体，但阴性不能排除 SLE
抗 SS - B 抗体	SSB	间接免疫荧光抗体技术、免疫条带法、ELISA	该抗体诊断 SS 较为特异，但其通常与抗 SSA 抗体同时出现，只有当抗 SSA 抗体阳性时，检测抗 SSB 抗体才有意义。单纯抗 SSB 阳性的检测结果通常不可靠
抗 Jo - 1 抗体	Jo - 1	间接免疫荧光抗体技术、免疫条带法、ELISA	该抗体最常见于多发性肌炎（PM），阳性率高达 40%。抗 Jo - 1 抗体阳性患者常合并肺间质纤维化，部分患者可出现多关节炎。因此该抗体也被认为是肺病相关肌炎的标志性抗体
抗双链 DNA 抗体	ds - DNA	间接免疫荧光抗体技术、免疫条带法、ELISA	SLE 的特异性标志（60%～90%），疾病活动度和狼疮肾炎的指标

（二）免疫球蛋白和补体的检测

AID 患者血清中免疫球蛋白含量往往高于正常值，其中以 IgG 增高较为明显，IgM 和 IgA 也会有一定程度升高。免疫球蛋白含量的变化与疾病活动有一定相关，可辅助病情的分析。此外，多种 AID 在活动期均会消耗大量补体，其总补体活性和补体 C3、C4 含量都明显降低。

（三）细胞因子

目前，临床上已开始使用生物合成的抗细胞因子抗体治疗某些自身免疫病，其目的是降低过高的免疫应答和免疫病理损伤，因此细胞因子的检测对于了解疾病进程及指导治疗具有一定意义。

三、自身免疫病的治疗原则

自身免疫病是免疫耐受异常所引起的对自身抗原的免疫应答，因此免疫治疗原则是：去除引起免疫耐受异常的因素，抑制对自身抗原的免疫应答，重建对自身抗原的特异性免疫耐受。

1. 预防和控制微生物感染　多种微生物可诱发自身免疫病，所以采用疫苗和抗生素控制微生物的感染，尤其是慢性持续的微生物感染，可降低某些自身免疫病的发生率。

2. 应用免疫抑制剂　免疫抑制剂是目前治疗自身免疫病的有效药物。一些真菌代谢物如环孢霉素和 FK - 506 对多种自身免疫病的治疗有明显的临床疗效。这两种药物的作用机理是抑制激活 IL - 2 基因的信号转导通路，进而抑制 T 细胞的分化和增殖。皮质激素抑制炎症反应可减轻自身免疫病的症状。

3. 应用抗细胞因子及其受体的抗体　如应用 TNF - α 单克隆抗体治疗类风湿关节炎，用可溶性 TNF 受体/Fc 融合蛋白和 IL - 1 受体拮抗蛋白治疗类风湿关节炎。

4. 重建免疫耐受　通过口服自身抗原或模拟胸腺阴性选择的方式诱导免疫耐受。如临床尝试以口服重组胰岛素的方法，预防和治疗糖尿病；通过 DC 表达自身组织特异性抗原，模拟阴性选择清除自身反应性 T 细胞，诱导对多发性硬化症动物模型的免疫耐受。

⊕ 知识链接

乙肝病毒围产期传播中的免疫耐受现象

乙肝病毒携带者是指乙肝病毒表面抗原（HBsAg）阳性持续 6 个月以上，很少有肝病相关症状与体征，肝功能基本正常的慢性乙肝病毒感染者。流行病学研究发现：围产期感染乙型肝炎病毒者比成年期感染乙型肝炎病毒者表现为乙肝病毒携带者的概率显著增加。

答案解析

目标检测

一、名词解释

1. 免疫耐受　　　　2. 分子模拟　　　3. 自身免疫

二、简答题

1. 简述免疫耐受与临床医学的关系。

2. 简述自身免疫病的治疗原则。

3. 简述免疫耐受的特点及其生物学作用。

4. 自身免疫病的损伤机制及典型疾病有哪些?

书网融合……

本章小结　　　　　微课　　　　　题库

第十三章　免疫缺陷病

PPT

学习目标

知识要求：

1. 掌握　免疫缺陷病的概念、分类及临床特征；原发性免疫缺陷病的类别、基本特征；AIDS 的概念、传播途径和发病机制。

2. 熟悉　原发性免疫缺陷病的代表性疾病；继发性免疫缺陷病的常见病因；AIDS 的临床分期和免疫学特征；免疫缺陷病的检测方法。

3. 了解　HIV 的生物学特性；AIDS 的预防和治疗。

技能要求：

具备实事求是、严谨求实的工作态度与独立探索的自主学习能力。

素质要求：

1. 理解尊重 HIV 感染者及 AIDS 患者，具备生命至上、健康平等的人道主义精神。

2. 具备立志奉献医疗护理事业的职业奉献精神。

案例引导

案例：患儿，男，19 天，全身潮红伴脱屑 10 天。入院后检查，全身皮肤浸润、潮红，腹部膨隆，肝脾淋巴结肿大。胸部 X 线显示双肺野散在斑片影，白细胞计数 $32.4 \times 10^9/L$，嗜酸性粒细胞增多；血清检查发现 IgG、IgA、IgM 含量极低，IgE 含量升高；骨髓检查发现嗜酸性粒细胞比例升高；流式细胞术检测 CD4/CD8 < 0.83，$CD19^+$ 细胞为 0.05%，RAG1 基因检测有杂合变异。

讨论：在上述案例中，患者的免疫功能在哪些方面出现了异常或缺陷？

免疫缺陷病（immunodeficiency disease，IDD）是由免疫系统先天或继发功能障碍所导致的一组临床综合征，通常由基因突变、先天发育不良或其他因素引发。免疫功能障碍可发生在机体免疫系统发育、调节的不同阶段，临床表现为反复、慢性和难以控制的感染，患者常见多部位感染，偶发预防接种的感染合并症（如卡介苗败血症、全身性坏死性牛痘等）。IDD 与机会感染、恶性肿瘤、自身免疫病和变态反应性疾病密切相关。

免疫缺陷病按发病原因不同可分为原发性免疫缺陷病（primary immunodeficiency disease，PIDD）和继发性免疫缺陷病（secondary immunodeficiency disease，SIDD）两大类。不同 IDD 的临床表现各异，主要与免疫系统受损的范围有关，其共同临床特征如下。

1. 易感染　体液免疫、吞噬细胞和补体缺陷时，以化脓性细菌感染为主；细胞免疫缺陷时，以病毒、真菌、胞内寄生病原体感染为主；T、B 细胞联合缺陷时，对各种病原体易感，还伴随机会性感染。

2. 易发生肿瘤　尤其是 T 细胞缺陷常伴发恶性肿瘤，常见的有致瘤病毒（如巨细胞病毒）引起的恶性肿瘤、白血病和淋巴系统恶性肿瘤。

3. 易发生自身免疫病　IDD 患者自身免疫病的发生率高达 14%，可并发一种或多种自身免疫病和炎症性表现，常见类风湿关节炎、系统性红斑狼疮等疾病。

4. 遗传倾向 通常为 X 连锁或常染色体隐性遗传病。

第一节 原发性免疫缺陷病

原发性免疫缺陷病又称先天性免疫缺陷病（congenital immunodeficiency disease，CIDD），是一类由先天免疫细胞和分子缺陷所致的异质性疾病，常见于婴幼儿。主要发病原因为：①遗传基因异常；②免疫系统发育障碍；③免疫细胞内在缺陷；④免疫调控机制异常。

不同类型的 PIDD 临床表型各异，按照免疫系统的主要成分缺陷、缺失或无功能进行分类，可分为体液免疫缺陷、细胞免疫缺陷、联合免疫缺陷、吞噬细胞缺陷和补体成分缺陷。

一、联合免疫缺陷病

联合免疫缺陷病（combined immunodeficiency disease，CID）以 T 细胞缺陷为主，同时伴有不同程度的 B 细胞、NK 细胞缺陷，分为重症联合免疫缺陷病（severe combined immunodeficiency disease，SCID）和普通型联合免疫缺陷病两大类。

SCID 是一组遗传性综合征，通常是 X 连锁或常染色体隐性遗传病，可由抗原受体基因（RAG1、RAG2）重组缺陷、T 细胞受体信号通路相关基因（CD45、CD3δ/ε/ζ）缺陷、T 细胞分化基因（IL2RG、IL7R、JAK3、ADA、AK2）缺陷引起，患者对所有病原体普遍易感，会出现肺炎、持续性病毒感染、鹅口疮和腹泻，常于 1 年内死亡（表 13-1）。

（一）T 细胞缺陷、B 细胞正常的重症联合免疫缺陷病（T-B+SCID）

X-连锁重症联合免疫缺陷病（X-linked severe combined immunodeficiency，X-SCID）是最常见的 SCID，占 SCID 的 50%~60%，多见于男性婴幼儿，患者由于 IL-2 受体 γc 链基因（IL2RG）突变而发病。γc 链为多种细胞因子受体的共有成分，参与细胞因子的信号转导，调控 T、B 细胞的分化发育和成熟。γc 链基因突变使患者体内成熟 T 细胞、NK 细胞发育停滞或受阻，数量显著减少。当缺乏 T 细胞辅助时，B 细胞虽然数量正常但功能受损，血清 Ig 含量降低，免疫学表型为 T-B+NK-。

T-B+SCID 还可由 JK3 基因缺陷引起，JAK3 是细胞浆内的一种酪氨酸激酶，与 γc 链功能相关联，当 JAK3 基因缺陷时，T-B+SCID 患者可表现为与 γc 缺陷一致的表型。此外，由 IL-7Rα、CD45、CD3δ/ε/ζ 等基因缺陷引起的 T-B+SCID 为常染色体隐性遗传病，这类基因缺陷可导致 T 细胞的发育受阻，但患者 B 细胞和 NK 细胞发育未受损，免疫学表型为 T-B+NK+。

T-B+SCID 患者淋巴细胞发育受损或发育不良，对病原微生物易感，多因反复发生无法控制的感染而夭折。

（二）T-B 细胞均缺陷的重症联合免疫缺陷（T-B-SCID）

T-B-SCID 为常染色体隐性遗传，其中腺苷脱氨酶（adenosine deaminase，ADA）缺陷时，可导致 B、T 和 NK 细胞前体因代谢物累积而凋亡，外周血淋巴细胞减少，免疫学表型为 T-B-NK-。患有 ADA-SCID 的个体没有 T、B 或 NK 细胞，出生后 6 个月内频发感染，生长发育停滞。

重组活化基因（RAG1/RAG2）编码的蛋白参与 T、B 细胞抗原受体基因的体细胞重排，该基因突变可导致患者缺乏功能性 T、B 淋巴细胞，免疫学表型为 T-B-NK+。多数 Omenn 综合征患者都能检测到 RAG1/RAG2 基因突变，患者可能会出现剥脱性皮炎、红皮病、肝脾大，T、B 细胞数量较少，血清 IgA、IgG 和 IgM 的水平低，而 IgE 和嗜酸性粒细胞增多。

T - B - SCID 患者除具有免疫系统缺陷病的典型特征外，同时还可见耳聋、行为障碍和肝毒性等症状，ADA 缺陷的患者可能有骨骼异常。

（三）其他联合免疫缺陷病

Wiskott - Aldrich 综合征（Wiskott - Aldrich syndrome，WAS）又称湿疹 - 血小板减少伴免疫缺陷综合征，由 T、B 细胞联合缺陷造成，是一种严重的 X 连锁隐性遗传病。患者因 WAS 蛋白（WASP）基因缺陷，影响细胞骨架及 B、T 细胞信号转导。WASP 表达于胸腺、脾淋巴细胞和血小板，因此患者可出现出血（常为血便）、湿疹、反复感染和血小板减少症，伴发自身免疫病和恶性肿瘤。

WAS 多见于男性，新生儿、婴儿期即开始发病，但同时存在血小板减少、反复感染、湿疹三联征的患者只占 27%。约 10% 的患者 10 岁后可发生 B 细胞淋巴瘤和急性淋巴细胞白血病。

表 13 - 1　部分重症联合免疫缺陷病及其特征

疾病名称	遗传方式	基因缺陷/ 可能的发病机制
T - B + NK - SCID		
X 连锁重症联合免疫缺陷病	X 连锁隐性遗传	IL - 2、4、7、9、15、21 受体 γ 链缺陷
JAK3 缺陷	常染色体隐性遗传	JAK3 酪氨酸激酶缺陷
T - B - SCID		
ADA 缺陷	常染色体隐性遗传	腺苷脱氨酶缺乏，淋巴毒性代谢产物增高
RAG1/RAG2 缺陷	常染色体隐性遗传	重组活化基因缺陷
网状系统发育不良	常染色体隐性遗传	AK - 2 基因突变，成熟 T、B 和髓样细胞缺陷
Omenn 综合征	常染色体隐性遗传	RAG1/RAG2 基因、IL7R 基因或 DNA 连接酶基因突变
Wiskott - Aldrich 综合征	X 连锁隐性遗传	WAS 蛋白（WASP）基因缺陷

二、抗体免疫缺陷病

抗体免疫缺陷病由原发性 B 细胞发育不全或 Th 细胞的功能异常引起，占 PIDD 的 50%，患者外周血 B 细胞数量减少，血清 Ig 降低或缺失，对细菌易感性增高，生长发育迟缓，但不严重，可伴有自身免疫病，恶性肿瘤发生率增高（表 13 - 2）。

（一）X 连锁无丙种球蛋白血症

X 连锁无丙种球蛋白血症（X - linked agammaglobulinemia，XLA）又称 Bruton 病，为 X 连锁隐性遗传，多见于男性婴幼儿，表现为 Ig 缺陷伴 B 细胞严重降低或缺失，出生 6 ~ 9 个月后开始发病。XLA 由酪氨酸激酶（Bruton tyrosine kinase，Btk）基因缺陷引起，导致 Btk 蛋白合成障碍，B 细胞发育停滞。

XLA 患者外周血中缺乏成熟 B 细胞和浆细胞，淋巴结无生发中心，血清 $IgG < 2.0g/L$，总 $Ig < 2.5g/L$，可反复感染化脓性细菌。T 细胞功能正常，对病毒、真菌有一定抵抗力。某些患儿还伴有自身免疫病，不积极治疗多数患者于 10 岁前死亡。

（二）普通变异型免疫缺陷病

普通变异型免疫缺陷病（common variable immunodeficiency，CVID）是一种常见的低丙种球蛋白血症，其遗传方式和致病机制尚不明确，表现为 Ig 缺如。目前认为多数 CVID 由 Th 细胞功能异常引起，影响 Ig 的合成和类别转换。患者体内 IgG 和 IgA 水平明显降低，IgM 正常或下降，伴 B 细胞正常或降低，T 细胞功能异常，$CD4^+/CD8^+$ 细胞比率、细胞因子活性下降。

临床表现多样，与 XLA 类似，但是起病较晚，全年龄段可发病，多在学龄期。男女均可患病，大多易反复呼吸道感染，部分有自身免疫病、肿瘤、淋巴组织增生和肉芽肿病。

（三）选择性 IgA 缺陷病

选择性 IgA 缺陷病（selective IgA defciency，SIgAD）是最常见的 PIDD，发病率高，症状轻。患者血清 IgA 水平 <70mg/dL，而 IgG、IgM 水平正常。发病率为 1/100 ~ 1/1000，大多为常染色体隐性遗传。患者表达 SmIgA 的 B 细胞发育障碍，不能分泌 IgA，但机制尚不明确；接触血液制品中的 IgA 后，可能会产生抗 IgA 抗体，引发严重过敏反应。大多数患者无明显症状，轻症可以存活至老年；少数表现为反复肺感染、腹泻、过敏（如哮喘）或自身免疫病。

（四）X 连锁联高 IgM 综合征

X 连锁高 IgM 综合征（X – linked high IgM syndrome，XLHM）由 X 染色体上 CD40L 的基因突变引起，患者 T 细胞 CD40L 功能障碍，无法进行 Ig 类别转换，血清 IgM 水平升高，而 IgG、IgA 水平降低。患儿多于 1 ~ 2 岁发病，肝、脾、淋巴组织增生肿大，反复化脓性感染，常在婴儿期发生卡氏肺孢子虫肺炎，部分患者伴中性粒细胞减少和溶血性贫血。患者多在青春期前死亡，存活者多发生肝硬化或 B 细胞淋巴瘤。

表 13 – 2　部分抗体免疫缺陷病及其特征

疾病名称	遗传方式	基因缺陷/可能的发病机制
X 连锁无丙种球蛋白血症	X 连锁隐性遗传	酪氨酸激酶基因缺陷
普通变异型免疫缺陷病	—	遗传方式不确定，病因不明确
选择性 IgA 缺陷病	常染色体隐性遗传	表达 mIgA 的 B 细胞发育障碍，不能分泌 IgA
X 连锁联高 IgM 综合征	X 连锁隐性遗传	T 细胞 CD40 配体功能障碍，无法进行 Ig 类别转换
婴儿暂时性丙种球蛋白缺乏症	—	遗传方式不确定，病因不明确
正常 Ig 水平的选择性抗体缺陷	可为家族性	遗传方式不确定，病因不明确

三、细胞免疫缺陷病

细胞免疫缺陷病占 PIDD 的 5% ~ 10%，患者 T 淋巴细胞缺乏或功能障碍，易发生病毒、真菌、机会感染和移植物抗宿主反应，易伴有自身免疫病和恶性肿瘤，同时 T 淋巴细胞缺陷也会影响体液免疫效应。

DiGeorge 综合征是典型的细胞免疫缺陷病，又称先天性胸腺发育不全综合征，患者先天性胸腺发育不良导致 T 细胞减少，细胞免疫功能受损；B 细胞数量正常，但不能应答 TD 抗原产生特异性抗体。多数患者存在染色体 22q11.2 区域的基因缺失，男女发病率相同。患有 DiGeorge 综合征的婴儿可能有特殊面容，伴有发育延迟和先天性心脏病。

临床表现为反复感染，60% 的 DiGeorge 综合征新生儿会发生低钙血症，接种卡介苗、麻疹疫苗等可发生严重不良反应。

四、吞噬细胞缺陷

吞噬细胞功能缺陷可源自吞噬细胞趋化作用、黏附能力或杀菌活性等发生障碍。慢性肉芽肿病（chronic granulomatous disease，CGD）是常见的吞噬细胞功能缺陷性疾病，多于幼年时起病，约 2/3 为 CYBB 基因突变引起的 X 连锁隐性遗传（X – CGD），男性发病；少数为 NCF2、CYBA 和 NCF1 等基因突变引起的常染色体隐性遗传（AR – CGD），男女均可发病。

X – CGD 患者由于 CYBB 基因突变导致 NADPH 氧化酶活性降低或缺乏，吞噬细胞杀菌过程受阻，细菌持续慢性感染形成肉芽肿，其临床表现为反复、严重的化脓性感染，在肝、脾、肺等多部位形成特殊的化脓性肉芽肿，白细胞计数增高，氧化酶和粒细胞功能异常。

五、补体缺陷

补体缺陷多为常染色体隐性遗传，少数为显性遗传，在 PIDD 中发病率最低。当补体固有成分、补体调节蛋白或补体受体出现缺陷时，均可导致补体缺陷，患者表现为反复感染，可伴有系统性红斑狼疮综合征，易发生化脓性细菌感染。常见补体 C1 抑制剂（C1 inhibitor，C1INH）缺陷、C1q 缺陷、C2 缺陷等。

C1 抑制剂基因缺陷时，可导致遗传性血管神经性水肿，属常染色体显性遗传。患者血清 C1INH 浓度下降或功能障碍，血管通透性增高，可反复发作皮肤黏膜水肿，若水肿发生于喉头可发生窒息死亡。此外，C1q 缺陷时可引起严重顽固性皮肤损害，C1q、C1r、C4、C2 缺陷时可致免疫复合物性血管炎。

六、治疗原则

1. 预防和控制感染 减少并及时控制感染，缓解病情。

2. 基因治疗 适用于 IL2RG、JAK - 3 等基因缺陷导致的原发性免疫缺陷病。

3. 免疫重建 采用造血干细胞移植重建机体免疫系统功能，可用于治疗 SCID、WAS、DiGeorge 综合征和 CGD 等免疫缺陷病。

4. 免疫制剂 补充免疫制剂以增强机体免疫功能，如用混合丙种球蛋白维持抗体水平。

第二节　继发性免疫缺陷病 🔲微课

继发性免疫缺陷病是后天因素造成的免疫缺陷病，发病率远高于 PIDD，多见于成人，可继发于其他疾病、理化生物、营养障碍等因素，机体免疫系统可出现暂时或持久性损害，导致免疫功能低下。

一、继发性免疫缺陷病的常见原因

1. 非感染因素 恶性肿瘤（淋巴组织恶性肿瘤）、营养不良（肾病、消化道疾病、大面积烧伤）、医源性因素（如脾切除、放射治疗，长期大量应用免疫抑制剂、抗生素等）。

2. 感染因素 病毒、细菌和寄生虫感染。

二、获得性免疫缺陷综合征

获得性免疫缺陷综合征（acquired immunodeficiency syndrome，AIDS）由人类免疫缺陷病毒（human immunodeficiency virus，HIV）感染引起，HIV 主要侵犯 CD4$^+$T 细胞、树突状细胞、单核 - 巨噬细胞和神经胶质细胞，引起严重细胞免疫缺陷。目前全球约有 3790 万人感染了 HIV 病毒，未经治疗的感染者在疾病晚期易并发各种严重感染性疾病和恶性肿瘤。AIDS 的传染源主要是 HIV 携带者和 AIDS 患者。HIV 病毒存在于患者的血液、精液、阴道分泌物、乳汁、唾液和脑脊液中，可通过性接触传播、血液传播和垂直传播。

（一）HIV 的生物学特性及致病机制

HIV 属逆转录病毒科慢病毒属，分 HIV - 1 和 HIV - 2 两型，AIDS 主要由 HIV - 1 所致。HIV - 1 的基本结构包括核衣壳（病毒 RNA、逆转录酶和蛋白 p24、p17）、包膜、刺突（gp120 和 gp41）（图 13 - 1 - A）。其中刺突 gp120 可与靶细胞表面的 CD4 分子结合，在靶细胞表面趋化因子受体（CCR5/CXCR4）的辅助下，由刺突 gp41 介导病毒包膜与靶细胞膜融合，使病毒进入靶细胞（图 13 - 1B）。

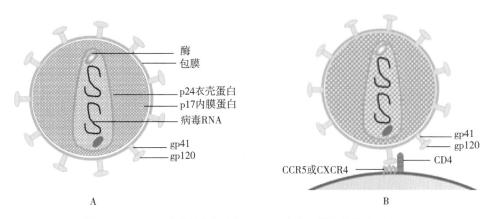

图 13 - 1　HIV 病毒结构示意图、HIV 病毒与靶细胞结合示意图

HIV 感染靶细胞后可潜伏数月甚至数年，在此过程中病毒持续增殖，患者一般表现为无症状或轻微症状，当机体受到各种因素的影响，潜伏的 HIV 被激活大量增殖，引起 CD4⁺T 细胞减少，导致患者全身性、渐进性细胞免疫损伤，出现典型 AIDS 临床症状。

（二）HIV 损伤及影响免疫细胞的机制

1. 损伤 CD4⁺T 细胞　① HIV 直接杀伤靶细胞：病毒出芽释放，引起细胞膜损伤；抑制细胞膜磷脂合成；细胞融合或形成多核巨细胞；病毒增殖干扰细胞正常代谢。② HIV 间接杀伤靶细胞：产生细胞毒性细胞因子，抑制正常细胞生长因子；特异性 CTL 破坏靶细胞；抗 HIV 抗体激活补体或 ADCC。③ HIV 诱导细胞凋亡：激活钙通道、使靶细胞表达 Fas、增强 CD4⁺T 细胞对 Fas/FasL 效应的敏感性，促使其凋亡。

2. 损伤 B 细胞　HIV 诱导多克隆 B 细胞激活，导致高丙种球蛋白血症并产生多种自身抗体。体液免疫应答能力下降。

3. 巨噬细胞　HIV 感染可损伤其趋化、黏附、杀菌、MHC Ⅱ类分子表达及其抗原提呈能力，并成为 HIV 的庇护所，HIV 可随巨噬细胞游走播散至全身，造成器官损害。

4. NK 细胞　HIV 感染使 NK 细胞分泌 IFN - γ 和 TNF - α 的能力降低，ADCC 效应降低。

5. 树突状细胞　是 HIV 感染的重要靶细胞和病毒的庇护所。

（三）HIV 逃逸免疫攻击的机制

1. 表位序列变异　HIV 抗原表位可频繁变异产生免疫逃逸病毒株。

2. 树突状细胞　能完整包裹病毒颗粒，使 HIV 免于失活和被吞噬。

3. 潜伏感染　HIV 感染后病毒基因整合与宿主细胞染色体，既可不断复制，又可进入潜伏状态，潜伏期细胞表面不表达 HIV 蛋白，可逃避机体免疫系统对其识别和攻击。

（四）AIDS 的临床分期及免疫学特征

1. HIV 原发感染期（急性感染）　HIV 初次进入机体开始大量复制和扩散，1～6 周出现病毒血症，此时患者有传染性，多数无明显症状或表现为流感样的急性 HIV 感染综合征。血清、脑脊液能检测到 HIV 抗原 p24，大多数人从 HIV 感染到测出抗体需要 4～12 周，此时被称窗口期。

2. 早期（无症状潜伏期）　无任何临床表现的阶段，HIV 在淋巴结复制，血液、体液具有传染性。一般持续 6 个月，有些长达 10～12 年。血清中 p24 抗原消失或处于极低水平，出现了 HIV 血清抗体转阳，免疫系统逐渐衰竭，CD4⁺T 细胞数量逐渐减少，CD4/CD8 比值降低。

3. 中期（艾滋病前期）　HIV 大量增加，CD4⁺T 细胞数量持续下降，免疫功能极度降低，出现艾滋相关综合征（AIDS - related syndrome，ARC），表现为持续性低热、盗汗、消瘦、腹泻、口腔黏膜毛状白斑及全身淋巴结肿大，此时 CD4$^+$T 淋巴细胞计数为 200 ~ 500 个/μl。

4. 晚期（典型 AIDS 发病期） 是病程的终末期，血浆病毒浓度升至感染急性期水平，免疫系统几近崩溃，表现为严重细胞免疫缺陷，此时 CD4/CD8 比例倒置（CD4/CD8 < 1），CD4$^+$T < 200 个/μl。AIDS 患者会出现各种致死性机会感染，卡氏肺囊虫肺炎、白念珠菌感染、巨细胞病毒感染等；并发 Kaposi 肉瘤、脑或 B 细胞非霍奇金淋巴瘤等恶性肿瘤；还可出现神经系统异常，如 AIDS 痴呆症。AIDS 的 5 年死亡率约为 90%，多在临床症状出现后的 1 ~ 3 年内死亡。

（五）预防和治疗

1. 预防 ①宣传教育；②控制并切断传播途径，如禁毒、控制性行为传播、对血液和血制品进行严格检验和管理；③防止医院交叉感染。

目前，由于 HIV 病毒株的多样性和高度变异性，尚未研制成功有效的 HIV 疫苗。

2. 治疗 临床常用高效抗逆转录病毒治疗（highly active anti - retroviral therapy，HAART），主要使用逆转录酶抑制剂、蛋白酶抑制剂等 6 大类 30 多种药物，使病毒载量降低至检测下限，重建或者改善感染者的免疫功能，从而达到治疗的目的，该疗法俗称"鸡尾酒疗法"。

⊕ **知识链接**

高效抗逆转录病毒治疗

HAART 主要使用核苷类逆转录酶抑制剂、非核苷类逆转录酶抑制剂、蛋白酶抑制剂、融合抑制剂、CCR5 拮抗剂等药物对 AIDS 患者进行长期、有效的抑制性治疗，可最大程度地抑制病毒复制，限制 HIV 的生长和繁殖，降低感染者体内的病毒载量并减少病毒变异，重建、改善免疫功能，使患者体内 CD4$^+$T 细胞恢复到较高水平。多数 HIV 感染者 CD4$^+$T 细胞计数在 4 ~ 7 年内将降至 200 个/μl 或更低，尽早接受 ART 治疗可有效延长艾滋病患者的生存时间。研究表明，即使在 HIV 感染早期体内 CD4 水平较高的情况下，ART 治疗也可以大大改善 AIDS 患者的生存质量，并降低 HIV 的传播风险。2016 年起我国建议对有治疗意愿的所有 HIV 感染者、AIDS 患者实施免费的抗病毒治疗。

第三节 免疫缺陷病的检测

免疫缺陷病涉及免疫系统的多种成分，检测时需对体液免疫、细胞免疫、补体和吞噬细胞的功能、相关标志分子开展综合评价，主要采用免疫学和分子生物学方法，同时结合血液检查，皮肤、胸腺、淋巴结活检的结果进行确诊。

一、原发性免疫缺陷病的检测

1. B 细胞的检查 可采用免疫荧光法或流式细胞术检测 B 细胞表面 SmIg 和 B 细胞分化抗原、ELISA 和免疫比浊法检测血清各类 Ig 水平、接种疫苗检测抗体产生情况等。

2. T 细胞的检查 可采用流式细胞术或其他方法进行 T 细胞计数和亚群分析、ELISA 法检测细胞因子，并进行皮肤试验、T 细胞增试验、效应分子分泌检测、TREC 定量检测等。

3. 吞噬细胞的检查 可进行外周血中性粒细胞计数、吞噬和杀菌功能试验、采用滤膜渗透法进行吞噬细胞趋化功能检测，NBT 还原试验定性测定吞噬细胞还原杀伤能力。

4. 补体的检查 进行总补体活性和补体单个成分的测定。

5. 其他检查 如基因检测、白细胞计数、腺苷脱氨酶水平测定等。

二、获得性免疫缺陷综合征的检测

1. HIV 抗原检测 HIV 感染的急性期和 AIDS 晚期可检测到核心抗原 p24，而在潜伏期其检测结果通常为阴性，通常采用夹心法 EIA。

2. HIV 抗体检测 可作为 HIV 感染依据，通常用于 HIV 的血液筛查、病程监测和疾病诊断。检测时应注意窗口期，HIV 感染 6 个月后所有患者均出现抗体转阳。HIV 抗体检测分为筛查试验（初筛和复检）和确证试验。

（1）筛查试验 通常使用 ELISA，适合大规模普查；还可使用免疫渗滤、免疫层析和明胶颗粒凝集等快速检测试验，适合应急和门诊急症检测。

（2）确证试验 主要使用免疫印迹试验（Western Blot）检测患者血清中各种 HIV 蛋白的抗体，常用的还有条带免疫试验、放射免疫试验、免疫荧光试验等方法。

3. 免疫缺陷检测 采用流式细胞术进行 CD4$^+$ 和 CD8$^+$ T 细胞计数、CD4/CD8 比值分析，辅助临床进行疾病分期、病程评估、判断预后、抗病毒治疗适应证选择及疗效评价。

4. HIV 核酸检测 在 HIV 感染早期或窗口期辅助诊断 HIV 感染，也可用于 HIV 的遗传变异分析及耐药性监测。

5. 病毒分离培养 最常使用 HIV 阴性者的外周血淋巴细胞（PBMC）进行细胞培养，在疫苗研发或药效试验时使用恒河猴进行动物培养。

6. HIV 基因型耐药检测 进行 HAART 治疗后病毒载量下降不理想或治疗失败时，进行 HIV 耐药检测，可为 AIDS 治疗方案的制订和调整提供重要参考。

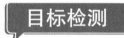

答案解析

一、名词解释

1. IDD　　　2. PIDD　　　3. SIDD　　　4. AIDS

二、简答题

1. 简述常见的联合免疫缺陷病。

2. HIV 的致病机制有哪些？

3. HIV 感染过程中，可用哪些免疫学指标进行监测？

4. 简述 IDD 的共同临床特点。

书网融合……

本章小结　　　　　　　微课　　　　　　　题库

第十四章 肿瘤免疫

PPT

📖 学习目标

知识要求：

1. **掌握** 肿瘤抗原的定义及分类，机体抗肿瘤免疫效应机制。

2. **熟悉** 常见的肿瘤标志物的分类及临床应用。

3. **了解** 肿瘤标志物的检测。

技能要求：

运用本章所学知识，提高肿瘤诊疗过程中的临床应用能力。

素质要求：

1. 通过学习掌握肿瘤免疫相关知识和应用新动态，具备严谨求实的工作态度和勇于探索创新的思维模式，培养自我学习的能力。

2. 具备关爱与奉献的职业精神。

肿瘤（tumor）是机体的细胞异常增殖形成的新生物，常表现为机体局部的异常组织肿块。肿瘤细胞可以表达出人体免疫系统可以识别的抗原，并因此成为免疫系统攻击的对象；肿瘤进化过程中也会发展出逃避免疫监视的机制。通过对肿瘤抗原的性质、机体对肿瘤的免疫应答及抗肿瘤免疫效应机制的研究，推动了肿瘤免疫诊断和治疗技术的发展。

⇨ 案例引导

案例：患者，男，65 岁，以胸痛、咳嗽、纳差、乏力 2 个月加重 7 天入院。入院体格检查：T 36.3℃，P 82 次/分，R 20 次/分，BP 100/70mmHg。神志清、精神差、四肢瘦细、两肺呼吸音稍粗，全身皮肤黏膜无黄染。腹软，上腹及中腹部广泛压痛阳性，无反跳痛，未见胃肠型蠕动波，右肋缘下可触及肝下界约 7cm，剑突下至左肋缘下触及肝下界约 6cm，质硬，边缘不整，有压痛。实验室检查：WBC 3.46×10^9/L，RBC 3.46×10^{12}/L，Hb 95g/L，PLT 102×10^9/L，血清肿瘤标志物检查：CEA 8.56ng/ml，CYFRA21 - 1 6.58ng/ml，NSE 12.9ng/ml，SCCA 1.2ng/ml。CT 影像学发现肝上有占位病变，且纵隔、右肺门淋巴结增大。行肺穿刺活检病理学报告：低分化腺癌，确诊为肺低分化腺癌伴肝转移。

讨论：

1. 什么是肿瘤标志物？什么是肿瘤抗原？

2. 为什么肿瘤标志物的检测可以用于肿瘤的辅助诊断？

第一节　肿瘤抗原 📱 微课 1

一、定义

肿瘤抗原（tumor antigen）是指在肿瘤发生、发展过程中新出现的或过度表达的抗原物质。

二、分类

由于肿瘤抗原的来源和性质极其复杂，目前尚未有统一的分类方法。普遍被接受的是根据肿瘤抗原的特异性或肿瘤抗原产生的机制进行分类的方法。

（一）按肿瘤抗原特异性分类

按肿瘤抗原特异性可以将其分为肿瘤特异性抗原（tumor – specific antigens，TSA）和肿瘤相关抗原（tumor – associated antigens，TAA）。

1. 肿瘤特异性抗原（TSA）　是肿瘤细胞特有的，仅表达于肿瘤细胞而不存在于正常细胞的抗原。是由于理化因素、癌基因和抑癌基因的突变、致瘤病毒感染等多种因素引起细胞的基因突变，导致其编码的蛋白质分子发生氨基酸的序列改变所致，故 TSA 具有新的抗原性，TSA 所引起的肿瘤免疫应答具有 MHC 限制性。TSA 最初通过动物肿瘤移植排斥实验所证实，故曾被称为肿瘤特异性移植抗原（tumor specific transplantation antigen，TSTA）或肿瘤排斥抗原（tumor rejection antigen，TRA）。如黑色素瘤相关排斥抗原（melanoma – associated rejection antigen，MARA）仅见于黑色素瘤。

2. 肿瘤相关抗原（TAA）　是肿瘤细胞和正常组织或细胞均可表达的抗原物质，但此类抗原在癌变细胞的表达水平远远超过正常细胞。TAA 不是由于基因突变引起的新抗原，而是正常基因的时空异位表达或过表达的产物。TAA 主要分为以下 4 种类型。

（1）胚胎抗原　是胚胎发育阶段由胚胎组织产生的正常成分，出生后因编码该抗原的基因受阻遏而逐渐消失或仅微量表达，发育成熟的组织一般不表达。如甲胎蛋白（alpha fetoprotein，AFP）和癌胚抗原（carcinoembryonic antigen，CEA）。

（2）过度表达的抗原　正常细胞癌变后，多种信号转导分子过度表达。这些信号可以是正常蛋白，也可以是基因突变的产物，其过度表达还具有抗凋亡的作用，使肿瘤细胞长期存活。此类抗原包括 ras、c – myc 等基因产物。部分癌基因产物已经成为肿瘤诊断标记或治疗的靶点。

（3）分化抗原　是组织细胞在分化、发育的不同阶段表达或消失的正常分子。恶性肿瘤细胞通常停滞在细胞发育的某个幼稚阶段，其形态和功能均类似于未分化的胚胎细胞称为肿瘤细胞的去分化（dedifferentiation）或逆分化（retro – differentiation）。如胃癌细胞可表达该组织自身的胚胎期分化抗原。

（4）组织特异性抗原　指存在于正常细胞表面的特定组织类型特有的抗原。例如正常情况下仅表达于睾丸和（或）胎盘的癌 – 睾丸抗原（cancer – testis antigen，CT）在某些黑色素瘤中异常表达。这种不适当的表达对于细胞的恶性转化及肿瘤侵袭转移具有一定意义。

（二）按肿瘤抗原产生的机制分类

肿瘤的发生是环境因素和遗传因素等多因素参与的复杂过程。按照肿瘤抗原产生的机制不同，分为以下 4 类。

1. 理化因素诱发的肿瘤抗原　各种化学致癌剂（如甲基胆蒽）或物理致癌因素（如 X 射线、紫外线等）可使某些基因产生突变。

2. 生物因素诱发的肿瘤抗原　生物因素是人类肿瘤的主要病因之一，目前认为约 1/6 的全球新发恶性肿瘤可归因于感染因素。其中，幽门螺杆菌相关胃癌、乙型肝炎病毒/丙型肝炎病毒相关肝癌和人乳头瘤病毒相关宫颈癌占所有感染相关肿瘤的 95% 以上（表 14 - 1）。

表 14 - 1　与肿瘤相关的生物因素

生物因素	肿瘤
幽门螺杆菌（H. pylori）	胃癌
EB 病毒（EBV）	鼻咽癌和 Burkitt 淋巴瘤
人乳头瘤病毒（HPV）、单纯疱疹病毒（HSV）	宫颈癌
乙型肝炎病毒（HBV）、丙型肝炎病毒（HCV）	原发性肝癌
Ⅰ 和 Ⅱ 型人类 T 细胞白血病病毒（HTLV - Ⅰ/Ⅱ）	T 细胞白血病

3. 自发性肿瘤抗原　大部分可能为突变基因的产物，包括癌基因（如 ras）和抑癌基因（如 p53）的突变产物及融合蛋白（如 bcl - abl）等。

4. 正常细胞成分异常表达　正常细胞癌变过程中，抗原合成的环节发生异常或正常情况正常隐蔽状态的抗原表位暴露出来，主要包括胚胎抗原、过度表达的抗原、分化抗原及细胞突变产生的独特型抗原（如正常人 T 细胞和 B 细胞表面分别表达 TCR 和 BCR，在特殊情况下，此类抗原仅表达于少数肿瘤细胞表面）等。

⊕ **知识链接**

肿瘤标志物检测分析前的影响因素

1. 标本的正确采集和保存　是肿瘤标志物测定结果准确的重要保证，应尽量在患者做其他的检查和治疗前进行。

2. 药物的影响　丝裂霉素、顺铂等抗肿瘤药可导致 PSA 假性升高；激素类药物可影响 β - hCG 的检测结果。

3. 被测者自身状况的影响　肾功能不全时可导致 CYF21 - 1、HE4、AFP 和 SCCA 等升高，胆道梗阻、肝功能异常均可造成 CEAHE4 等浓度增高。

4. 生物学因素的影响　绝经期妇女 HE4 可明显升高；老年人的 CA19 - 9、CA153、CEA 等指标均可升高。

第二节　机体抗肿瘤免疫的效应机制 ▤ 微课 2

机体抗肿瘤免疫的效应机制包括非特异性免疫和特异性免疫两方面，非特异性免疫如 NK 细胞、巨噬细胞、γδT 细胞和中性粒细胞等在肿瘤抗原免疫原性较弱的时候可能具有重要意义；特异性免疫在抗肿瘤免疫应答中发挥重要的作用，其效应机制包括体液免疫和细胞免疫，两者共同参与、共同协作。其中，细胞免疫是抗肿瘤免疫的主力。

一、细胞免疫

在抗肿瘤免疫效应中，细胞免疫比体液免疫更为重要。主要的效应细胞包括 T 细胞、NK 细胞、巨噬细胞和树突状细胞等。抗原致敏的 T 细胞只特异性杀伤带有相应抗原的肿瘤细胞，包括 $CD8^+$ CTL 和 $CD4^+$ Th 细胞，其中 $CD8^+$ CTL 是抗肿瘤免疫应答最主要的效应细胞。

1. $CD8^+$ CTL　肿瘤细胞的肿瘤抗原肽与 MHC I 类分子形成复合物表达于肿瘤细胞的表面，$CD8^+$ CTL 能够识别该肿瘤抗原肽 – MHC I 类分子复合物，然后被激活后克隆增殖，克隆增殖后得到的是肿瘤抗原特异性的自身 MHC 限制性的 CTL 细胞。

CTL 对肿瘤的杀伤机制主要如下。

（1）与肿瘤细胞接触后产生脱颗粒作用，分泌穿孔素/颗粒酶。穿孔素能够插入肿瘤细胞的细胞膜内，导致肿瘤细胞膜损伤；颗粒酶能够通过穿孔素通道进入肿瘤细胞内，使 DNA 断裂，导致肿瘤细胞死亡。

（2）CTL 活化后表达 FasL，FasL 能够与肿瘤细胞表面表达的 Fas 结合，导致肿瘤细胞的凋亡。此外，CTL 还能分泌 TNF 等细胞因子间接杀伤肿瘤细胞。

2. $CD4^+$ Th　肿瘤抗原被抗原提呈细胞摄取，以 MHC II – 抗原肽形式提呈至细胞表面，有效激活 $CD4^+$ Th 细胞，$CD4^+$ Th 细胞活化增殖分化成为效应细胞。

Th 细胞通过以下 3 种方式发挥作用。

（1）释放包括 IL – 2 在内的多种细胞因子，促进 NK 细胞、巨噬细胞、CTL 对肿瘤的杀伤。

（2）释放 IFN – γ、TNF 等作用于肿瘤细胞，促进其表达 MHC I 类分子而有效提呈肿瘤抗原，同时 TNF 具有直接杀伤肿瘤的作用。

（3）促进 B 细胞产生抗体，参与体液免疫抗肿瘤作用。

3. NK 细胞　是固有免疫应答细胞，是机体抗肿瘤的第一道防线，在抗肿瘤的天然免疫早期起重要作用。NK 细胞能够以 MHC 非依赖的方式发挥抗肿瘤免疫作用。肿瘤逃避免疫监视的方式之一是降低或缺失 MHC I 类分子的表达，使 T 细胞不能识别该肿瘤细胞，然而，这种改变正好使得肿瘤细胞成为 NK 细胞的杀伤对象。此外，NK 细胞还可以通过 ADCC 作用杀伤肿瘤。

4. 巨噬细胞（Mφ）　也是机体抗肿瘤免疫中的重要效应细胞。既可作为抗原提呈细胞启动免疫应答，又可作为效应细胞溶解肿瘤细胞。

5. 树突状细胞　可高表达 MHC I 类、MHC II 类分子，参与肿瘤抗原的提呈。

6. 中性粒细胞　通过释放 TNF、IL – 1 等细胞因子、活性氧分子和白三烯等物质发挥抗肿瘤作用。能够非特异性杀伤肿瘤细胞，对人体内的多种肿瘤细胞均有作用。

二、体液免疫

肿瘤抗原可刺激机体产生特异性抗肿瘤抗原的抗体，发生体液免疫应答发挥抗肿瘤作用。与抗肿瘤的细胞免疫应答相比，体液免疫应答在抗肿瘤过程中的作用是次要的。抗体介导的肿瘤杀伤效应，主要包括补体依赖的细胞毒作用（complement dependent cytotoxicity，CDC）、抗体依赖细胞介导的细胞毒作用（antibody – dependent cell – mediated cytotoxicity，ADCC）、免疫调理作用、封闭肿瘤细胞表面某些功能受体和干扰肿瘤细胞黏附特性等（图 14 – 1）。

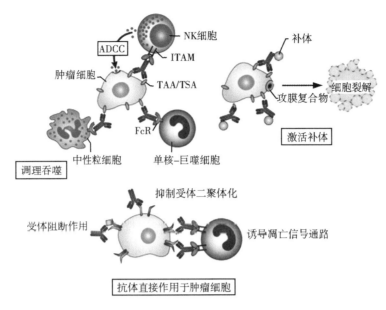

图 14 - 1　机体抗肿瘤的体液免疫效应机制

第三节　肿瘤免疫逃逸的机制 🅴 微课 3

肿瘤免疫逃逸（tumor immune escape）是指肿瘤细胞通过多种机制逃避机体免疫系统的识别和攻击，从而得以在体内生存和增殖的现象。肿瘤的发生与机体的免疫功能状态尤其是细胞免疫功能状态密切相关，机体的免疫系统有免疫监视功能，能够识别和清除肿瘤细胞，抵御肿瘤的发生和发展。肿瘤在进化的过程中也能够通过多种机制逃避机体的免疫监视，在体内快速增殖形成肿瘤。通常情况下几种免疫逃逸机制同时发挥作用，不同类型的肿瘤、同一肿瘤的不同阶段其免疫逃逸机制也不尽相同。

一、肿瘤直接逃避免疫监视

（一）肿瘤弱免疫原性/抗原调变

大多数肿瘤抗原的免疫原性很弱，不能诱发有效的抗肿瘤免疫应答。另外，宿主对肿瘤抗免疫应答导致肿瘤细胞表面抗原减少、减弱或丢失，从而使免疫系统无法识别肿瘤细胞，这种现象称为抗原调变（antigenic modulation）。

（二）肿瘤抗原被封闭或覆盖

肿瘤患者的血清中存在有封闭因子（blocking factor），可封闭肿瘤抗原表位或效应细胞的抗原识别受体（TCR、BCR），从而使肿瘤细胞直接逃避免疫监视。这些封闭因子可能是：①封闭抗体（blocking antibody），直接封闭肿瘤抗原；②可溶性肿瘤抗原，封闭效应细胞表面相应的抗原识别受体；③肿瘤抗原 - 抗体复合物，具有双重作用，既能通过其抗原组分封闭效应细胞表面的抗原识别受体，也能通过其抗体组分直接封闭肿瘤抗原。

（三）抗原提呈功能障碍

某些肿瘤细胞表面 MHC Ⅰ 类分子表达明显降低或缺失，CTL 将不能识别肿瘤细胞抗原，从而阻止了 CTL 对肿瘤细胞的特异性杀伤；肿瘤抗原加工提呈处理所必需的蛋白如 LMP - 1、LMP - 2、TAP1、TAP2 等缺陷使 CTL 对肿瘤细胞上的抗原不能识别，从而使肿瘤细胞得以逃避宿主的免疫攻击。

（四）共刺激分子和黏附分子表达下调

共刺激分子是为 T（或 B）细胞完全活化提供共刺激信号的细胞表面分子及其配体。在 T 细胞和 B 细胞特异性识别肿瘤抗原和激活过程中，共刺激分子之间的相互识别和结合相当重要，被称为 T 和 B 细胞活化的第二信号。某些肿瘤细胞共刺激分子（如 CD80）和黏附分子（如 ICAM－1、IFA－3）的表达下调，T 细胞在识别肿瘤时不能充分活化，甚至失能凋亡。

二、肿瘤微环境中的免疫抑制性细胞亚群

在肿瘤微环境中，这些免疫抑制性细胞亚群占优势地位，在肿瘤局部形成主动性的免疫抑制环境，抑制免疫杀伤性细胞对肿瘤细胞的杀伤。这些细胞亚群主要包括调节性 T 细胞、肿瘤相关巨噬细胞、髓系来源抑制性细胞、调节性 DC、调节性 B 细胞、调节性 NK 细胞等。

第四节　临床应用

一、肿瘤的免疫学诊断

肿瘤的免疫学诊断是通过检测肿瘤标志物（tumor marker，TM）和评估患者免疫功能状态，进行肿瘤的辅助诊断、鉴别诊断、治疗监测、疗效评价、预后判断、复发监测以及患者免疫功能状态的评估。

（一）肿瘤标志物的检测

肿瘤标志物是肿瘤的发生和发展过程中，由肿瘤细胞合成、分泌或机体对肿瘤细胞反应而产生的一类物质。一般存在于肿瘤细胞和组织中，也可进入血液和其他体液。习惯上将体液肿瘤标志物按其本身的性质分为以下七类：胚胎抗原类（如 AFP、CEA）、糖蛋白抗原类（如糖类抗原125）、激素类（如人绒毛膜促性腺激素）、酶和同工酶类（如前列腺特异性抗原）、特殊蛋白质类（如 β2－微球蛋白、铁蛋白）、癌基因产物类（如 ras 基因蛋白、myc 基因蛋白）、其他肿瘤标志物（如易感基因、microRNA）等。肿瘤抗原可以是肿瘤标志物，但肿瘤标志物不一定是肿瘤抗原。

肿瘤标志物可以通过生物化学、免疫学及分子生物学等方法进行定性或定量检测。近年来，化学发光免疫试验（chemiluminescence immunoassay，CLIA）已逐渐成为肿瘤标志物检测的主流方法。此外，免疫组化和流式细胞术常被用来检测肿瘤细胞的表面标志物；PCR 技术、原位杂交技术也被用来检测癌基因、抑癌基因；以单克隆抗体为基础的免疫示踪技术也常用于肿瘤的早期诊断和定位。

1. 肿瘤的辅助诊断　大多数肿瘤标志物缺乏器官特异性，它的敏感性和特异性尚不能完全满足临床需求，在肿瘤的诊断中存在一定的局限性。另外，肿瘤标志物对肿瘤早期诊断的阳性率低，存在一定假阳性和假阴性。肿瘤标志物不可代替病理学和影像学检查，只可作为辅助诊断指标。

2. 肿瘤的鉴别诊断和临床分期　肿瘤标志物升高的水平与肿瘤大小和分化程度有关，定量检测有助于辅助诊断临床分期。如异常凝血酶原－去饱和－γ－羧基－凝血酶原（des－γ－carboxy prothrombin，DCP）又称 PIVKA Ⅱ，是一种缺乏凝血活性的异常凝血酶原，可用于肝硬化和肝细胞癌的鉴别诊断，其敏感性和特异性均高于 AFP。DCP 联合 AFP 能显著提高肝癌尤其是小细胞肝癌患者诊断的敏感性。此外，DCP 与肿瘤的大小、分级相关，可用于肝癌患者的预后判断。

⊕ **知识链接** ————————————————————————————

宫颈癌和癌前病变

近年来，随着宫颈细胞学筛查的普遍应用，宫颈癌和癌前病变得以早期发现和治疗。宫颈癌最常见的组织学类型是鳞状细胞癌（90%），其次是腺癌、腺鳞癌。SCCA 是鳞癌的肿瘤标志物，其增高的程度与肿瘤大小、宫颈浸润程度、有无淋巴结转移有关。有报道称，宫颈癌对宫旁结缔组织和阴道的浸润概率，血清 SCCA >2.5μg/L 者高于 SCCA <2.5μg/L 者 3 倍多。

宫颈癌（cervical cancer）是最常见的妇科恶性肿瘤，每年确诊的新发病例超过 50 万例。宫颈癌的危险因素包括早期性关系、早孕和高危型人乳头瘤病毒（HPV）感染等。根据 HPV 是否诱发恶性肿瘤，将 HPV 分为高危型（HPV - 16、HPV - 18）和低危型（HPV - 6、HPV - 11 等）。

针对高危型 HPV 的疫苗可以阻止病毒的复制及预防包括宫颈癌在内的疾病发展。2021 年《人乳头瘤病毒疫苗临床应用中国专家共识》指出，HPV 疫苗在预防 HPV 型别相关疾病的临床试验中显示出了 87.3% ~100% 的保护效力。世界卫生组织建议，HPV 主要目标人群为 9 ~14 岁的女性，次要目标人群为 15 岁以上女性及男性。

3. 肿瘤的疗效监测 通常肿瘤完全切除或有效放、化疗后，肿瘤标志物即明显下降，若下降至正常或治疗前水平的 95%，即认为治疗成功；如果术后肿瘤标志物未按预期下降，说明手术或放、化疗效果欠佳，需要调整治疗方案。

4. 肿瘤的复发、转移和预后监测 肿瘤患者经手术或放、化疗治疗有效后，肿瘤标志物降至正常水平一段时间后再度升高，常提示可能出现复发或转移。肿瘤标志物不降低或降而复升常提示预后不良。

（二）肿瘤患者免疫功能状态检测

肿瘤的发生与机体的免疫功能状态，尤其是细胞免疫的功能状态密切相关。判断机体免疫功能状态的常用指标包括 T 细胞及其亚群测定、T 细胞增殖试验、巨噬细胞功能测定、NK 细胞活性测定、T 细胞介导的细胞毒性测定及血清中抗体、补体和某些细胞因子如 TNF、IFN、IL - 2 等。检测肿瘤患者的免疫功能状态对判断肿瘤的发生、发展及预后等有重要价值。

二、肿瘤的免疫治疗

肿瘤的免疫治疗是运用免疫学的原理和方法，采取主动和被动的方式，激发和增强机体抗肿瘤的免疫应答，提高肿瘤细胞的免疫原性和对效应细胞杀伤的敏感性，以达到抑制肿瘤生长、清除肿瘤细胞的目的。肿瘤的免疫治疗分为主动免疫治疗和被动免疫治疗。

（一）主动免疫治疗

主动免疫治疗是采取各种有效手段激发机体对抗肿瘤的主动免疫应答，其主要手段有肿瘤疫苗、细胞因子等。

1. 肿瘤疫苗 通常是含有肿瘤特异性抗原或肿瘤相关抗原的肿瘤细胞或片段，与佐剂共同注射给患者，诱发特异性免疫反应而发挥抗肿瘤免疫功能。

2. 细胞因子 如 IFN - γ、IL - 2、IL - 12、IL - 4 和 TNF 等可通过促进 T 细胞增殖分化、刺激 B 细胞产生抗体、促进效应细胞释放效应分子等方式发挥作用。TNF 还可直接促进肿瘤细胞凋亡。

（二）被动免疫治疗

被动免疫治疗又称为过继性免疫治疗，是被动地将具有抗肿瘤活性的细胞或免疫制剂回输或转输给肿瘤患者，从而达到直接杀伤肿瘤或激发机体的免疫应答杀伤肿瘤细胞的目的，不需要机体产生初始免疫应答。被动免疫治疗包括单克隆抗体治疗和过继性细胞免疫治疗。

1. 单克隆抗体治疗　在体内与肿瘤细胞结合后，可以通过 ADCC 及 CDC 作用杀伤肿瘤，或者携带放射性同位素、毒素、化疗药体等具有杀伤活性的物质到肿瘤部位，特异性杀伤肿瘤细胞。此外，部分单克隆抗体可以通过直接启动生长抑制信号或促进凋亡发挥抗肿瘤作用（表 14 – 2）。

表 14 – 2　部分已批准上市的单克隆抗体药物

单抗名	抗体作用靶点	适用范围
曲妥珠单抗（Trastuzumab）	HER2	HER2 高表达乳腺癌、卵巢癌、非小细胞肺癌
利妥昔单抗（Rituximab）	CD20	非霍奇金淋巴瘤、慢性淋巴细胞白血病
吉妥单抗（Gemtuzumab）	CD33	CD33 阳性的急性髓性白血病
贝伐珠单抗（Bevacizuma）	VEGF	进展期/转移性结直肠癌、胃癌、非小细胞肺癌、胰腺癌
西妥昔单抗（Cetuximab）	EGFR	EGFR 阳性的转移性结直肠癌、胃癌、鼻咽癌
纳武利尤单抗（Nivolumab）	PD – 1	黑色素瘤、非小细胞肺癌
伊匹单抗（Ipilimumab）	CTLA – 4	晚期黑色素瘤

2. 过继性细胞治疗　是通过分离自体或异体的免疫效应细胞，经体外激活回输至患者体内，直接杀伤肿瘤细胞或激发机体产生抗肿瘤免疫反应。常采用的效应细胞有肿瘤浸润性淋巴细胞（TIL）、细胞因子诱导的杀伤细胞（CIK）、CTL、NK、自然杀 T 细胞（NKT）、γδT 细胞、基因修饰 T 淋巴细胞、淋巴因子激活的杀伤细胞（LAK）等。过继性细胞疗法适合细胞免疫功能低下的患者，如大剂量化疗、放疗后、骨髓移植后、病毒感染损伤免疫细胞数量及功能的患者，尤其是血液/免疫系统肿瘤的患者。

⊕ **知识链接**

嵌合抗原受体 T 细胞免疫疗法（CAR – T）

　　CAR – T 是一种有效的、毒副作用相对较轻的治疗肿瘤的新型精准靶向疗法。利用基因工程技术，将肿瘤相关抗原的单链抗体可变区片段（scFv）、共刺激分子和激活 T 细胞的信号转导肽链连接起来，由此重组而成的嵌合受体经逆转录病毒或慢病毒包装后将 CARs 导入淋巴细胞，特异性地与肿瘤细胞表达的相应抗原结合，然后经由信号肽激活相应的效应细胞，通过非 MHC 限制的方式对肿瘤细胞产生杀伤效应。CAR – T 细胞疗法作为创新性的治疗模式，适用于复发难治的血液系统肿瘤领域，短期及长期疗效明显。抗 CD19 CAR – T 在血液系统恶性肿瘤研究上取得瞩目的成绩，在多种肿瘤治疗方式中展示出良好的临床应用前景，同时也应用于治疗乳腺癌、前列腺癌、肺癌、卵巢癌、结肠癌等。

目标检测

答案解析

一、名词解释

1. 肿瘤抗原　　2. 肿瘤特异性抗原　　3. 肿瘤相关性抗原　　4. 肿瘤免疫逃逸　　5. 抗原调变

二、简答题

1. 肿瘤抗原如何分类？

2. 机体抗肿瘤免疫效应机制有哪些?

3. 简述肿瘤免疫逃逸的机制。

4. 肿瘤免疫治疗的方法有哪些?

书网融合……

本章小结　　　　微课1　　　　微课2　　　　微课3　　　　题库

第十五章 移植免疫

PPT

📖 学习目标

知识要求：

1. 掌握 移植抗原的概念、种类及其与排斥反应的关系，排斥反应的类型及其发生的免疫学机制。

2. 熟悉 同种异型抗原的提呈与识别机制。

3. 了解 延长移植物存活的措施。

素质要求：

培养学生的家国情怀、科学探索精神和职业道德素养等，使其成为德才兼备的社会主义接班人。

移植（transplantation）是指应用异体（或自体）正常细胞、组织、器官置换病变的或功能缺损的细胞、组织、器官，以维持和重建机体生理功能。数十年来，有赖于组织配型技术、器官保存技术、外科手术方法的不断改进以及高效免疫抑制剂陆续问世，移植术已成为治疗多种终末期疾病的有效手段。

移植的细胞、组织或器官，称为移植物（graft），提供移植物的个体，称为供者（donor），接受移植物的个体，称为受者（recipient）。移植排斥反应（transplantion rejection）是指受者进行同种异体组织或器官移植后，外来的组织或器官等移植物作为一种"异己成分"被受者免疫系统识别，后者发起针对移植物的攻击、破坏和清除的免疫学反应。排斥反应的发生机制主要包括细胞免疫和体液免疫两个方面。

移植免疫（transplantation immunity）是研究受者接受异种或同种异体移植物后产生的免疫应答和由此引起的移植排斥反应，以及延长移植物存活的措施和原理等问题的一个免疫学分支。

就供受体关系可把组织器官移植分为四种：①自体移植，指移植物取自受着自身，又称自身移植；②同系移植，指人的同卵双生之间及纯系动物之间的移植；③同种（异体）移植，指同一种系不同个体之间移植，如人与人，狗与狗之间的移植；④异种移植，指不同种系的个体之间移植，如狗与人之间的移植。

目前临床主要进行同种异体移植，也是本章讨论的重点。

第一节 同种异体器官移植排斥反应机制

移植排斥反应本质上属于特异性免疫应答。20 世纪 40 年代 Medawar 及其他学者用纯系小鼠进行皮肤移植试验发现：①将遗传背景一致的 A 系小鼠的皮肤移植给另一 A 系小鼠，不发生排斥反应；②将 A 系小鼠的皮肤移植给 B 系小鼠，移植后第 1 周有血管生长，未见病理改变，7~10 天后移植皮肤褪色、发炎、最后脱落，即发生初次排斥反应；③曾经接受过 A 系小鼠皮肤移植的 B 系小鼠，再次接受 A 系鼠皮肤移植后，3~4 天后会发生迅速而强烈的排斥反应，此为再次排斥反应，将 C 系鼠的皮肤移植给接受过 A 系鼠皮肤移植的 B 系鼠，仍产生初次排斥反应；④将已发生初次排斥的 B 系小鼠 T 细胞转移至正常 B 系小鼠，对该鼠进行初次 A 系鼠皮肤移植，3～4 天后即可发生再次移植排斥反应。以上实验表明：同种移植排斥反应是由受者免疫系统针对供者移植物抗原的免疫应答所致，有特异性、记忆性；T 细胞在移植排斥反应中起关键作用。

一、介导同种移植排斥反应的抗原

在器官移植中，引起移植排斥反应的抗原称为移植抗原或组织相容性抗原。同一种属不同个体间，凡是由等位基因差异而形成的多态性产物，即为同种异型抗原，均有可能作为组织相容性抗原而介导排斥反应。

（一）主要组织相容性抗原

人类主要组织相容性抗原常称为 HLA，能引起强烈排斥反应。HLA-I 类分子广泛表达于白细胞等所有的有核细胞表面，HLA-II 类分子主要表达于专职性 APC 和胸腺上皮细胞表面。人群中两个无关个体间 HLA 完全相同的概率极其微小，这种供者与受者间 HLA 型别差异是发生急性移植排斥反应的主要原因。

（二）次要组织相容性抗原

次要组织相容性抗原（minor histocompatibility antigens，mHA）一般仅引起较弱的排斥反应，但某些次要组织相容性抗原的组合能引起强而迅速的排斥反应。次要组织相容性抗原包括非 ABO 血型抗原及性染色体相关抗原。例如男性 Y 染色体上有编码次要组织相容性抗原的基因，称为 H-Y 基因，女性受者可针对男性供者 H-Y 抗原产生排斥反应。另外，在不使用免疫抑制剂的情况下，即使主要组织相容性抗原完全相同的同胞兄弟姐妹间进行移植，仍会发生移植排斥，这是由次要组织相容性抗原引起的，这些抗原可能定位在其他染色体上。因此，临床移植（尤其是骨髓移植）中应在 HLA 型别相配的基础上兼顾 mHA，以期获得更好的疗效。

（三）其他参与排斥反应发生的抗原

1. 人类 ABO 血型抗原　主要分布于红细胞表面，也表达于肝、肾等组织细胞和血管内皮细胞表面。若供、受者间 ABO 血型不合，受者血清中血型抗体可与供者移植物血管内皮细胞表面 ABO 抗原结合，通过激活补体而引起血管内皮细胞损伤和血管内凝血，导致超急性排斥反应。

2. 组织特异性抗原　指特异性表达于某一器官、组织或细胞表面的抗原，是独立于 HLA 抗原和 ABO 血型抗原之外的一类抗原系统。目前对血管内皮细胞（vascular endothelial-cell，VEC）抗原和皮肤（skin，SK）抗原的研究比较深入。VEC 抗原编码基因与 MHC 紧密相连，其编码产物可诱导受者产生强的细胞免疫应答，从而在急性和慢性排斥反应中起关键作用。SK 抗原属于一种皮肤蛋白多肽抗原，无同种差异性，以与 MHC 分子结合为复合物的形式存在，皮肤移植后供者 SK-MHC 复合物可通过直接提呈方式被受者 T 细胞识别，并导致排斥反应发生。

二、同种异型抗原的提呈与识别机制

与普通抗原相比，同种异型抗原能激活较多克隆的 T 细胞，从而引起强烈的免疫应答。参与同种异型移植排斥反应的免疫细胞包括供、受者双方的 APC 及淋巴细胞。此外，人血管内皮细胞和上皮细胞也被诱导表达 MHC II 类抗原和黏附分子，并能分泌 T 细胞活化所需的细胞因子，故也可作为兼职 APC 发挥作用。

受者 T 细胞既可以识别供者 APC 提呈同种异型抗原，又可识别自身 APC 提呈同种异型抗原，前者称为直接识别，后者称为间接识别（图 15-1）。

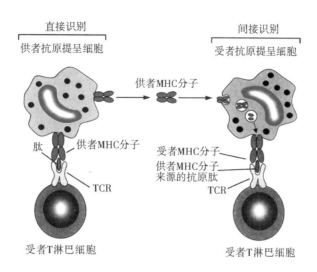

图 15 - 1 同种抗原的直接识别和间接识别

1. 直接识别（direct recognition） 指受者 T 细胞直接识别供者 APC 表面抗原肽 - 同种 MHC 分子复合物（pMHC），并产生免疫应答。直接识别的过程是：移植物中残留有白细胞即过客白细胞（passenger leukocyte），包括成熟的 DC 和巨噬细胞等 APC；移植物血管与受者血管接通后，受者 T 细胞进入移植物中，移植物内的供者过客白细胞（APC）也可进入受者血液循环或局部引流淋巴组织；由此，供者 APC 可与受者 T 细胞接触，并将抗原肽 - 同种 MHC 分子复合物直接提呈给后者，引发移植排斥反应。直接识别的特点是速度快、强度大，在早期急性排斥反应中起重要作用。

2. 间接识别（indirect recognition） 指受者 T 细胞识别经过受者 APC 加工处理的供者 MHC 分子来源的抗原肽 - 受者 MHC 分子复合物。间接识别在急性排斥反应中晚期和慢性排斥反应中起重要作用；在急性排斥反应早期，间接识别与直接识别机制协同发挥作用。

两种识别机制的主要区别见表 15 - 1。

表 15 - 1　同种异型 MHC 抗原直接和间接识别的比较

比较项目	直接识别	间接识别
被识别分子的形式	完整的同种异型 MHC 分子	经处理的同种异型 MHC 分子来源的抗原肽
抗原提呈细胞（APC）	供者 APC	受者 APC
被激活的 T 细胞	CD4$^+$Th1、CD8$^+$CTL	CD4$^+$Th 为主
主要的作用	引起急性排斥反应	与慢性排斥反应有关
排斥反应强度	非常强烈	较弱或未知
对环孢素的敏感性	敏感	不敏感

三、移植排斥反应的效应机制

1. 针对移植物的细胞免疫应答效应 T 细胞介导的细胞免疫应答在移植排斥反应的效应机制中发挥关键作用。尤其在同种异体急性排斥反应中，CD4$^+$Th1 细胞是主要的效应细胞，其机制为：①受者 CD4$^+$Th1 细胞通过直接或间接途径识别移植抗原并被激活；②在移植物局部所产生趋化因子等作用下，出现以单个核细胞（主要是 Th1 细胞和巨噬细胞）为主的细胞浸润；③活化的 Th1 细胞、巨噬细胞等释放多种炎性细胞因子（如 IFN - γ、IL - 2 等），导致迟发型超敏反应性炎症，造成移植物组织损伤。此外，CD8$^+$CTL 在移植物的损伤机制中也发挥重要作用。

2. 针对移植物的体液免疫应答效应 移植抗原特异性 CD4$^+$Th2 细胞被激活，可辅助 B 细胞活化并分化为浆细胞，进一步分泌针对同种异型抗原的特异性抗体。抗体可发挥调理作用、免疫黏附、ADCC和补体依赖的细胞毒作用等，通过固定补体、损伤血管内皮细胞、介导凝血、血小板聚集、溶解移植物细胞和释放促炎性介质等多种机制，参与排斥反应发生。一般而言，除超急性排斥反应外，抗体在急性移植排斥反应中不起重要作用。

⊕ **知识链接**

干扰素调节因子4（interferon regulatory factor 4，IRF4）

IRF4是一种分子量为52kD的转录因子蛋白，是控制T细胞基因表达的最关键的分子之一，具有重要的免疫调节作用。

IRF4可以抑制PD-1、Helios等与T细胞功能障碍相关的分子的活性。在缺乏IRF4的情况下，染色质增加，同时其和PD-1顺式调控元件处的Helios的结合更为容易，这就导致PD-1的表达增强，最终造成CD4$^+$T细胞功能障碍。因此，IRF4控制了CD4$^+$T细胞功能障碍的核心调控环节，靶向IRF4或许可以真正克服移植排斥，这也是进一步解决自身免疫疾病的契机。

如果我们能够删除T细胞中的IRF4，使其功能丧失，那么就可以解决自身免疫问题，还有可能克服器官移植排斥。另外，如果我们能够找到IRF4抑制剂，那么大多数自身免疫病和移植排斥反应将会得到解决。

3. 参与移植排斥反应的非特异性效应机制　同种移植物首先引发固有免疫应答，导致移植物炎症反应及相应组织损伤，随后才发生特异性免疫排斥反应。同种器官移植术中，诸多因素可启动移植物非特异性损伤，例如：①外科手术所致的机械性损伤；②移植物被摘取并植入受者体内的过程中经历缺血和缺氧，可致组织损伤；③移植物植入并恢复血循环经历缺血—再灌注，通过产生大量氧自由基而损伤组织细胞。上述作用的综合效应是诱导细胞应激，继发炎性"瀑布式"反应，导致移植物组织细胞发生炎症、损伤和死亡。

第二节　移植排斥反应的类型

⇒ **案例引导**

案例： 患者，女，45岁，因慢性肾功能衰竭出现尿毒症，入院接受同种异体肾移植手术，入院前曾接受多次输血和血液透析。

患者在硬膜外麻醉下进行右侧同种异体肾移植术，手术过程顺利，但在做肾动、静脉吻合并开放血流15分钟后，被移植的肾脏即开始呈现花斑状，张力逐渐减退，搏动减弱。25分钟后肾脏呈紫色，尿流减少，主治医师考虑为超急性排斥反应，即行移植肾摘除术。

讨论： 患有严重肾脏疾病的患者，在做完肾移植手术后，也不会彻底的痊愈，还要长期服用抗排斥药物，那么患者在肾移植后会出现哪些排斥反应呢？

移植术后，受者免疫系统识别移植物抗原并产生应答，移植物中免疫细胞也可识别受者组织抗原并产生应答，前者称为宿主抗移植物反应，后者称为移植物抗宿主反应。

一、宿主抗移植物反应

宿主抗移植物反应（host versus graft reaction，HVGR）是宿主免疫系统对移植物发动攻击，导致移植物被排斥。根据排斥反应发生的时间、强度、机制和病理表现，可分为超急性排斥反应、急性排斥反应和慢性排斥反应三种类型。

1. 超急性排斥反应（hyperacute rejection）　指移植器官与受者血管接通后数分钟至 24 小时内发生的排斥反应，见于反复输血、多次妊娠、长期血液透析或再次移植的个体。受体经多次输血或妇女多次怀孕，体内存在细胞毒抗体或天然凝集素，当移植物进入机体数分钟至数小时，移植抗原与预存抗体结合，形成抗原 - 抗体免疫复合物，激活补体系统、凝血系统而发生不可逆转的超急排斥。这种反应发生快，反应强烈，必须立即从受体除去移植物，否则会引起机体死亡。可在移植前用补体依赖的微量淋巴毒试验判断机体是否存在细胞毒抗体细胞，如测定阳性则不可进行移植。

2. 急性排斥反应（acute rejection）　常发生在移植后 1 周到 10 天，主要取决于供受体之间的抗原差异、免疫抑制水平、免疫活力（受体）的水平等因素。这种反应产生之后即迅速发展，可能是一种细胞免疫反应，其结果造成临床上移植器官的功能丢失，甚至可导致完全排斥。该反应可以使用适当的免疫抑制剂治疗使之逆转。

细胞免疫应答在急性排斥反应中发挥主要作用，其机制为：$CD4^+Th1$ 细胞介导迟发型超敏反应是造成移植物损伤的主要机制；$CD4^+CTL$ 和 $CD8^+CTL$ 可直接杀伤表达同种异型抗原的移植物细胞；除 T 细胞外，其他免疫效应细胞（如巨噬细胞、NK 细胞等）和免疫效应分子（如抗体、补体等）也在一定程度上参与急性排斥反应的组织损伤。

3. 慢性排斥反应（chronic rejection）　多发生在移植后数月至数年，通常在急性排斥反应基础上产生，病程进展缓慢，是影响移植物长期存活的主要原因。其病变特征是组织结构损伤、纤维增生、血管平滑肌细胞和内皮细胞增生，导致移植器官功能进行性丧失。

慢性排斥反应的机制迄今尚未完全清楚，一般认为涉及免疫学和非免疫学损伤两种机制。

（1）免疫学机制　血管慢性排斥（chronic vascular rejection，CVR）是其主要形式，表现为血管内皮细胞损伤，其机制为：①$CD4^+T$ 细胞通过间接途径识别 VEC 表面 HLA 抗原而被活化，并持续较长时间，其中 Th1 细胞可介导慢性迟发型超敏反应性炎症，Th2 细胞可辅助 B 细胞产生抗体；②急性排斥反应反复发作，引起移植物血管内皮细胞持续性轻微损伤，并不断分泌多种生长因子，导致血管平滑肌细胞增生、动脉粥样硬化、血管壁炎性细胞浸润等病理改变。

（2）非免疫学机制　慢性排斥与组织器官退行性变有关，其诱发因素为供者年龄（过大或过小）、某些并发症（如高血压、高脂血症、糖尿病、巨细胞病毒感染等）、移植物缺血时间过长、肾单位减少、肾血流动力学改变和免疫抑制剂的毒副作用等。

临床最常见的急性排斥反应主要由细胞免疫介导，而超急性排斥反应和慢性排斥反应主要由体液免疫介导。

二、移植物抗宿主反应

移植物抗宿主反应（graft versus host reaction，GVHR）是由移植物中的特异性淋巴细胞识别宿主抗原而发生的一种反应，这种反应不仅导致移植失败，还可以给受者造成严重后果。

GVHR 的发生条件：①移植物中含一定数量成熟的淋巴细胞，尤其是成熟的 T 细胞；②宿主的免疫功能状态低下（被抑制或免疫缺陷），不能清除移植物中的淋巴细胞；③供、受者间组织相容性差，某些情况下 mHA 不合也可能导致 GVHR。

GVHR 可损伤宿主组织和器官，引起移植物抗宿主病（graft versus host disease，GVHD）。急性 GVHD 主要引起皮肤、肝脏和胃肠道等多器官上皮细胞坏死，临床表现为皮疹、黄疸和腹泻等，严重者皮肤和肠道黏膜剥落，由于受者抵抗力低下，易继发感染而致死亡。慢性 GVHD 可引起皮肤病、血小板减少、一个或多个器官纤维化和萎缩，导致器官功能进行性丧失。

> ⊕ **知识链接**
>
> **造血干细胞移植**（hematopoietic stem cell transplantation，HSCT）
>
> 　　造血干细胞（HSC）主要来源于骨髓、外周血和脐带血，具有自我更新能力和分化为不同谱系血细胞的潜能。1955 年 Thomas 首先开展骨髓移植，目前 HSCT 已被广泛用于治疗血液系统恶性疾病（如白血病、淋巴瘤）、遗传性血液病、某些经放疗或化疗的恶性实体肿瘤、先天性免疫缺陷和代谢失调等，以重建正常造血和免疫功能。
>
> 　　目前，国际上多个国家和地区已建立造血干细胞捐赠者资料库，在采集并分析大样本人群 HLA 型别的基础上，为筛选合适供者提供线索。截至 2014 年年底，中华骨髓库总库容已突破 200 万人份，累计为临床提供造血干细胞 4680 例，向世界骨髓库上传数据 82 万人份。

第三节　移植排斥反应的防治原则

器官移植术的成败在很大程度上取决于移植排斥反应的防治，其主要原则是严格选择供者、抑制受者免疫应答、诱导移植免疫耐受以及加强移植后的免疫监测等。

一、选择适合的供者

器官移植的成败主要取决于供、受者间的组织相容性。因此，术前须进行一系列检测，以尽可能选择较理想的供者。

1. 红细胞血型检查　　人红细胞血型抗原是一类重要的同种异型抗原，故供者 ABO、Rh 血型抗原须与受者相同，或至少符合输血原则。

2. 检测受者血清中预存的细胞毒性 HLA 抗体　　取供者淋巴细胞和受者血清进行交叉细胞毒试验，可检出受者血清中是否含有针对供者淋巴细胞的预存细胞毒抗体，以防止超急性排斥反应发生。

3. HLA 分型　　HLA 型别匹配程度是决定供、受者间组织相容性的关键因素。不同 HLA 基因座位产物对移植排斥反应的影响各异。同种肾移植中，HLA - DR 对移植排斥最为重要，其次为 HLA - B 和 HLA - A。在实质器官移植中，过客细胞是介导 HVGR 发生的主要因素。由于移植物中过客细胞数量相对较少，故即使 HLA 型别不完全相配，HVGR 仍较易被免疫抑制剂所控制。肝脏移植物中过客细胞主要为不成熟 DC，可诱导移植耐受，故肝脏移植后排斥反应较弱。骨髓移植时，骨髓移植物中含大量免疫细胞，若 HLA 不相配，所致 GVHR 特别强烈，且不易被免疫抑制剂所控制，故对 HLA 配型的要求也特别高。

4. 交叉配型　　目前的 HLA 分型技术尚难以检出某些同种抗原的差异，故有必要进行交叉配型，这在骨髓移植中尤为重要。交叉配型的方法为：将供者和受者淋巴细胞互为反应细胞，即做两组单向混合淋巴细胞培养，两组中任何一组反应过强，均提示供者选择不当。

二、移植物和受者的预处理

1. 移植物预处理　实质脏器移植时，尽可能清除移植物中的过客白细胞有助于减轻或防止 GVHD 发生。同种骨髓移植中，为预防 GVHD，可预先清除骨髓移植物中的 T 细胞。

2. 受者预处理　实质脏器移植中，供、受者间 ABO 血型物质不符可能导致强的移植排斥反应。某些情况下，为逾越 ABO 屏障而进行实质脏器移植，有必要对受者进行预处理。其方法为：术前给受者输注供者特异性血小板；借助血浆置换术去除受者体内天然抗 A 或抗 B 抗体；受者脾切除；免疫抑制疗法等。

三、免疫抑制疗法

同种移植术后一般均发生不同程度的排斥反应，故免疫抑制成为防治排斥反应的常规疗法。

1. 免疫抑制剂的应用　防治移植排斥反应最有效的措施是给予免疫抑制剂。

（1）化学类免疫抑制剂　包括糖皮质激素、大环内酯类药物（如环孢素 A、FK506、雷帕霉素）、环磷酰胺和 FTY – 720 等。例如，环孢素 A（cyclosporin A，CsA）是目前临床上应用最广泛的一类免疫抑制剂，其作用机制主要是：直接或间接抑制 Th 细胞产生淋巴因子（尤其是 IL – 2），并抑制活化的 T 细胞表达 IL – 2 受体。

（2）生物制剂　目前已用于临床的主要是抗免疫细胞膜抗原的抗体，如抗胸腺细胞免疫球蛋白（anti – lymphocyte globulin，ALG），抗 CD3、CD4、CD8 单抗和抗 IL – 2Rα 链（CD25）单抗等。这些抗体通过与相应膜抗原结合，借助补体依赖的细胞毒作用，分别清除体内 T 细胞或胸腺细胞。

（3）中草药类免疫抑制剂　某些中草药（如雷公藤、冬虫夏草等）具有明显的免疫调节或免疫抑制作用，已试用于防治器官移植排斥反应。

2. 清除预存抗体　移植前进行血浆置换，可除去受者血液内预存的特异性抗体，以防止超急性排斥反应。

3. 其他免疫抑制方法　临床应用受者脾切除、放射照射移植物或受者淋巴结、血浆置换和淋巴细胞置换等技术防治排斥反应，均取得一定疗效。在骨髓移植中，为使受者完全丧失对骨髓移植物的免疫应答能力，术前常使用大剂量放射线照射或化学药物，以摧毁患者自身的造血组织。

四、移植后的免疫监测

临床上，移植后的免疫监测极为重要。目前虽已建立多种免疫监测方法，但均存在特异性不强、灵敏度不高等问题，必须结合多项指标及临床表现进行综合分析。临床上常用的免疫学检测指标包括：①淋巴细胞亚群百分比和功能测定；②可溶性免疫分子水平测定，如血清中细胞因子、抗体、补体、可溶型 HLA 分子水平，细胞表面黏附分子和细胞因子受体表达水平；③移植物浸润细胞的功能等。

目标检测

答案解析

一、名词解释

1. 移植免疫　2. 移植抗原　3. 直接识别　4. 间接识别　5. HVGR　6. GVHR　7. GVHD

二、简答题

1. 什么是移植排斥反应的本质？为何这样认为？

2. 直接识别与间接识别的概念是什么？二者对同种异型 MHC 抗原识别有何不同？

3. 简述同种异基因移植排斥反应的类型及其效应机制。

4. 比较 HVGR 和 GVHR 的异同点。

5. 有哪些措施可减轻或延缓移植排斥反应的发生？

书网融合……

本章小结   微课   题库

第十六章　免疫学防治

PPT

📖 学习目标

知识要求：

1. **掌握**　人工自动免疫与人工被动免疫的概念及特点；免疫预防的概念；疫苗的概念、种类和特点。

2. **熟悉**　计划免疫与预防接种的注意事项；抗体治疗的方法。

3. **了解**　免疫治疗的常用方法。

素质要求：

坚持伦理道德准则，珍视生命，将预防疾病、维护公众健康作为职业责任。

⇨ 案例引导

案例：患儿，女，3 岁，最近出现发热、厌食、左侧腮部肿胀，被诊断为腮腺炎患者。医生询问疫苗接种史后发现该患儿只接种了 1 针麻腮风疫苗，未进行加强免疫。

讨论：1. 孩子出生后为什么要接种疫苗？

2. 学龄前儿童需要接种哪些疫苗？

第一节　免疫预防

一、免疫预防的概念和种类

免疫预防（immunoprophylaxis）是指通过接种疫苗或输注抗体等免疫效应分子和细胞，使机体获得对某种疾病的特异免疫力，以提高个体或群体的免疫水平，有效预防和控制病原体感染等疾病的策略和方法。

免疫预防分天然免疫和人工免疫两种。天然免疫（natural immunity）主要指机体感染病原体后建立的特异性免疫，也包括胎儿或新生儿经胎盘或乳汁从母体获得的免疫。人工免疫（artificial immunization）是指人为地给机体输入免疫原（如疫苗、类毒素等）或直接输入免疫效应分子（如抗体血清等），使机体获得某种特异性免疫能力的方法或措施。人工免疫通常包括人工自动免疫和人工被动免疫两种方式。

1. **人工自动免疫（artificial active immunization）**　是指用抗原性物质刺激机体，使机体主动产生特异性体液和（或）细胞免疫应答，对相应病原体感染产生抵抗作用的免疫方法，常用于某些传染性疾病的预防。

2. **人工被动免疫（artificial passive immunization）**　是指直接给机体输入特异性抗体或细胞因子等免疫效应分子和免疫细胞，使机体被动地获得某种特异性免疫力的方法，常用于治疗或紧急预防。人工自动免疫与人工被动免疫的主要特点见表 16-1。

表 16 - 1   人工自动免疫与人工被动免疫的主要特点

区别要点	人工自动免疫	人工被动免疫
接种的物质	抗原（疫苗、类毒素等）	抗体、细胞因子等
生效时间	较慢，2～4 周	快，立即生效
维持时间	较长，数月～数年	短，2～3 周
主要用途	疾病预防	疾病治疗和紧急预防

二、疫苗的种类

免疫预防的主要措施是接种疫苗。习惯上将细菌性制剂、病毒性制剂以及类毒素等人工自动免疫制剂统称为疫苗（vaccine）。疫苗分为传统疫苗和新型疫苗。传统疫苗是用病原体或其代谢物制备的疫苗，包括灭活疫苗、减毒活疫苗和类毒素；新型疫苗是采用现代生物工程技术和化学技术生产的疫苗，主要包括亚单位疫苗、合成肽疫苗和 DNA 疫苗等。

（一）传统疫苗

1. 灭活疫苗（inactivated vaccine）   也称死疫苗，是选用免疫原性强的病原体，用理化方法灭活制成的疫苗。常用的灭活疫苗有百日咳、伤寒、霍乱、流脑、乙型脑炎、钩端螺旋体、斑疹伤寒和狂犬病疫苗等。

2. 减毒活疫苗（live - attenuated vaccine）   简称活疫苗，是用减毒或基本无毒力的活病原微生物制成的疫苗。常用的活疫苗有卡介苗（BCG）、脊髓灰质炎疫苗和麻疹疫苗等。减毒活疫苗除致病力高度减弱外，其他性质仍与原微生物相近，接种后微生物在机体内有一定的生长繁殖能力，可引起类似隐性感染或轻症感染的过程。灭活疫苗和减毒活疫苗的主要区别见表 16 - 2。

表 16 - 2   灭活疫苗和减毒活疫苗的主要区别

区别要点	灭活疫苗	减毒活疫苗
接种量及次数	2～3 次，量较大	1 次或多次，量较小
不良反应	较重	较轻
免疫效果	较差，维持半年至 1 年	较好，维持 3～5 年
保存	好，易保存	差，难保存

3. 类毒素（toxoid）   是用 0.3%～0.4% 甲醛处理细菌外毒素制备而成。因失去毒性但保留免疫原性，接种后可刺激机体产生抗毒素。常用的类毒素有白喉和破伤风类毒素。类毒素也可与死疫苗混合后制成联合疫苗，如百日咳疫苗、白喉类毒素和破伤风类毒素二联疫苗。

（二）新型疫苗

1. 亚单位疫苗（subunit vaccine）   是去除病原体中与激发保护性免疫无关或有害成分，保留有效免疫原成分制作的疫苗。此种疫苗不仅能提高免疫效果，还可减少接种疫苗后的不良反应。目前研制成功的亚单位疫苗有肺炎球菌和脑膜炎球菌荚膜多糖疫苗、流感病毒血凝素和神经氨酸酶亚单位疫苗、百日咳杆菌丝状血凝素亚单位疫苗等。

重组抗原疫苗（recombinant antigen vaccine）是采用 DNA 重组技术制备的亚单位疫苗。此类疫苗不含活的病原体或病毒核酸，安全有效、成本低廉，目前获准使用的有重组乙型肝炎病毒表面抗原疫苗、重组口蹄疫疫苗和重组莱姆病疫苗等。

2. 结合疫苗（conjugate vaccine）   是由细菌荚膜多糖或脂多糖与蛋白质载体偶联组成。细菌荚膜多糖具有抗吞噬作用，可保护细菌免受机体吞噬细胞的吞噬。荚膜多糖属于 T 细胞非依赖性抗原，不需

T 细胞辅助而直接刺激 B 细胞产生 IgM 类抗体，对婴幼儿的免疫效果很差。结合疫苗将细菌荚膜多糖连接于白喉类毒素，为细菌荚膜多糖提供了蛋白质载体，使其成为 T 细胞依赖性抗原。结合疫苗能引起 T、B 细胞的联合识别，B 细胞可产生 IgG 抗体，明显提高免疫效果。目前已获准使用的结合疫苗有 B 型流感嗜血杆菌疫苗、肺炎球菌疫苗和脑膜炎球菌疫苗等。

3. 合成肽疫苗（synthetic petide vaccine） 是将具有免疫保护作用的人工合成抗原肽结合到载体上，再加入佐剂制成的疫苗。研制合成肽疫苗，首先需要获得病原生物中具有免疫保护作用有效组分的氨基酸序列，然后以此序列进行人工合成。合成肽疫苗的优点是：①可以大量生产，解决某些病原生物因难以培养而造成原料缺乏的困境；②既无病毒核酸疫苗传播感染的危险性，亦无减毒活疫苗返祖的危险性；③可制备多价合成疫苗，如在同一载体上连接多种人工合成免疫保护有效组分的氨基酸序列，即具有多价疫苗的作用。目前研究较多的主要是抗病毒感染和抗肿瘤的合成肽疫苗。

4. DNA 疫苗（DNA vaccine） 是将编码病原体有效免疫原的基因与细菌质粒构建成重组体，经注射等途径进入机体，重组质粒可转染宿主细胞，使其表达保护性蛋白抗原，从而诱导机体产生特异性免疫。DNA 疫苗在体内可持续表达，诱导体液免疫和细胞免疫，维持时间长。目前进入临床试验的 DNA 疫苗有 HIV、疟疾、肿瘤 DNA 疫苗等。

5. 重组载体疫苗（recombinant vector vaccine） 是将编码病原体有效免疫原的基因插入载体（无/弱毒的病毒或细菌疫苗株）基因组中，接种后，目的基因产物可随疫苗株在宿主体内的增殖而大量表达，诱导机体产生相应的免疫保护作用。腺病毒载体新冠疫苗是用腺病毒作为载体，然后将新冠病毒侵入人体的关键基因植入到该载体中。若将多种病原体的具有免疫保护作用的基因插入同一载体，则成为可表达多种保护性抗原的多价疫苗。目前使用最广的载体是痘苗病毒，已用于甲型/乙型肝炎病毒、麻疹和单纯疱疹病毒等重组载体疫苗的研究。用减毒伤寒沙门菌 Ty21a 株作为载体制备的口服重组载体疫苗，对霍乱、痢疾等肠道传染病，以及呼吸道、泌尿生殖道感染性疾病具有较好的免疫保护作用。

三、用于人工被动免疫的生物制品

1. 抗毒素（antitoxin） 是用类毒素对动物（通常采用马）多次免疫接种后，取其免疫血清提取免疫球蛋白纯化浓缩，即制成抗毒素。抗毒素主要用于治疗或紧急预防细菌外毒素所致的疾病，常用的有破伤风精制抗毒素、白喉精制抗毒素、肉毒抗毒素和气性坏疽多价抗毒素等。抗毒素对人而言是异种蛋白，有引起超敏反应的可能，使用时应予以注意。

2. 人免疫球蛋白 是从大量混合血浆或胎盘血中分离制成的。胎盘免疫球蛋白主要含 IgG 类抗体，血浆免疫球蛋白内含 IgG 和 IgM 类抗体。成年人大多发生过麻疹、脊髓灰质炎和甲型肝炎等病毒的隐性或显性感染，血清中含有相应抗体，所以上述制剂可用于麻疹、脊髓灰质炎和甲型肝炎等病毒感染的紧急预防，还可以用于免疫球蛋白缺乏症的治疗。特异性免疫球蛋白则是由对某种病原微生物具有高效价抗体的血浆制成，用于特定病原微生物感染的预防，如乙型肝炎免疫球蛋白。

3. 细胞因子与单克隆抗体 细胞因子制剂与单抗制剂是近年来研制的新型免疫治疗剂，有望成为肿瘤、艾滋病等的有效治疗手段。

四、疫苗的基本要求

1. 安全 疫苗用于健康人群，特别是儿童的免疫接种，直接关系到人类的健康和生命安全。在设计和制作中应保证其安全性，特别注意质量管理。灭活疫苗应彻底灭活致病性的微生物，并避免无关蛋白和内毒素污染；活疫苗的菌种要求遗传性状稳定，无返祖，无致癌性；各种疫苗应减少接种后的副作用，优选口服接种或尽量减少注射次数。

2. 有效 疫苗应具有很强的免疫原性，接种后能引起保护性免疫，使群体的抗感染能力增强。理想的疫苗接种后应既能引起体液免疫，又能激发细胞免疫，而且维持时间长。如口服脊髓灰质炎疫苗不仅能诱导中和抗体的产生，还有很好的免疫记忆性，初次免疫后半年以上仍有高水平的适应性免疫应答。

3. 实用 疫苗的可接受性十分重要，否则难以达到人群的高接种率，在保证免疫效果的前提下尽量简化接种程序，如口服疫苗、多价疫苗和联合疫苗。同时要求疫苗易于保存运输，价格低廉。

五、计划免疫

计划免疫（planed immunization）是根据某些特定传染病的疫情监测和人群免疫状况分析，按照规定的免疫程序，有计划地利用疫苗进行免疫接种，以提高人群的免疫水平，达到预防、控制乃至最终消灭相应传染病的目的。

我国儿童计划免疫的常用疫苗有卡介苗、脊髓灰质炎疫苗、百白破疫苗、麻疹活疫苗和乙型肝炎疫苗等 5 种（表 16-3）。2007 年国家扩大了计划免疫免费提供的疫苗种类，在原有的"五苗七病"基础上增加到 15 种传染病疫苗。新增了甲肝减毒活疫苗、甲肝灭活疫苗、乙脑减毒活疫苗、乙脑灭活疫苗、A 群流脑多糖疫苗、A 群 C 群流脑多糖疫苗、麻腮风疫苗、钩体病疫苗、流行性出血热疫苗和炭疽疫苗。

除了国家免疫规划疫苗，还有儿童或成人自愿自费（免费）接种的抗感染疫苗，如：B 型流感嗜血杆菌疫苗、23 价肺炎球菌多糖疫苗、轮状病毒疫苗、流行性感冒疫苗、肠道病毒 71 型疫苗、戊型肝炎疫苗、HPV 疫苗等用来预防新型冠状病毒肺炎、肺炎、轮状病毒感染、流行性感冒、手足口病、戊型病毒性肝炎、宫颈癌等疾病。

不少传染病缺乏有效疫苗，如疟疾、结核病、艾滋病、埃博拉出血热、严重急性呼吸综合征和禽流感等，针对它们的新型疫苗研发仍是重要的预防手段。

不同疫苗的接种途径、接种年龄及接种剂量有所不同。疫苗接种途径通常为口服、肌内注射、皮下注射和皮内注射。如脊灰减毒活疫苗以口服效果最佳。

表 16-3 国家免疫规划疫苗接种程序表

可预防疾病	疫苗种类	接种途径	接种年龄														
			出生时	1月	2月	3月	4月	5月	6月	8月	9月	18月	2岁	3岁	4岁	5岁	6岁
乙型病毒性肝炎	乙肝疫苗	肌内注射	1	2					3								
结核病	卡介苗	皮内注射	1														
脊髓灰质炎	脊灰灭活疫苗	肌内注射			1	2											
	脊灰减毒活疫苗	口服					3								4		
百日咳、白喉、破伤风	百白破疫苗	肌内注射				1	2	3				4					
	白破疫苗	肌内注射															5
麻疹、风疹、流行性腮腺炎	麻腮风疫苗	皮下注射								1		2					
流行性乙型脑炎	乙脑减毒活疫苗	皮下注射								1			2				
	乙脑灭活疫苗	肌内注射								1、2			3				4
流行性脑脊髓膜炎	A 群流脑多糖疫苗	皮下注射							1		2						
	A 群 C 群流脑多糖疫苗	皮下注射												3			4
甲型病毒性肝炎	甲肝减毒活疫苗	皮下注射										1					
	甲肝灭活疫苗	肌内注射										1	2				

第二节　免疫治疗

免疫治疗（immunotherapy）是根据免疫学原理，针对疾病发病机制，人为地调整机体的免疫功能，以达到治疗目的所采取的措施。早期的免疫治疗主要是注射疫苗及抗血清以预防和治疗传染性疾病，传统免疫治疗的分类方法按免疫增强疗法或抑制疗法、特异性或非特异性免疫治疗、主动或被动免疫治疗分类，各学科互相交叉。随着生物技术的发展，已能制备免疫细胞或重组细胞因子用于临床疾病治疗。免疫治疗包括抗体治疗、细胞因子治疗、免疫细胞治疗以及使用生物应答调节剂和免疫抑制剂的治疗。免疫治疗涉及机体、疾病和药物三方面的相互作用，其中机体的免疫状态是治疗的关键，它直接影响病原体及药物的作用。

一、以抗体为基础的免疫治疗

抗体是特异性体液免疫的产物，具有中和毒素、激活补体、免疫调理、ADCC 等多种生物学效应，是用于被动免疫治疗的主要生物制剂。目前临床采用的治疗性抗体主要包括多克隆抗体、单克隆抗体和基因工程抗体。

1. 多克隆抗体

（1）免疫血清　主要用于治疗和紧急预防细菌外毒素所致的疾病。常用的有白喉抗毒素、破伤风抗毒素等。

（2）免疫球蛋白　分胎盘免疫球蛋白和血浆免疫球蛋白，主要用于预防麻疹、传染性肝炎等疾病，以及治疗丙种球蛋白缺乏症患者。

（3）抗淋巴细胞丙种球蛋白　是用 T 淋巴细胞免疫动物制成免疫血清，经提纯制成的免疫球蛋白，有抑制 T 淋巴细胞的作用。当注射于人体后，在补体的协同下，可将 T 淋巴细胞溶解，使外周血中 T 淋巴细胞减少。该制剂主要用于接受器官移植的患者，阻止移植排斥反应的发生，延长移植器官的存活时间。此外，还可以用于治疗某些自身免疫病，如肾小球肾炎、系统性红斑狼疮、重症肌无力及类风湿关节炎等疾病。

2. 单克隆抗体　单克隆抗体临床的应用已从体外实验诊断发展到体内影像诊断和治疗。目前有三类单抗在临床免疫治疗中具有重要作用。

（1）抗细胞表面分子的单抗　这类抗体在体内能识别表达特定表面分子的免疫细胞，在补体的参与下使细胞溶解。例如，抗 CD3 单抗可选择性破坏 T 细胞，临床已用于治疗心、肝、肾移植时发生的急性排斥反应。此外，抗 CD3 单抗还可以消除骨髓中成熟的 T 细胞，防止移植物中 T 细胞导致移植物抗宿主病（GVHD）的发生。

（2）抗细胞因子的单抗　TNF-α 是重要的炎症介质，抗 TNF-α 单抗可以中和体液中的 TNF-α，减轻炎症反应，临床上已成功用于治疗类风湿关节炎等慢性炎症性疾病。

（3）抗体靶向治疗　是利用高度特异性的单抗作为载体，将化疗药物、毒素、同位素等细胞毒性物质靶向性地携带至肿瘤病灶局部，特异性杀伤肿瘤细胞的治疗方法。此种方法在临床 B 细胞淋巴瘤、非霍奇金淋巴瘤和急性髓样白血病的治疗中已得到应用，并取得一定疗效。但由于目前人类肿瘤特异性抗原发现的数目极少，以及鼠源性单抗可引起较强免疫应答等一系列问题，限制和影响了单克隆抗体在临床的应用。

3. 基因工程抗体　由于目前制备的单克隆抗体均为鼠源性，临床应用时，对人是异种抗原，重复注射可使人产生抗鼠抗体，从而减弱或失去疗效，并增加了超敏反应的发生概率，因此，人们开始利用基因工程制备抗体,以降低鼠源抗体的免疫原性及其功能。基因工程抗体主要包括嵌合抗体、人源化抗体、完全人源抗体、单链抗体和双特异性抗体等。

(1)嵌合抗体 是最早制备成功的基因工程抗体。它是由鼠源性抗体的 V 区基因与人抗体的 C 区基因拼接为嵌合基因,然后插入载体,转染骨髓瘤组织表达的抗体分子。因其减少了鼠源成分,从而降低了鼠源性抗体引起的不良反应,并有助于提高疗效。

(2)人源性抗体 是将人抗体的 CDR 代之以鼠源性单克隆抗体的 CDR,由此形成的抗体,鼠源性只占极少,称为人源化抗体。

(3)完全人源化抗体 采用基因敲除术将小鼠 Ig 基因敲除,代之以人 Ig 基因,然后用 Ag 免疫小鼠,再经杂交瘤技术即可产生大量完全人源化抗体。

(4)单链抗体 是将 Ig 的 H 链和 L 链的 V 区基因相连,转染大肠埃希菌表达的抗体分子,又称单链 FV(sFv)。sFv 穿透力强,易于进入局部组织发挥作用。

(5)双特异性抗体 将识别效应细胞的抗体和识别靶细胞的抗体联结在一起,制成双功能性抗体,称为双特异性抗体。如由识别肿瘤抗原的抗体和识别细胞毒性免疫效应细胞(CTL 细胞、NK 细胞、LAK 细胞)表面分子的抗体(CD3 抗体或 CD16 抗体)制成的双特异性抗体,有利于免疫效应细胞发挥抗肿瘤作用。

二、以细胞因子为基础的免疫治疗

细胞因子是调节免疫细胞功能的重要分子,参与免疫细胞的产生、免疫效应功能的发挥、免疫反应的调节等,其功能异常与许多病理过程密切相关。外源性细胞因子和细胞因子拮抗剂广泛用于感染、肿瘤、自身免疫病、移植排斥反应及过敏反应的治疗。

1. 外源性细胞因子治疗 通过基因工程技术可以获得大量纯化的重组细胞因子,其中一些已被证明对恶性肿瘤、感染、造血障碍等疾病有确切的疗效。例如,TNF-α 对毛细胞白血病的疗效显著,对病毒性肝炎、带状疱疹等也有一定的疗效;TNF-α 可延缓多发性硬化病的病情进展;TNF-α 可用于治疗多种肿瘤、慢性肉芽肿及骨硬化病;G-CSF 和 GM-CSF 用于治疗各种粒细胞低下;EPO 对肾性贫血疗效显著;IL-11 用于肿瘤或化疗所致的血小板减少症等。外源性细胞因子临床使用的一个关键性限制因素就是毒副作用。

2. 细胞因子拮抗疗法 某些病理状况与细胞因子的过量产生有关,治疗的关键在于抑制其生物活性。细胞因子拮抗疗法的原理就是通过抑制细胞因子的产生、阻止细胞因子与相应受体结合或阻断结合后的信号传导,阻止细胞因子发挥生物效应。例如,用 TNF-α 抗体可治疗类风湿关节炎;重组可溶性 IL-1 受体可抑制器官移植排斥反应。此外,抗 CD25(IL-2Rα)抗体能够阻断 IL-2 对活化 T 细胞的促增殖效应,JAK-3 抑制剂能够干扰 IL-2 等细胞因子的信号传导,从而发挥抗移植排斥的作用。但是这类拮抗疗法因阻断细胞因子的生理作用,会产生不良反应。例如,长期使用 TNF-α 抗体的类风湿患者对结核的易感性和淋巴瘤发生率明显增加。

三、以细胞为基础的免疫治疗

细胞免疫治疗是指给患者输入细胞制剂,以激活或增强机体免疫应答功能的方法,例如干细胞移植、过继免疫细胞治疗和使用肿瘤细胞疫苗等。

(一)造血干细胞移植

造血干细胞是具有多种分化潜能和自我更新能力的免疫细胞,在适当条件下可被诱导分化为多种组织和细胞。造血干细胞移植能使患者免疫系统得以重建或恢复造血功能,已经成为临床治疗肿瘤、造血系统疾病、自身免疫病的重要方法之一。移植所用的造血干细胞来自供者的骨髓、外周血或脐血，也可进行自体造血干细胞移植。

1. 骨髓　骨髓中的干细胞数量较多，是理想的干细胞来源。异体骨移植寻找 HLA 型别相同的供者很难，移植物抗宿主病的发生率高；自体骨髓移植需在治疗前处理患者骨髓后再回输，但难以除尽残留的白血病细胞，影响疗效。目前，从骨髓中获取造血干细胞已被从外周血、脐血等其他来源所取代。

2. 外周血　外周血干细胞数量虽不高，但采集方便。同样存在供者选择难的问题，且供者需使用 G - CSF 等细胞因子动员骨髓中造血干细胞进入外周血，以提高干细胞数量。

3. 脐血　脐血中干细胞含量与骨髓相近，其 HLA 表达低下、免疫原性弱，移植物抗宿主反应发生率低、来源方便、易于采集，对供者无任何伤害。因此，脐血被认为是极具潜力的干细胞来源。

（二）过继免疫细胞治疗

自体淋巴细胞经体外激活、增殖后回输患者，直接杀伤肿瘤细胞或激发机体抗肿瘤免疫效应，称为过继免疫细胞治疗。用于过继免疫治疗的免疫效应细胞主要包括肿瘤浸润淋巴细胞（TIL）和细胞因子诱导的杀伤细胞（CIK）：前者是从实体肿瘤组织中分离、体外经 IL - 2 诱导培养后形成的淋巴细胞；后者则是外周血淋巴细胞体外经 PHA + IL - 2 + IL - 1 等多种细胞因子诱导培养后形成的淋巴细胞。这些免疫效应细胞可直接杀伤肿瘤细胞，将其与 IL - 2 联合使用治疗某些晚期肿瘤有一定的疗效。

（三）肿瘤细胞疫苗

肿瘤细胞疫苗包括灭活/异构瘤苗、基因修饰的瘤苗和肿瘤抗原致敏后形成的树突状细胞瘤苗。

1. 灭活/异构瘤苗　灭活瘤苗是用自体或异体肿瘤细胞经射线、抗代谢药物等理化方法灭活后（仍保留其免疫原性）制成的肿瘤细胞疫苗；异构瘤苗则是用过碘乙酸盐或神经氨酸酶处理肿瘤细胞，使其免疫原性增强后制成的肿瘤细胞疫苗。

2. 基因修饰的瘤苗　采用基因修饰方法，将编码 HLA 分子、协同刺激分子（如 B7）、细胞因子（如 IL - 2、IFN - γ、GM - CSF 等）的基因转染肿瘤细胞，使其改变遗传性状、致瘤性降低、免疫原性增强后制备的肿瘤疫苗。

3. 树突状细胞瘤苗　用肿瘤提取物或肿瘤抗原肽在体外刺激或用携带肿瘤相关基因的病毒载体转染树突状细胞后制备的瘤苗，称为树突状细胞瘤苗。树突状细胞是人体内最有效的抗原提呈细胞，将上述肿瘤抗原致敏的树突状细胞回输给患者，可有效激活机体特异性抗肿瘤免疫应答。

四、生物应答调节剂与免疫抑制剂

（一）生物应答调节剂

生物应答调节剂（biological response modifier，BRM）是指具有促进或调节免疫功能的生物制剂，通常对免疫功能正常者无影响，而对免疫功能异常，特别是免疫功能低下者有促进作用。BRM 又称免疫增强剂，已广泛应用于肿瘤、感染、自身免疫病和免疫缺陷病的治疗。常用的生物应答调节剂包括微生物及其产物、细胞因子、中药和植物多糖及某些化学合成药物。

1. 微生物及其产物　包括卡介苗、短小棒状杆菌、胞壁酰二肽、丙酸杆菌、链球菌脂磷壁酸、伤寒杆菌脂多糖等，具有佐剂作用或免疫促进作用。其作用机理为：激活单核吞噬细胞，增强其吞噬杀菌和细胞毒作用；诱导 IL - 1、IL - 2、IFN 和 CSF 等细胞因子释放，促进或调节免疫应答；增强 NK 细胞杀伤能力，促进造血干细胞成熟等。

2. 胸腺肽　是从小牛或猪胸腺提取的可溶性多肽混合物，包括胸腺素、胸腺生成素等，主要功能是诱导 T 细胞分化成熟、增强细胞因子的生成和增强 B 细胞的抗体应答。因其无种属特异性和明显的副作用而常用于治疗细胞免疫功能低下、免疫缺陷病和肿瘤等疾病。

3. 中药和真菌多糖　许多药用植物，如黄芪、人参、枸杞子、刺五加等都能明显地增强机体免疫功能。其中某些有效成分，如黄芪多糖和人参皂苷已被分离鉴定，证实具有免疫调节作用。香菇和灵芝等真菌多糖成分有明显的非特异免疫刺激作用，可以促进淋巴细胞的分裂、增殖并产生多种细胞因子。上述中药和真菌多糖已在临床应用，作为传染病和恶性肿瘤的辅助治疗药物，取得了较好的效果。

4. 化学合成药物　一些化学合成药物具有明显的免疫刺激作用，如左旋咪唑能激活吞噬细胞功能、促进 T 细胞产生 IL－2 等细胞因子、增强 NK 细胞的活性等，对免疫功能低下的机体具有较好的免疫增强作用。此外，西咪替丁、异丙肌苷等也可增强机体免疫功能，后者可用于抗病毒的辅助治疗。

（二）免疫抑制剂

免疫抑制剂是一类能抑制机体免疫功能的制剂，常用于防止移植排斥反应的发生和自身免疫病的治疗。

1. 化学合成药物　用于免疫抑制治疗的化学合成药物主要是抗肿瘤药物和激素。

（1）糖皮质激素　具有明显的抗炎和免疫抑制作用，对单核－巨噬细胞、T 细胞、B 细胞都有较强的免疫抑制作用，常用于治疗炎症、超敏反应性疾病和移植排斥反应。

（2）环磷酰胺　属烷化剂抗肿瘤药物，其主要作用是破坏 DNA 结构与功能，抑制 DNA 复制和蛋白质合成，阻止细胞分裂。T、B 细胞活化后进入增殖、分化阶段，对烷化剂敏感，故可抑制体液免疫和细胞免疫。环磷酰胺主要用于治疗自身免疫病、抑制排斥反应和肿瘤。

（3）硫唑嘌呤　属嘌呤类抗代谢药物，主要通过抑制 DNA、蛋白质的合成，阻止细胞分裂，对细胞免疫、体液免疫均有抑制作用，常用于防治移植排斥反应。

2. 微生物制剂

（1）环孢素 A　是真菌代谢产物的提取物，目前已能化学合成，主要通过阻断 T 细胞内 IL－2 基因的转录，抑制 IL－2 依赖的 T 细胞活化，是防治移植排斥反应的首选药物。

（2）他克莫司（FK－506）　是大环内酯抗生素，其作用机制与环孢素 A 相近，但抑制作用比环孢素 A 强数十倍，毒副作用小，抗移植排斥反应效果好。

（3）吗替麦考酚酯　一种强效、新型免疫抑制剂，在体内脱酯后形成的麦考酚酸能抑制鸟苷的合成，选择性阻断 T 和 B 淋巴细胞的增殖，用于移植排斥反应和自身免疫病。

3. 中草药　一些中药具有不同程度的免疫抑制作用。例如，雷公藤多苷是效果较为肯定的免疫抑制剂，对细胞免疫和体液免疫应答均有抑制作用，可用来治疗类风湿关节炎、原发性肾小球肾病、肾病综合征、系统性红斑狼疮等多种自身免疫病。

第三节　临床应用

一、预防接种的常见反应与护理

生物制品对人体来说是一种异物，接种后可引起有益的免疫反应，但也可产生有害机体的不良反应或变态反应。主要有以下副反应：①一般反应，接种 24 小时内在接种局部出现红、肿、热、痛等炎性反应，有时可能同时伴有发热、头晕、恶心、腹泻等全身反应，这些一般属正常免疫反应，无需任何处理，1～2 天内可消失；②异常反应，少数人在接种后出现并发症，如晕厥、过敏性休克、变态反应性脑脊髓膜炎、过敏性皮炎、血管神经性水肿等，这些反应虽然发生率很低，但其后果很严重，如不及时抢救，可危及生命；③偶合病，与预防接种无关，只是因为在时间上的巧合而被误认为由疫苗接种引起。

如出现晕厥，一般按照下面方法护理：①保持安静和空气新鲜，平卧，头部放低，下肢抬高，同时松解衣扣，注意保暖；②轻者一般无需特殊处理，可给予热开水或热糖水，短时间内即可恢复，重者可予输氧；③经过上述处置后不见好转，可按过敏性休克处理，在 3~5 分钟仍不见好转者，应立即送附近医疗单位诊治。

二、预防接种的禁忌证

WHO 规定具有以下情况者作为常规免疫的禁忌证：①免疫缺陷、恶性疾病（肿瘤、白血病）及应用放射治疗或抗代谢药而使免疫功能受到抑制者，不能使用活疫苗；②接种对象正在患有发热或明显全身不适的急性疾病，应推迟接种；③以往接种疫苗有严重的不良反应者，不应继续接种；④有神经系统疾病的患儿，如癫痫、婴儿痉挛等，不应接种含有百日咳抗原的疫苗。

🌐 知识链接

CAR - T 细胞疗法在肿瘤治疗中的意义

嵌合抗原受体修饰的 T 细胞（CAR - T 细胞）是当前过继性细胞免疫治疗的最新技术，实现了从基础免疫学理论研究到临床免疫治疗应用的实际转化。CAR - T 细胞过继免疫疗法是经过人工设计修饰的 CAR - T 细胞在实验室培养扩增后，注入肿瘤患者体内，选择性攻击杀伤表面具有相应抗原的肿瘤细胞，产生抗肿瘤免疫的新技术。此种过继细胞免疫疗法不仅在临床肿瘤治疗中得到较为广泛的应用，对某些慢性感染和自身免疫病也有较好的临床应用前景。

目标检测

答案解析

一、名词解释

1. 人工自动免疫　　2. 人工被动免疫　　3. 疫苗　　4. 减毒活疫苗　　5. 过继免疫细胞治疗

二、简答题

1. 比较人工自动免疫和人工被动免疫的差异。

2. 简述计划免疫的概念及意义。

3. 疫苗接种的注意事项有哪些？

4. 免疫治疗的常用方法有哪些？

书网融合……

本章小结　　　　　　　微课　　　　　　　题库

参考文献

［1］ 周光炎. 免疫学原理 ［M］. 北京：科学出版社出版，2018.

［2］ 曹雪涛. 医学免疫学 ［M］. 7 版. 北京：人民卫生出版社，2018.

［3］ 司传平. 医学免疫学 ［M］. 4 版. 北京：人民卫生出版社，2017.

［4］ 汪慧英，杨旭燕. 临床免疫学进展 ［M］. 杭州：浙江大学出版社，2015.

［5］ 马克，桑德斯. 免疫应答导论 ［M］. 吴玉章等，译. 北京：科学出版社，2012.

［6］ 李金明，刘辉. 临床免疫学检测技术 ［M］. 北京：人民卫生出版社，2015.

［7］ 郑铁生，倪培华. 临床检验医学 ［M］. 北京：人民卫生出版社，2017.

［8］ Zhang N, Bevan MJ. CD8$^+$ T cells: foot soldiers of the immune system ［J］. Immunity, 2011, 35 (2): 161 – 168.

［9］ Nelson LH, Lenz KM. The immune system as a novel regulator of sex differences in brain and behavioral development ［J］. Journal of neuroscience research, 2017, 95 (1 – 2): 447 – 461.

［10］ Nolta JA. The age of immunotherapy – celebrating stem cells´contribution to understanding mechanisms of immune system development and modulation ［J］. Stem Cells, 2020, 38 (1): 4 – 5.

［11］ Kumar N, Arthur CP, Ciferri C, et al. Structure of the human secretory immunoglobulin M core ［J］. Structure, 2021, 29 (6): 564 – 571. e3.

［12］ Marcatili P, Olimpieri P P, Chailyan A, et al. Antibody modeling using the prediction of immunoglobulin structure (PIGS) web server ［J］. Nature protocols, 2014, 9 (12): 2771 – 2783.

［13］ Liu H, May K. Disulfide bond structures of IgG molecules: structural variations, chemical modifications and possible impacts to stability and biological function ［C］//MAbs. Taylor & Francis, 2012, 4 (1): 17 – 23.

［14］ Ricklin D, Reis ES, Lambris JD. Complement in disease: a defence system turning offensive ［J］. Nature Reviews Nephrology, 2016, 12 (7): 383 – 401.

［15］ Dijkstra DJ, Joeloemsingh JV, Bajema IM, et al. Complement activation and regulation in rheumatic disease ［C］. Seminars in Immunology. Academic Press, 2019, 45: 101339.